LINCHUANG ERKE JIBING
ZHENZHI YU JIUHU

临床儿科疾病诊治与救护

主 编 高伟霞 赵 清 刘丽芳 罗艳妮 李 静 刘秀梅

黑龙江科学技术出版社

图书在版编目（CIP）数据

临床儿科疾病诊治与救护 / 高伟霞等主编. —— 哈尔滨 : 黑龙江科学技术出版社, 2018.2
ISBN 978-7-5388-9744-9

Ⅰ.①临… Ⅱ.①高… Ⅲ.①小儿疾病—诊疗 Ⅳ.①R72

中国版本图书馆CIP数据核字(2018)第114610号

临床儿科疾病诊治与救护
LINCHUANG ERKE JIBING ZHENZHI YU JIUHU

主　　编	高伟霞　赵　清　刘丽芳　罗艳妮　李　静　刘秀梅
副 主 编	姜华强　张　颖　芳　菲　付士银
	李俊杰　吴　勇　李　丰　黄园园
责任编辑	李欣育
装帧设计	雅卓图书
出　　版	黑龙江科学技术出版社
	地址：哈尔滨市南岗区公安街70-2号　邮编：150001
	电话：（0451）53642106　传真：（0451）53642143
	网址：www.lkcbs.cn　www.lkpub.cn
发　　行	全国新华书店
印　　刷	济南大地图文快印有限公司
开　　本	880 mm × 1 230 mm　1/16
印　　张	10
字　　数	315 千字
版　　次	2018年2月第1版
印　　次	2018年2月第1次印刷
书　　号	ISBN 978-7-5388-9744-9
定　　价	88.00元

前　言

　　儿科学是以自胎儿至青春期儿童为研究对象，以保障儿童健康，提高生命质量为宗旨的学科。当前医学发展迅速，新理论、新技术不断涌现，极大地提高了儿科学的诊疗水平，而儿科医师担负着从受孕到儿童发育成熟全过程中的体格、精神、心理发育及疾病防治的重任，因此，我们需要不断学习新知识，掌握新技术，才能更好地为患者服务。

　　本书首先简要介绍了儿科学概论及常用诊断技术，然后详细介绍了儿科临床常见病、多发病的诊断和治疗，内容新颖，覆盖面广，突出临床实用性，适合于各基层医院的住院医生、主治医生及医学院校本科生、研究生参考使用。

　　在本书编写过程中，虽力求做到写作方式和文笔风格一致，但由于各位作者的临床经验及编书风格有所差异，加之时间仓促，篇幅有限，书中疏漏在所难免，希望广大同仁不吝赐教，使我们得以改进和提高，谢谢！

编　者

2018 年 2 月

目　录

第一章

概论

第一节　儿科学的范围和任务

儿科学是临床医学范畴中的二级学科，其研究对象是自胎儿至青春期的儿童，研究内容可以分为以下四个方面。

1）研究儿童生长发育的规律及其影响因素，不断提高儿童的体格、智能发育水平和社会适应性能力。

2）研究儿童时期各种疾病的发生、发展规律以及临床诊断和治疗的理论和技术，不断降低疾病的发生率和死亡率，提高疾病的治愈率。

3）研究各种疾病的预防措施，包括免疫接种、先天性遗传性疾病的筛查、科学知识普及教育等，这是现代儿科学最具有发展潜力的方面，将会占据越来越重要的地位。

4）研究儿童中各种疾病的康复可能性以及具体方法，尽可能地帮助这些患儿提高他们的生活质量乃至完全恢复健康。

以上研究内容归结起来就是儿科学的宗旨是"保障儿童健康，提高生命质量"。

随着医学研究的进展，儿科学也不断向更深入专业的三级学科细化发展，同时也不断派生出新的专业。儿科学的三级学科分支类似内科学，主要以系统划分，如呼吸、消化、循环、神经、血液、肾脏、内分泌等，此外，还有传染病和急救医学等特殊专业。小儿外科学则为外科学范畴内的三级学科。上述学科虽然在分类上与内科学相似，但是其研究内容及内在规律与成人差别颇大，应予以注意，不能混淆或替代。

新生儿医学和儿童保健医学是儿科学中最具特色的学科，其研究内容是其他临床学科极少涉及的方面。新生儿期的死亡率仍然非常高，占婴儿死亡率的60%~70%，此期疾病的种类和处理方法与其他时期有诸多不同，是一个非常时期；儿童保健医学是研究儿童各时期正常体格生长、智能和心理发育规律及其影响因素的学科，通过各种措施，促进有利因素，防止不利因素，及时处理各种偏离、异常，保证小儿健康成长。由于某些年龄阶段的儿童具有特殊的临床特点，近年来发展出了围生期医学。围生期医学实际上是介于儿科学和妇产科学之间的边缘学科，一般指胎龄28周至出生后不满1周的小儿，由于此期受环境因素影响颇大，发病率和死亡率最高，而且与妇产科的工作有密切联系，需要两个学科的积极合作来共同研究处理这一时期的问题。随着医学科学和技术的不断发展，儿科学必将向各个分支纵深分化，新的学科、边缘性的学科必将继续应运而生。然而，儿科学的分化发展趋势绝不是儿科学自身的肢解终结，在学习和研究儿科学某一分支学科时，切不可忽略对儿科学基础和学科总体的潜心研究和关注。

（高伟霞）

第二节　儿科学的特点

儿科学与其他临床学科相比，有着不同的特点。这些特点产生的根本原因在于儿科学研究的对象是儿童。儿童时期是机体处于不断生长发育的阶段，因此表现出的基本特点有三方面：①个体差异、性别差异和年龄差异都非常大，无论是对健康状态的评价，还是对疾病的临床诊断都不宜用单一标准衡量。②对疾病造成损伤的恢复能力较强，常常在生长发育的过程中对比较严重的损伤实现自然改善或修复，因此，只要度过危重期，常可满意恢复，适宜的康复治疗常有事半功倍的效果。③自身防护能力较弱，易受各种不良因素的影响而导致疾病的发生和性格行为的偏离，而且一旦造成损伤，往往影响一生，因此应该特别注重预防保健工作。儿科学具有以下主要特点：

一、解剖

随着体格生长发育的进展，身体各部位逐渐长大，头、躯干和四肢的比例发生改变，内脏的位置也随年龄增长而不同，如肝脏右下缘位置在 3 岁前可在右肋缘下 2cm 内，3 岁后逐渐上移，6～7 岁后在正常情况下右肋缘下不应触及。在体格检查时必须熟悉各年龄儿童的体格生长发育规律，才能正确判断和处理临床问题。

二、功能

各系统器官的功能也随年龄增长逐渐发育成熟，因此不同年龄儿童的生理、生化正常值各有不同，如心率、呼吸频率、血压、血清和其他体液的生化检验值等。此外，某年龄阶段的功能不成熟常是疾病发生的内在因素，如婴幼儿的代谢旺盛，营养的需求量相对较高，但是此时期胃肠的消化吸收功能尚不完善，易发生消化不良。因此，掌握各年龄儿童的功能变化特点是儿科临床工作的基本要求。

三、病理

对同一致病因素，儿童与成人的病理反应和疾病过程会有相当大的差异，即或是不同年龄的儿童之间也会出现这种差异，如由肺炎球菌所致的肺内感染，婴儿常表现为支气管肺炎，而成人和年长儿则可引起大叶性肺炎病变。

四、免疫

小年龄儿童的非特异性免疫、体液免疫和细胞免疫功能都不成熟，因此抗感染免疫能力比成人和年长儿低下，如婴幼儿时期 sIgA 和 IgG 水平均较低，容易发生呼吸道和消化道感染。因此适当的预防措施对小年龄儿童特别重要。

五、心理和行为

儿童时期是心理、行为形成的基础阶段，可塑性非常强。及时发现小儿的天赋气质特点，并通过训练予以调适；根据不同年龄儿童的心理特点，提供合适的环境和条件，给予耐心的引导和正确的教养，可以培养儿童良好的个性和行为习惯。

六、疾病种类

儿童中疾病发生的种类与成人有非常大的差别，如心血管疾病，在儿童中主要以先天性心脏病为主，而成人则以冠状动脉心脏病为多；儿童白血病中以急性淋巴细胞白血病占多数，而成人则以粒细胞白血病居多。此外，不同年龄儿童的疾病种类也有相当差异，如新生儿疾病常与先天遗传和围生期因素有关，婴幼儿疾病中以感染性疾病占多数等。

七、临床表现

儿科患者在临床表现方面的特殊性主要集中在小年龄儿童，年幼体弱儿对疾病的反应差，往往表现为体温不升、不哭、纳呆、表情淡漠，且无明显定位症状和体征。婴幼儿易患急性感染性疾病，由于免疫功能不完善，感染容易扩散甚至发展成败血症，病情发展快，来势凶险。因此儿科医护人员必须密切观察，随时注意病情的细微变化，不轻易放过任何可疑表现。

八、诊断

儿童对病情的表述常有困难且不准确，但仍应认真听取和分析，同时必须详细倾听家长陈述病史。全面准确的体格检查对于儿科的临床诊断非常重要，有时甚至是关键性的。发病的年龄和季节，以及流行病学史往往非常有助于某些疾病的诊断。不同年龄儿童的检验正常值常不相同，应该特别注意。

九、治疗

儿科的治疗应该强调综合治疗，不仅要重视对主要疾病的治疗，也不可忽视对各类并发症的治疗，有时并发症可能是致死的原因；不仅要进行临床的药物治疗，还要重视护理和支持疗法。小儿的药物剂量必须按体重或体表面积仔细计算，并且要重视适当的液体出入量和液体疗法。

十、预后

儿童疾病往往来势凶猛，但是如能及时处理，度过危重期后，恢复也较快，且较少转成慢性或留下后遗症，常是儿科医师的慰藉。因此，临床的早期诊断和治疗显得特别重要，适时正确的处理不仅有助于患儿的转危为安，也有益于病情的转归预后。

十一、预防

已有不少严重威胁人类健康的急性传染病可以通过预防接种得以避免，此项工作基本上是在儿童时期进行，是儿科工作的重要方面。目前许多成人疾病或老年性疾病的儿童期预防已经受到重视，如动脉粥样硬化引起的冠状动脉心脏病、高血压和糖尿病等都与儿童时期的饮食有关；成人的心理问题也与儿童时期的环境条件和心理卫生有关。

（高伟霞）

第三节　小儿年龄分期

儿童的生长发育是一个连续渐进的动态过程，不应被人为地割裂认识。但是在这个过程中，随着年龄的增长，儿童的解剖、生理和心理等功能确实在不同的阶段表现出与年龄相关的规律性。因此，在实际工作中将小儿年龄分为七期，以便熟悉掌握。

一、胎儿期

从受精卵形成到小儿出生为止，共40周。胎儿的周龄即为胎龄，或称为妊娠龄。母亲妊娠期间如受外界不利因素影响，包括感染、创伤、滥用药物、接触放射性物质、毒品等，以及营养缺乏、严重疾病和心理创伤等，都可能影响胎儿的正常生长发育，导致流产、畸形或宫内发育不良等。

二、新生儿期

自胎儿娩出脐带结扎时开始至28d之前，按年龄划分，此期实际包含在婴儿期内。由于此期在生长发育和疾病方面具有非常明显的特殊性，且发病率高，死亡率也高，因此单独列为婴儿期中的一个特殊时期。在此期间，小儿脱离母体转而独立生存，所处的内外环境发生根本的变化，但其适应能力尚不完善。此外，分娩过程中的损伤、感染延续存在，先天性畸形也常在此期表现。

三、婴儿期

自出生到 1 周岁之前为婴儿期。此期是生长发育极其旺盛的阶段，因此对营养的需求量相对较高。此时，各系统器官的生长发育虽然也在持续进行，但是不够成熟完善，尤其是消化系统常常难以适应对大量食物的消化吸收，容易发生消化道功能紊乱。同时，婴儿体内来自母体的抗体逐渐减少，自身的免疫功能尚未成熟，抗感染能力较弱，易发生各种感染和传染性疾病。

四、幼儿期

自 1 岁至满 3 周岁之前为幼儿期。体格生长发育速度较前稍减慢，而智力发育迅速，同时活动范围渐广，接触社会事物渐多。此阶段消化系统功能仍不完善，营养的需求量仍然相对较高，而断乳和转乳期食物添加须在此时进行，因此适宜的喂养仍然是保持正常生长发育的重要环节。此期小儿对危险的识别和自我保护能力都有限，因此意外伤害发生率非常高，应格外注意防护。

五、学龄前期

自 3 周岁至 6~7 岁入小学前为学龄前期。此时体格生长发育速度已经减慢，处于稳步增长状态；而智力发育更加迅速，与同龄儿童和社会事物有了广泛的接触，知识面能够得以扩大，自理能力和初步社交能力能够得到锻炼。

六、学龄期

自入小学始（6~7 岁）至青春期前为学龄期。此期儿童的体格生长速度相对缓慢，除生殖系统外，各系统器官外形均已接近成人。智力发育更加成熟，可以接受系统的科学文化教育。

七、青春期

青春期年龄范围一般从 10~20 岁，女孩的青春期开始年龄和结束年龄都比男孩早 2 年左右。青春期的进入和结束年龄存在较大的个体差异，可相差 2~4 岁。此期儿童的体格生长发育再次加速，出现第二次高峰，同时生殖系统的发育也加速并渐趋成熟。

（赵　清）

第四节　儿科学的发展与展望

与西方医学比较而言，我国的中医儿科起源要早得多，自扁鹊"为小儿医"以来已有 2 400 余年，自宋代钱乙建立中医儿科学体系以来也有近 900 年。此前在唐代已在太医署正规培养 5 年制少小科专科医师，隋、唐时代已有多部儿科专著问世，如《诸病源候论》和《小儿药证直诀》等，收集论述小儿杂病诸候 6 卷 255 候，建立了中医儿科以五脏为中心的临床辨证方法。16 世纪中叶发明的接种人痘预防天花的方法比欧洲发明牛痘接种早百余年。进入 19 世纪后，西方儿科学发展迅速，并随着商品和教会进入我国。

20 世纪 30 年代西医儿科学在我国开始受到重视，至 20 世纪 40 年代儿科临床医疗初具规模，当时的工作重点在于诊治各种传染病和防治营养不良。由于儿科人才日趋紧缺，儿科学教育应运而生。1943 年，我国现代儿科学的奠基人诸福棠教授主编的《实用儿科学》首版问世，成为我国第一部大型的儿科医学参考书，标志着我国现代儿科学的建立。

自 19 世纪至 20 世纪末，西医儿科学的重大贡献主要在于有效地防治传染病和营养不良方面，两者为当时儿童死亡的首要原因。预防多种传染病疫苗的研制成功，使得儿童中常见传染病的发生率明显下降，婴儿死亡率逐年降低。同时，由于抗生素的不断发展和广泛应用，儿童中感染性疾病的发病率和死亡率也大幅度下降。代乳食品与配方乳的研究和提供曾经拯救了大量儿童的生命，近年来大力提倡母乳喂养使得儿童的健康水平更加提高。

中华人民共和国成立以后，在城乡各地建立和完善了儿科的医疗机构，并且按照预防为主的方针在全国大多数地区建立起妇幼保健机构，同时普遍办起了各种形式的托幼机构。这些机构对于保障我国儿童的健康和提高儿童的生命质量起了至关重要的作用。通过这些机构，儿童的生长发育监测、先天性遗传性疾病的筛查、疫苗的预防接种、"四病"的防治得以落实，儿童中常见病、多发病能够得到及时的诊治（图1-1、图1-2）。2011年国务院发布了《中国妇女发展纲要（2011—2020年）》和《中国儿童发展纲要（2011—2020年）》，进一步把妇女和儿童健康纳入国民经济和社会发展规划，作为优先发展的领域之一。

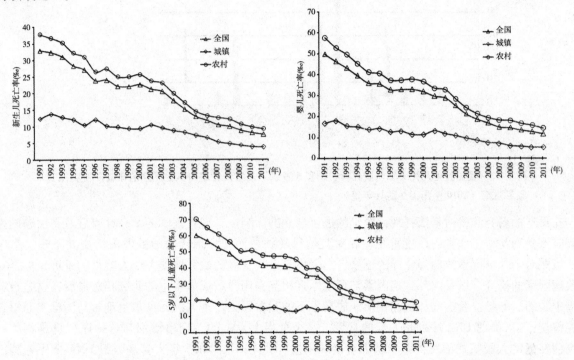

图1-1 1991—2009年我国监测地区的新生儿死亡率、婴儿死亡率和5岁以下儿童死亡率。资料来自原卫生部《2010中国卫生统计年鉴》

尽管我国儿童目前的主要健康问题从总体上看还集中在感染性和营养性疾病等常见病、多发病方面，但是与20世纪比较而言，这些疾病的发生率和严重性已经降低；并且在某些发达地区，严重的营养不良和急性传染病已经少见。这些疾病谱的变化昭示我国儿科工作者的注意力应该开始向新的领域发展延伸，儿科学的任务不仅要着重降低发病率和死亡率，更应该着眼于保障儿童健康，提高生命质量的远大目标。因此，研究儿童正常生长发育规律及其影响因素的儿童保健学日益受到重视，儿童保健的临床服务应该由大城市逐渐普及到中小城市和乡村，以保证儿童的体格生长、心理健康、智能发育和社会适应性得到全面均衡的发展。同时，研究儿童罹患各种疾病后得以尽量完善恢复的儿童康复医学应该受到重视，儿童时期疾患的后遗症将可能影响今后一生的健康和幸福，而处于生长发育阶段的儿童具有非常强的修复和再塑能力，在适宜的康复治疗下往往可能获得令人难以想象的效果。此外，某些成人疾病的儿童期预防应该受到重视，疾病预防的范围不应仅局限于感染性疾病，许多疾病在成人后（或在老年期）出现临床表现，实际上发病的过程在儿童期已经开始，如能在儿童期进行早期预防干预，就可能防止或延缓疾病的发生、发展。最近世界卫生组织和联合国儿童基金会通过制订名为"儿童疾病综合管理（IMCI）"的战略来进一步提高和维护儿童的健康水平。儿童疾病综合管理的目标是在5岁以下儿童中降低死亡、疾病和残疾，并促进他们更好地成长和发育。儿童疾病综合管理包括家庭和社区，以及卫生机构实施的预防性和医疗性措施内容。在医疗卫生机构中，IMCI战略促进了在门诊就对儿童期疾病做出准确的确认，保证了对所有重大疾病的综合治疗，加强对家长的咨询，并提高了严重患儿的转诊速度。在社区医疗服务机构和家庭里，该战略促进了寻求适宜保健的行为，提高了营养和预防保健，并保障医嘱的正确执行。

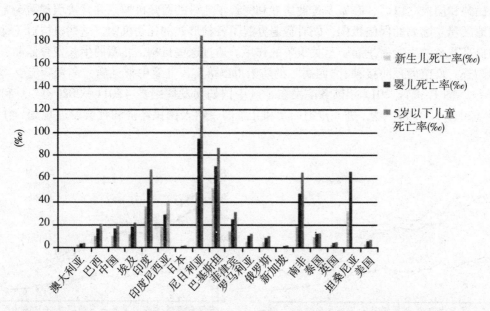

图1-2 我国新生儿死亡率、婴儿死亡率和5岁以下儿童死亡率与其他国家的比较。资料来自原卫生部《2010中国卫生统计年鉴》

儿科学的研究和发展是依托现代医学的进步展开的。当前，现代医学的革命性突破及其引领的发展趋势应该受到儿科工作者的高度重视。相对其他科学领域而言，现代医学的发展历史并不长。迄今为止，虽然对于外部因素致病为主导的创伤、感染性等人类疾病的研究取得了令人瞩目的进展，但是对内部致病因素的研究，以及内部致病因素与环境因素相互作用导致疾病发生的研究相对滞后，这是目前疾病谱中肿瘤、心脑血管疾病和代谢性疾病居高不下的基本原因。著名的诺贝尔生理学与医学奖获得者杜伯克曾说："人类的DNA序列是人类的真谛，这个世界上发生的一切事情都与这一序列息息相关，包括癌症在内的人类疾病的发生都与基因直接或间接有关……"。2005年人类基因组DNA全序列测定最终完成，对于人类攻克目前威胁生命健康的疑难顽症具有里程碑的意义。基因组学在基因活性和疾病的相关性方面为破解疾病发生、发展的本源提供了有力的根据和方向，后基因组学、蛋白质组学、表观遗传学、生物信息学、模式生物学等学科的发展和交叉组合已经形成了系统生物医学。系统生物医学能够将各种致病因素的相互作用、代谢途径及调控途径综合起来，运用现代生物学的科学和技术，解析人类疾病发生的根本原因，从而寻求干预、治疗和预防的方法。系统生物医学对儿科学的进展将有不可估量的影响，因为这些研究必将涉及人类生命和健康的本质性问题，儿科学正是在解决这些问题路径的源头上。

诚然，儿科学目前发展的重点仍然针对疾病的临床诊治，因为疾病依然是威胁人类生存的首要问题。然而，随着社会和经济的发展，生存将不再是人类生活的基本诉求，健康将逐渐成为人类生活的更高追求。随着人类对于生命质量的要求不断提升，对于健康的定义也在更新。20世纪70年代，联合国世界卫生组织（WHO）对健康做了如下定义："健康不仅是躯体无病，还要有完整的生理、心理状态和社会适应能力"。对照这样的目标，我国儿科学在探索如何维护和促进儿童的心理和行为发育，培养儿童具备优秀的社会适应能力方面还需要倍加努力，并将此项任务列入今后发展的重点内容之一。

（赵 清）

第二章

儿科常用诊断技术

第一节　中心静脉压测定

中心静脉压（central venous pressure，CVP）的测定是把导管插入上腔或下腔静脉内以测其压力，它反映全身静脉的回心血量，代表心脏前负荷，是评价危重患儿血液动力学的重要特征。其正常值为在成人吸气时是 2～3cmH$_2$O，呼气时为 4～8cmH$_2$O，最高上限值为 10～12cmH$_2$O，一般为 0.059～0.118kPa（6～12cmH$_2$O）。它能指示出维持人体有效循环三个主要因素的关系：血循环量、心脏功能及血管舒缩能力的综合反应。因此，常作为对循环功能的一种监测手段，用于各种原因所致休克患儿的抢救、出血量大的手术以及体外循环心内直视手术中的常规监测项目。它的测定对输血、输液的速度和量有指导意义。在临床工作中，如中心静脉压下，快速补充血循环量是安全和必要的，可增加回心血量和保证心排出量；相反，在中心静脉压升高时，如仍快速输液，则增加心脏负担，造成危险，此时应查明原因，或使用强心药以改善心功能，或使用利尿药以降低血容量，以达到增加心搏出量的目的。胸腔内压及心包内压也影响中心静脉压的高低。在进行心包剥离手术时，中心静脉压测定的结果，可视为手术效果的反映。此外中心静脉压的导管还可用以给药，尤其在抢救心脏停搏急症时此途径给药可使药物迅速又高浓度地到达心腔内起作用。近年来还多用作静脉高营养的输入途径。

1. 插管途径及技术操作　中心静脉插管术有许多可选择的途径，通常以术者的经验、成功率及并发症等因素来做选择。儿童中多应用股静脉及颈内静脉或锁骨下静脉。股静脉穿刺成功率较高，较安全，但穿刺部位容易污染引起感染。锁骨下静脉穿刺屡有严重并发症报道，如气胸、导管进入胸膜腔、局部出血及严重感染等。与之相比颈内静脉穿刺较为安全，偶尔也可致气胸，在肥胖儿及婴儿穿刺成功率稍低，护理有一定困难。

插管方法：近年来多应用经皮穿刺法。①股静脉穿刺法：患儿仰卧、髋关节轻度外旋外展，将小沙袋置于臀部，使腹股沟处充分暴露，用 18～20 号穿刺针，其后接 5ml 注射器，在腹股沟下 1～2cm，股动脉搏动内侧 0.5cm，与皮肤成 45°角顺股动脉走行方向刺入。进针至后方耻骨处，稍压低注射器尾部，轻抽注射器保持一定负压，同时逐渐缓慢退针，如有血液涌出，说明针头已在静脉内，置入导管，并将导管的固定装置缝至皮肤上以防导管移动。于置入导管前先将导管置于体表，估计从穿刺点到中心静脉的长度，导管尖端的正确位置应在膈肌以下的下腔静脉内，一般情况下导管插过脐部水平即可（图 2-1A）。②颈内静脉穿刺法：患儿仰卧位，头低位 15°～20°并转向对侧，用 18～20 号针头接 5ml 注射器，在胸锁乳突肌的两脚之间或其后脚之前缘进针，与额面成 45°角，向同侧剑突方向或稍内方刺入或采用胸锁乳突肌两脚上方，约位于胸锁乳突肌中点或外缘中下 1/3 交界处进针、在胸锁乳突肌下向胸锁关节方向刺入。进针同时轻抽注射器保持一定负压，穿刺成功后摘下注射器，用拇指堵住针孔以免发生空气栓塞。然后迅速置入金属引导丝，拔出针头，通过此引导丝将导管的旋转方式送入导管。导管插入长度为进针部位至胸骨右缘第二肋水平。然后用丝线缝合皮肤-针以固定导管。导管尾部可直接与压力换能器及多导生理仪相接，或与装有三通管之点滴输液装置相接，三通管之后接一玻璃测量静脉压管（图 2-1B），静脉压管之最低点（零点）须固定于患儿腋中线水平上。③锁骨下静脉穿刺：插管术虽然易有并发症，但其解剖标志明显，不影响气管插管及人工呼吸，插管后容易护理，乃是重症监护患儿常用方法。具体步骤，穿刺常从锁骨上或锁骨下途径，前者进针时针头指向剑突；后者针头与额面成30°～35°，针尖指向胸骨上凹，当针头触及锁骨下缘，将注射器上针头转致胸壁平行角度缓慢推进，保持针管负压；穿刺成功，可有血液流出，即置入金属引导丝及导管即可。

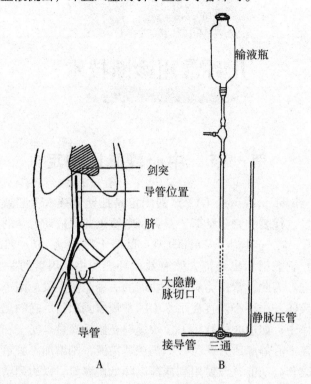

图 2 - 1 中心静脉压测定

A. 从右侧大隐静脉切口插入导管测量中心静脉压示意图；B. 中心静脉压测定装置及
使用方法：①旋转三通使输液瓶与静脉压管相连通，灌满静脉压管。②旋转三通使静
脉压管与导管相连通，使静脉压管内液体流入静脉，则管内液面下降，停止下降时之
液面高度即中心静脉压。③旋转三通使输液瓶与导管相连能继续输液

2. 测压注意事项 ①测压时，调整三通管通道使静脉压玻璃管与点滴瓶相通，等静脉压管内注满液体后，再将三通管道使静脉压管与导管相通，则静脉压管内液柱逐渐下降到静脉压水平而停止，水柱的高度即为中心静脉压力。切不可先直接使导管与测压管相通，看静脉血自导管流入静脉压管的高度来测量压力，这样血液容易在导管或静脉管内凝固，造成栓子。②导管在不测压时应与点滴瓶相通，维持一定的点滴速度，保持管道通畅。③静脉穿刺部位应保持无菌，不受污染。④导管安放时间不宜过长，最好不超过72h，在动、静脉压力平稳后，即应拔除。⑤测压时患儿必须保持安静或睡眠状态，其测得之数据方为准确。

影响中心静脉压的因素包括：机械通气可使CVP升高，但不同的通气模式对CVP的影响程度不同；体位对CVP有影响，平卧位时的CVP较半卧位时的CVP更高；置管深度及位置对CVP有影响，一般置入过深易致CVP值偏低，反之则偏高。股静脉置管时腹腔脏器压迫下腔静脉，CVP值偏高；测定CVP的液体黏稠度大，会影响压力传导，致CVP值偏高。

（刘丽芳）

— 8 —

第二节 支气管镜术

目前，在很多医院，支气管镜术在诊断中需求性甚至和 CT 一样普及。支气管镜术在儿科主要应用于在难治性持续喘息、咯血的病因诊断。该技术也可对先天呼吸系统发育不良、畸形、气管支气管软化与狭窄等疾病进行诊断。通过气管镜下表现及支气管肺泡灌洗检查，明确引起肺部感染的病原学。通过支气管镜进行支气管肺泡灌洗治疗类脂性肺炎、严重的肺部感染、难治性肺炎、肺不张等疗效确切、肯定。儿科重症监护室（PICU）的危重症患儿，如果出现气管插管困难、经呼吸机治疗后不能脱机或拔管失败，被怀疑存在气道畸形或阻塞者，可以通过支气管镜检查明确诊断，并予以氩气刀、激光、冷冻和气管支架等介入治疗。

在我国儿科已安全地开展了大量支气管镜手术。支气管镜术安全可靠地承担起儿科呼吸疾病，特别是危重症和疑难症的诊断与治疗工作。优良的设备和高超的技术的引入大大提高了儿科疾病的诊治水平。随着儿科支气管镜术的进步，其适应证在不断地扩大。支气管镜的作用已为儿科医师、耳鼻喉科医师以及外科医师认识。支气管镜术是相当安全、有效的疾病诊疗手段，应在我国儿科积极推广普及。

一、小儿气道特点

（一）鼻咽部

小儿的鼻咽部的特点是淋巴组织（也称腺样体）丰富，在儿童期增生明显。易患反复上感的患儿可明显增加，腺样体过度肿大，可引起阻塞性呼吸困难、睡眠障碍等。儿童在经鼻插管或用支气管镜时易碰到该腺体引起出血或阻塞。腺样体一般在青春期以后即可萎缩变小。

（二）喉腔

喉口的下方称为喉腔（laryngeal cavity）。喉腔是呼吸道最狭窄的部位，小儿尤为明显。喉腔借前庭裂和声门裂分为上部的喉前庭、下部的喉下腔及中间部的喉中间腔。喉中间腔向两侧突出的间隙称为喉室。喉室内有声带，是发音器官。声带之间的裂隙称为声门，声门裂发育过程中，声带部和软骨间部二者的发育是不平衡的。出生时声门裂长约 6.5mm，其膜间部和软骨间部分别为 3.0mm 和 3.5mm；当 1 岁时，声带发育至 8mm，膜间部仍为 3mm。以后膜间部增长较快而声带发育相对慢。声门裂在 3 岁时长约 10mm，成人达 24mm 左右。

喉腔声门入口处形似三角。小儿的喉腔呈漏斗形，幼儿声门高度约为底部横径的 2 倍。声门以下至环状软骨以上是小儿呼吸道最狭窄处。喉腔的位置随年龄的增长而下移：新生儿喉口的位置较高，声门相当于颈椎$_{3\sim4}$水平。婴儿喉的位置相当于第 1、2 胸椎交界处至第 4 颈椎下缘平面之间。6 岁时，声门降至第 5 颈椎水平，仍较成人为高。喉腔的最狭窄部位在咽与食管相移行部的咽腔，咽腔约位于颈前正中，会厌软骨至环状软骨下缘之间。

（三）气管及支气管

小儿气管、支气管的特点是：管腔窄；气管软骨柔弱；气管黏膜血管多；管腔弹性组织发育差和纤毛功能相对弱。因此，小儿容易发生呼吸道感染是由解剖和生理特点所决定的。小儿气管的直径年龄不同则相差很大。新生儿总气管直径仅 5~6mm，而成人则为 20~25mm。气管横径在 2 岁以前为 0.5~0.9cm，2~10 岁为 0.7~1.5cm。从新生儿到成人，气管的长度增加 3 倍，直径增加 4 倍。

二、支气管镜的种类与选择

（一）支气管镜分类

儿科支气管镜术所应用的所述支气管镜主要指软式支气管镜。主要有三种类型：

1. 纤维支气管镜（纤支镜） 20 世纪 60 年代问世。主要工作原理为光源通过光导纤维传导到气管内，照亮观察物体。物镜通过光导纤维将气管内影像传导到目镜。目前根据镜身插入部分的直径可有

5.0mm，4.0mm，3.6mm，2.8mm 和 2.2mm 等几种。5.0mm 和 4.0mm 的有 2.0mm 活检孔道，3.6mm、2.8mm 的有 1.2mm 活检孔道，2.2mm 的没有活检孔道。

2. 电子支气管镜　20 世纪 80 年代问世。主要工作原理为光源通过光导纤维传导到气管内，照亮观察物体同上。但镜前端的数码摄像头（CCD）可对观察物摄像后，通过电线将信号传入计算机图像处理系统，通过监视器成像。其图像清晰度大大优于纤维支气管镜。由于 CCD 尺寸的限制，镜身插入部分的直径分为 5.3mm，有 2.0mm 的活检孔道。目前和镜身插入部分的直径最细的为 3.8mm，有 1.2mm 的活检孔道。后者可以用于儿科。

3. 结合型支气管镜　2004 年问世。主要工作原理为光源通过光导纤维传导到气管内，照亮观察物体。物镜通过光导纤维将气管内影像传导到镜手柄中的 CCD，对观察物摄像后通过电线将信号传入计算机图像处理系统，通过监视器成像。包含上述两种，其图像清晰度介于纤维支气管镜和电子支气管镜之间。由于支气管镜插入部分不再受 CCD 尺寸的限制，其插入部分可制作的更细。目前有 4.0mm 和 2.8mm 两种，分别有 2.0mm 活检孔道和 1.2mm 活检孔道，适合儿科应用。

（二）选择合适尺寸规格的支气管镜

儿童气管、支气管内径随年龄增长不断增大，因此根据不同年龄选用合适尺寸的支气管镜是成功、安全地进行检查的前提。一般情况下，5.0mm 和 4.0mm 直径的支气管镜多用于 1 岁以上儿童。其活检孔道较粗（2mm），可进行吸引、灌洗，支气管黏膜和肺活检及介入治疗。2.8mm 和 3.6mm 直径的支气管镜可用于从新生儿到青少年各年龄组。其有一个 1.2mm 的活检孔，亦可进行吸引、给氧、灌洗、活检和刷检。

三、支气管镜术的术前准备、麻醉、操作和监护

（一）术前准备

1. 支气管镜术前检查常规　除必需的检查如血常规、凝血功能、肝功能、胸 X 线片或胸部 CT、血气分析、心电图、肺功能以外，为避免操作中的交叉感染，还需进行乙型肝炎和丙型肝炎血清学指标、HIV、梅毒等特殊病原的检测。全身麻醉的患儿还应接受肝肾功能检查，以评估患儿对麻醉药物的耐受情况。

2. 签署支气管镜术知情同意书　无论采取局部麻醉或全身麻醉，医生应对所有接受检查的儿童，均应以医师法和医学伦理学为指导原则，向家长或其监护人说明支气管镜术的目的、操作检查中及麻醉的可能并发症，并签署检查知情同意书。全身麻醉的患儿还应由麻醉医师与监护人另签署麻醉同意书。询问有无对麻醉药物过敏病史。对小儿，特别是 4～5 岁以上的儿童，应配合进行心理护理，尽量消除其紧张和焦虑，取得患儿的配合。

3. 支气管镜术术前评估　由于镇静和麻醉药物如咪唑安定和丙泊酚等，在不同程度上对呼吸和心血管系统的抑制作用，以及患儿本身呼吸系统疾病的原因，均可能造成患儿在检查操作过程中出现呼吸抑制和低氧血症，喉、气管、支气管痉挛，血压下降及心律失常等。因此，术前应做好对患儿麻醉方法的选择以及对于麻醉及手术耐受程度的评估。对在新生儿及有严重呼吸困难小儿患儿更需做好评估，并做好应急预案。

4. 支气管镜术急救准备　术前常规准备急救药品如肾上腺素、支气管舒张剂、止血药物、地塞米松等；急救及监护设备如氧气、吸引器、复苏气囊、气管插管、脉搏血氧监护仪等。

5. 术前准备　患儿术前 6h 禁食固体食物和奶液，术前 3h 禁水。

（二）麻醉方法

目前支气管镜术中主要有两种麻醉方法：

1. 利多卡因气管内局部黏膜表面麻醉方法（简称"边麻边进"方法）　具体方法为：术前 30min 肌内注射阿托品 0.01～0.02mg/kg，以尽可能减少检查时由于对迷走神经刺激引起的心率减慢和气道分泌物增多。术前用 1%～2% 利多卡因喷鼻咽部。静脉注射咪唑安定（0.1～0.3mg/kg）。对婴幼儿用被

单加以约束，对学龄儿说明术程以减轻其恐惧心理，鼓励勇敢精神，取得配合。经鼻或口（固定口器）插入支气管镜到声门前，将1%～2%利多卡因1～2ml经活检孔道喷洒到喉及周围。稍后，通过声门下行到总气管。观察气管位置、形态，黏膜色泽，软骨环的清晰度，隆突的位置等。按检查方向在左或右侧气管开口处，通过活检孔道再次给1%～2%利多卡因1ml，再稍后，继续进入。根据需要，先向要检查部位喷洒利多卡因，再推进气管镜到此部位检查治疗，即所谓的"边麻边进"。患儿出现局部刺激症状可重复给利多卡因。用药总量应控制在5～7mg/kg。6个月以下小儿用浓度1%的利多卡因。以患儿不咳嗽、可耐受、不挣扎、无呼吸困难为麻醉成功。

2. 静脉复合全身麻醉　国内外应用静脉复合麻醉的药物组合，因麻醉师的经验不同而多种多样。目前，多以静脉应用丙泊酚（propofol）为主，复合芬太尼、瑞芬太尼、舒芬太尼之一种，亦有复合氯胺酮的。除静脉途径用药外，还有吸入氧化亚氮和七氟烷诱导及维持麻醉的报道。但因麻醉深度易变，吸入麻醉剂操作人员及对周围环境存在影响，国内应用不普遍。为了维持患儿术中的通气与氧合功能，也可在麻醉时应用气管插管或喉罩等以确保气道通畅，便于实施辅助或控制呼吸。静脉复合麻醉随着科学的发展，近年来应用日渐增多。它的应用使儿科支气管镜操作更容易，提高了手术的安全性及舒适性，特别适合于四级介入手术治疗，是儿科支气管镜术很好的麻醉方法。对患儿极度不合作，以及有智力、语言障碍、鼻咽部畸形等的患儿，应安排在全身麻醉下行支气管镜检术。

采用芬太尼和异丙酚等进行静脉麻醉的具体方法为：

（1）诱导：咪唑安定0.05～0.075mg/kg，芬太尼1～2μg/kg，丙泊酚1～1.5mg/kg，入睡后常规利多卡因鼻腔、咽喉表面麻醉。

（2）维持：持续泵注异丙酚6～8mg/（kg·h），麻醉较浅时静脉注射10～20mg；气管内利多卡因表面麻醉不可省略。亦可不用持续输液泵维持，在麻醉浅时静脉加注10～20mg（1.0～1.5mg/kg）。一般在支气管镜术后5～10min患儿即可恢复清醒。但此方法有抑制呼吸且不能很好地抑制咳嗽反射的缺点，治疗费用亦明显增高。

术中、术后的全面监测及呼吸管理特别重要。开展此项工作应强调医疗安全，包括设施与仪器的配备、人员的准入、各项规章制度的制定及严格执行。

（三）支气管镜操作和术中监护

在做儿科支气管镜术时，患儿多采取仰卧位，肩部略垫高，头部摆正。将支气管镜经鼻孔轻柔送入，注意观察鼻腔、咽部有无异常；见及会厌及声门后，观察会厌有无塌陷、声带运动是否良好及对称；进入气管后，观察气管位置、形态，黏膜色泽，软骨环的清晰度，隆突的位置等。然后观察两侧主支气管和自上而下依次检查各叶、段支气管。一般先检查健侧再查患侧，发现病变可留取分泌物、细胞涂片或活检。病灶不明确时先查右侧后查左侧。检查过程中注意观察各叶、段支气管黏膜外观，有无充血、水肿、坏死及溃疡，有无出血及分泌物，管腔及开口是否通畅、有无变形，是否有狭窄及异物、新生物。检查时尽量保持视野位于支气管腔中央，避免碰撞管壁，刺激管壁引起咳嗽、支气管痉挛及损伤黏膜。操作技术应熟练、准确、快捷，尽量缩短时间。

在支气管镜术中必须全程对患儿进行生命体征监护，一般监测血氧饱和度、呼吸、心电图及无创血压。

儿童，特别是婴幼儿气道狭小，气管内黏膜十分娇嫩，支气管镜的置入不仅加重气道狭窄，反复多次操作极易引起黏膜水肿；加之镇静或麻醉药物对呼吸的抑制作用，极容易出现缺氧和呼吸困难。因此在儿童支气管镜操作时，应该通过鼻导管或面罩（流量1～2L/min）给氧，以保障患儿对氧的需求。全身麻醉患儿也可在麻醉时应用气管插管或喉罩，以确保气道通畅和供氧。检查过程中理想的血氧饱和度应达到95%以上，如低于85%～88%，应暂时停止操作。

（四）术后监护

支气管镜操作完成后，应继续监测血氧饱和度及心电图，并观察有无呼吸困难、咯血、发热等。对局部麻醉患儿可在支气管镜室或病房监测0.5h，对全身麻醉患儿则要待患儿清醒，不吸氧时血氧饱和度维持在 0.95% 以上时，方可返回病房继续监测及观察。由于局部麻醉药物的持续作用，可以引起患儿误吸，因此术后 2h 方可进食、进水。术后监护期间根据患儿情况可以继续吸氧、吸痰，保持呼吸道通畅。密切监测发热、咯血和气胸等并发症的征象。

四、支气管镜的诊断作用

（一）形态学诊断

支气管镜柔软而又可弯曲，在气管中可以随意调整它的前进方向。能进入硬支气管镜不能到达的肺的左、右上叶。外径超细支气管镜的问世，可以通过普通支气管镜的活检孔道插入到更深，到段、亚段支气管以下的小支气管，直接检查小气道区域的情况。取得了对慢性炎症、哮喘、粉尘肺小气道病变，以及气管软化等疾病的宝贵资料。影像亦更加清晰，形态学中主要检查喉、气管、支气管黏膜是否正常，管腔是否变形、狭窄，管壁的运动状态，有无畸形、囊肿、血管瘤、赘生物、肿瘤、异物、出血点、窦道以及分泌物的情况等。通过摄影和录像可将观察到的情况记录和展示，供临床医生会诊、教学和科研和网上交流应用。

支气管镜镜下形态学可按如下步骤检查：

1. 气管、支气管壁的异常 如支气管黏膜是否充血、肿胀，有无血管扩张、迂曲或血管瘤，表面有无粗糙不平，气管、支气管软骨环是否清晰可见，黏膜部位有无溃疡，结节或肿物生长，肿物形态与周围组织关系，有否瘘管、憩室、黏液腺扩大以及其他色素沉着等。

2. 气管、支气管管腔异常 包括气管、支气管有否阻塞、狭窄、扩张、移位或异常分支，以及这些管腔异常的形态、程度。

3. 气管、支气管管腔异常物质 注意观察和采集分泌物，了解其性质，有无血块、钙化物质、异物、肉芽组织、干酪样物质等。

4. 动力学改变 观察喉、声带活动状况，隆突波动，检查中有否支气管痉挛、软化，其与呼吸和咳嗽的关系。常见的支气管软化指气管或支气管在呼气相时管壁向管腔内塌陷，直径缩短，类似管腔狭窄；吸气相可恢复原位，实际管腔无缩窄。管腔直径塌陷 1/2 为轻度，1/2～3/4 为中度，塌陷 3/4 以上管腔几近闭合为重度。婴幼儿气管，支气管软化最多见于 1 岁以内，与遗传和生长发育有关，大部分随着生长 1 岁后软化逐渐恢复。另可见于原发性支气管软骨发育不良等。呼吸机气压损伤及血管、心脏、肿物等对气道长时间压迫，都会造成继发性气管支气管肺发育不良发生气管支气管软化。局部可见膜部/软骨的比例大于 1：3，管腔塌陷 >1/2。

（二）病原学检测技术

应用支气管镜直接插到肺段、亚肺段，经活检孔道或插入吸引管吸取分泌物进行培养。当分泌物较少时可进行肺段的支气管肺灌洗，吸取灌洗液进行细菌学检查。这种方法尽管能够取到下呼吸道的标本，但由于支气管镜是经鼻、咽、喉而后进入下呼吸道的，可污染支气管镜插入部分，如在咽、喉部通过活检孔道做清理分泌物的操作则污染更严重。在操作过程中，应避免在取标本前通过活检孔道吸引上呼吸道的分泌物。其病原学结果可供临床参考。近年来多用防污染毛刷和顶端带气囊的灌洗导管进行病原学检测研究，可有效降低灌洗液的污染。由于此类毛刷和导管价格昂贵而且只适用于有 2.0mm 以上活检孔的气管镜，对小婴儿的肺部病原学临床应用研究受到限制。

（三）活检技术

1. 组织活检 支气管镜取病理标本有几种方式：毛刷活检、活检钳活检和针吸活检。其中毛刷活检和针吸活检多用于细胞学检查，活检钳活检用于组织学检查。目前儿科临床应用活检钳进行组织学活检较多。在病变或黏膜表面钳取标本时，应注意先将张开的牙片在其表面加压然后再钳取，否则很容易滑脱。若病变位于肺周缘，可行经支气管肺活检术（TBLB），在诊断不明原因肺部疾病、恶性疾病、机会感染等方面发挥着重要的作用。因难于在支气管镜直视下进行活检，可在 X 线透视或电视下将活检钳插入相应部位钳取。取出组织学标本应立即放入组织固定液中，备送病理检查。儿科应用 TBLB 的适应证主要有：肺间质性疾病、卡氏肺囊虫肺炎、结节病、肺蛋白沉着症等。肺活检对肿瘤诊断阳性率达80%，对弥漫性肺疾病诊断阳性率可达79%。

2. 支气管肺泡灌洗液检查　自1974年Reynolds等创立了支气管肺泡灌洗术（BAL）以来，为研究肺部疾病开辟了一个新的研究手段和检查方法。目前已用于多种疾病的临床诊断、预后评估和临床治疗，如肺部感染、成人呼吸窘迫综合征、过敏性肺炎、哮喘、肺癌、肺气肿、肺泡蛋白沉着症、尘肺、特发性肺纤维化、结节病、肺含铁血黄素沉着症、淋巴细胞浸润性疾病、组织细胞增多症X、免疫受损者的机会性感染等，有"液体肺活检"之美称。

BAL的操作方法：在BAL的操作方法及灌洗液（BALF）的处理方法上尚存在着很大的差别。目前较多采用的方法如下：将支气管镜的前端插入一个叶的某一段，嵌顿在段气管的口上。因右中叶和左舌叶易于插入成功，所以在弥漫性病变等均多选用此部位。局灶性病变，在病变处留取灌洗液。所用液体应为37℃生理盐水，此温度很少引起咳嗽、支气管痉挛和肺功能下降，且液体回收理想，BALF所获的细胞多。根据小儿年龄每次将5~20ml生理盐水［1ml/（kg·次）］注入此肺段，并用吸引器以100mmHg的负压立即将液体回抽。为防止细胞丢失、肺泡巨噬细胞（Am）黏附于容器壁上，应将液体回抽到塑料或硅化的回收容器中。如此，共灌洗3~4次。回收液应于冷藏存放。

BALF的细胞成分：BALF的正常值：淋巴细胞<15%，中性粒细胞<3%，嗜酸粒细胞<0.5%，Am80%~95%。在嗜酸粒细胞性肺炎、哮喘、过敏性支气管炎等时肺泡嗜酸粒细胞明显增多，可达20%~95%。这些结果对X线表现不典型，又缺乏外周血嗜酸粒细胞增多的患儿极为有益，可避免肺活检而做出诊断。在特发性肺纤维化和结缔组织病，中性粒细胞增加而Am减少。在弥漫性肺出血和含铁血黄素沉着症，Am增多，同时可有游离红细胞，Am中充满含铁血黄素或吞有红细胞。在肺泡蛋白沉着症，Am增多，形态胀大呈泡沫状。

五、支气管镜的治疗作用

近5年来，在儿科的同道们不懈的开拓性的努力下，氩等离子体凝固术（氩气刀），激光器，高频电切割及电凝（高频电刀），微波热凝，冷冻治疗，球囊扩张气道成形术，气管、支气管支架置入术等这些技术在儿科实现了全面的突破。以气管、支气管支架置入为例，自2011年开展以来，全国已成功地开展了50多例，救治了多例濒临死亡的患儿。热消融、冷冻治疗和球囊扩张气道成形术等联合应用，治疗气道狭窄肺不张等患儿取得非常好的效果。这些成果正在儿科很好地应用和推广。在科学技术高速发展的今天。儿科支气管镜和相关仪器的进展以及操作技术不断完善，为儿科支气管镜介入肺脏病学的开展带来无限契机。

（一）取出气管异物

软式支气管镜可以检查到硬式支气管镜不能达到的上叶或深部支气管（3~5级）中的异物。对于治疗深部植物性残渣，可通过冲洗、清除肉芽、取异物等介入治疗手段取得良好效果。小儿气管、支气管异物常易被忽视造成漏诊或误诊。因此，临床医师应高度警惕，早期发现并应用支气管镜诊断治疗，可大大减少小儿致残和死亡。

（二）支气管肺局部治疗术

在儿科支气管镜术患儿中，支气管肺慢性炎症及化脓性感染占到50%以上。通过支气管镜对局部进行治疗可以取得很好的疗效。首先应用每次0.5ml/kg的生理盐水对肺内化脓性感染部位多次冲洗。液量用量不宜过大，以能够稀释并吸出黏稠分泌物为适度。目的在于防止化脓性细菌产生的毒素被灌洗液稀释后冲入肺泡，造成术后患儿继发感染。初步清洗后，应用活检钳或毛刷清除肉芽和脓苔。可局部注入富露施剂量0.5~1mg/（kg·次）（特别是化脓性、慢性感染及肺不张）。稍后再开始冲洗，冲洗后要将管腔内液体尽量吸引干净。对控制支气管肺内化脓性感染、治疗肺不张、促进肺炎消退有明显效果。

（三）咯血的治疗

对于小量咯血不止，又需要查明出血部位的患儿，在术前皆要开放静脉通路，做好滴注垂体后叶素进行大出血抢救的准备。术中发现活动出血灶可应用 1 ∶ 10 000 肾上腺素或凝血酶注射到出血部位，止血效果肯定。

（四）气管－食管瘘、支气管－胸膜瘘治疗

经支气管镜活检道插入一塑料管到瘘管内，自导管内注入适量 10% 硝酸银、或纤维蛋白胶等黏合剂。国内学者应用此法治疗成人支气管胸膜瘘取得良好效果。对于气管－食管瘘，可用气管支架阻塞瘘道的方法促进其短期内闭合或为外科手术赢得时间。但目前国内儿科多用手术方法治疗。

（五）气管、支气管肿瘤的治疗

对于气管、支气管腔内肿瘤，可应用病灶钳取、热消融、冷冻、球囊扩张等介入治疗方法，疗效确切。对基部细呈蒂状的非血管瘤的肿物，可用电凝圈套器切除。对于恶性肿瘤，应在化疗和放疗的基础上进行局部治疗。

（六）支气管结核的治疗

对于肉芽、干酪及瘢痕结核病灶造成气道严重阻塞的支气管结核患儿，在抗结核药物应用的同时应用病灶钳取、热消融、冷冻、球囊扩张等介入治疗方法可有效打通气道，防治相对远端肺部的损毁。为全身抗结核药物治疗赢得时间，有明显疗效。

（七）球囊扩张气道成形术

可有效地治疗各种良性原因所造成的气道狭窄，其近期疗效可达 100%，但远期疗效受到狭窄形成原因的影响。通常对各种纤维瘢痕狭窄效果最好，对于各种炎症性狭窄，特别是对叶段早期炎性狭窄可有很好的效果。

（八）气管、支气管支架置入术

这种手术主要用于：①气管、支气管狭窄，软化症的支撑，重建。②气管、支气管瘘口或裂口的封堵。可以通过支气管镜放置支架进行治疗。在儿科现多用于严重气道狭窄软化濒临死亡患儿的急救（如先天性心脏病并发左总支气管软化狭窄等）和由于先天性气道畸形狭窄（如桥支气管并发左干支气管狭窄等）反复感染危及生命患儿的存活。

（九）通过支气管镜引导气管插管

颈部及胸部疾病，因头颈部不能后仰造成手术前或抢救时气管插管困难的患儿，可将气管插管套在支气管镜上。经口腔将支气管镜插入声门后把气管插管沿气管镜推入气管内，调整插入深度后将支气管镜拔出，为手术前麻醉或抢救做准备。

六、支气管镜术的适应证、禁忌证和可能发生的并发症

（一）适应证

1. 气道病变　先天性气管、支气管肺，先天性心血管和食管发育不良和畸形所致的气管、支气管软化症，气管环状软骨，狭窄，气管－食管瘘等诊断；气道支撑与重建治疗；以及瘘道封堵治疗。

2. 肺不张　X 线发现肺叶或段持续不张及肺炎，应行支气管镜检查和治疗，甚至需多次灌洗治疗。

3. 咯血或痰中带血　咯血原因很多，如肺结核、支气管结核、肺部炎性病变（支气管炎、支气管扩张症、肺脓肿及肉芽肿等）以及肿瘤。可通过支气管镜做病原学及病理学检查。

4. 慢性咳嗽及反复呼吸道感染　可由哮喘、异物、胃－食管反流和气管发育异常等多种因素引起，需鉴别诊断。

5. 局限性喘鸣　此症提示大气管局部狭窄，可能是支气管内的炎症、结核、肿瘤、异物，亦可能是支气管的旁肿大淋巴结、胸骨后甲状腺肿大、纵隔肿物压迫气管造成。需予以鉴别。

6. 肺部团块状病变　包括肿物、脓肿、结核和寄生虫等，需定位、活检、鉴别诊断。

7. 肺部弥漫性疾病　包括间质性肺疾患、特发性肺纤维化等，结节病、嗜酸细胞性肺炎、肺泡蛋白沉着症等慢性肺疾病需鉴别诊断。

8. 肺部感染性疾病　通过支气管镜做病原学检查，并可进行灌洗治疗。

9. 支气管 – 肺结核　通过支气管镜直接从病灶处取材查找结核杆菌或做病理学检查和治疗。

10. 取除气道异物　支气管镜取较大的异物不如硬支气管镜方便。对深部支气管异物的取出效果确切。

11. 气管支气管裂伤或断裂　胸部外伤、怀疑有气管支气管裂伤或断裂，支气管镜检查常可明确诊断。

12. 气管插管　对于有颈部疾患后仰困难，不能应用直接喉镜插管的患儿，可应用支气管镜引导行气管插管。

13. 外科手术应用　胸部外科手术前，手术中和手术后的诊断及辅助诊断。

14. 在儿科重症监护室（PICU）的应用　入住 PICU 的危重症患儿，如果出现气管插管困难、经呼吸机治疗后不能脱机或拔管失败，怀疑存在气道畸形或阻塞者，可以通过支气管镜检查明确诊断。严重的肺部感染可以经支气管镜获得标本进行病原学检测，并进行冲洗治疗。

15. 在新生儿的应用　直径 2.8mm 的支气管镜可以应用于新生儿，甚至早产儿检查，适应证同上述。

16. 其他　近年来支气管镜的治疗作用发展很快。随着很多在成人科应用的先进技术，如氩等离子体凝固术（氩气刀），超声支气管镜，掺钕钇铝石榴石激光器，冷冻治疗，球囊扩张气管成形术，气管、支气管支架置入术，以及防污染采样毛刷等在儿科探索和应用，支气管镜的适应证会更加扩大。

（二）禁忌证

儿科支气管镜术，除一些急症外，多为条件性手术。其适应证和禁忌证范围的选择，在很大程度上取决于检查者的技术水平和必要的设备。支气管镜术的禁忌证如下：

（1）肺功能严重减退者或呼吸衰竭者。

（2）心脏功能严重减退，有心力衰竭者严重心律失常有心房、心室颤动及扑动，Ⅲ度及以上房室传导阻滞者。

（3）高热患者：持续高热而又需要行支气管镜术者，可用退热药物控制体温在 38.5℃以下再行手术，以防高热惊厥。

（4）活动性大咯血者：严重的出血性疾病，如凝血功能严重障碍；严重的肺动脉高压，活检时可能发生严重的出血。

（5）严重营养不良，身体状况过度太衰弱。

（三）可能发生的并发症

1. 麻醉药物过敏　一般用 1% 地卡因或 2% 利多卡因，毒性很小，也有个别报道死亡者。过敏者往往初次喷雾后即有胸闷、脉速而弱、面色苍白、血压降低甚至呼吸困难。

2. 出血　为最常见并发症，可表现为鼻出血或痰中带血，一般量少，都能自动止血。出血量大于 50ml 的出血须高度重视，要积极采取措施。

3. 发热　感染性肺疾患患者及 BAL 后的患者发生率高。除了与组织损伤等因素有关外，尚可能有感染因素参与。治疗除适当使用解热镇痛药外，应酌情应用抗生素。

4. 喉头水肿　经过声门强行进入，支气管镜过粗，或技术不熟练反复粗暴抽插支气管镜均可造成喉头水肿、喉痉挛。应立即吸氧，给予抗组胺药，或静脉给予糖皮质激素。严重者出现喉痉挛，应立即用复苏器经口鼻加压给氧，进行急救。

5. 支气管痉挛　可由麻醉药物、BAL、操作不当和患儿过敏体质等多种因素引发。术前应用阿托品可有效预防。

6. 发绀或缺氧　支气管镜检查能降低动脉血氧分压 10~20mmHg，对静息动脉血氧分压小于 60~70mmHg 者进行支气管镜检查，可能有一定危险，术后应继续给予吸氧并进行监护。

7. 窒息　Ⅱ型结核肿大淋巴结破溃，大量干酪物质注入气管内引起窒息。在做一侧全肺不张检查时，另一侧并发狭窄或检查后出血或气管痉挛引起窒息。

8. 气胸、纵隔气肿　多发生于支气管、肺活检后或肺内病变严重的患者。对于高压性或交通性气胸，应及时行胸腔闭式引流术。

七、小结

在 Wood 的 1 000 例小儿支气管镜术中，有 76% 通过支气管镜术发现病变而确诊。Raine 的 50 例小儿中确诊率为 86%。在我们的资料，支气管镜术前临床诊断与术后诊断一致的占总数的 60.6%。术前诊断为待确诊或待查而术后明确诊断的占总数的 23.1%，通过支气管镜检查校正临床误诊或漏诊的占总数的 16.3%。优良的设备和高超的技术的引入，大大提高了儿科疾病的诊断水平。支气管镜术是相当安全、有效的疾病诊疗手段。

在开展儿科介入呼吸疾病治疗中，儿科医生面临着很多前进中的困难。首先很多医用设备、材料和方法不是专门为儿童制造和研究的。很多药物在儿科，特别是在婴幼儿，没有提供应用的试验研究和经验。此外儿童不是缩小的成人，存在着生长和发育的问题。儿童不能很好地配合，实施支气管镜术较之成人更复杂。由于儿童和成人的不同，引入成人科介入治疗方法到儿科是一个科学研究和再创新的艰苦过程。以上谈到的我们所取得的进展也充分说明了这一点。更多的新技术等待我们去探索应用，对此要做好充分的思想准备。我们要抓住支气管镜介入治疗方法这个目前在世界上的热点和前沿课题，在儿科界进行规范化管理宣传和教育，开展介入治疗适宜技术在儿科的应用研究。使其在儿科潜在的诊断和治疗作用进一步发展，使支气管镜术在儿科更上一层楼，发挥更大作用，更好地造福于儿童。

（刘丽芳）

第三节　多导睡眠监测技术

一、多导睡眠监测在疾病诊断中的意义

多导睡眠监测仪（polysomnography，PSG）一词由斯坦福大学 Holland 医生在 1974 年首先使用，指同时记录、分析多项睡眠生理学指标，进行睡眠医学研究和睡眠疾病诊断的一种技术。

多导睡眠监测技术可以了解受试者有无打鼾、呼吸暂停，暂停的次数、持续时间，可用于诊断睡眠呼吸暂停、低通气综合征（obstructive sleep anpea/hypopnea syndrome，OSAS），还可用于各种睡眠障碍性疾病（失眠、白天过度嗜睡、夜惊症、发作性睡病、周期性腿动、不宁腿综合征等）的诊断。因此，目前公认的研究睡眠疾病的方法是多导睡眠监测仪。

在儿童睡眠呼吸疾病中，最重要、对健康危害最大的是 OSAS。OSAS 是指由于睡眠过程中频繁的部分或全部上气道阻塞，扰乱睡眠过程中的正常通气和睡眠结构而引起的一系列病理生理变化。OSAS 最主要的临床症状是打鼾。但是，不是所有的打鼾都是 OSAS。儿童打鼾的发病率在 10% ~ 12%，而儿童 OSAS 的发病率在 1.2% ~ 5.7%。因此，需要把打鼾与 OSAS 区分开来。虽然 Xu 等在亚洲鼾症儿童中的研究表明，根据临床资料可以对 OSAS 进行初步筛查，但确诊仍需整夜多导睡眠监测。因此，如果儿童经常打鼾且伴有 OSAS 的任何症状和体征，则应该对儿童进行多导睡眠监测。如果没有条件做标准多导睡眠监测，医生可根据临床资料进行初筛，并进行其他检查，如夜间视频记录、夜间脉搏、血氧饱和度监测、白天小睡时的多导睡眠监测或者便携式的睡眠监测。如果高度怀疑患有 OSAS 而筛查方法未能明确诊断 OSAS 者，则需要在睡眠中进行有工作人员值守的标准多导睡眠监测。

标准的多导睡眠监测应在医院的睡眠中心进行，夜间连续监测 7h 以上，需包括脑电图、眼动电图、下颌肌电图、腿动图和心电图，同时应监测血氧饱和度、胸腹运动、口鼻气流、鼾声等。根据需要，可增加食管测压、食管 pH 监测等扩展通道。

二、多导睡眠监测的指征

（1）用于鉴别单纯鼾症与 OSAS。

（2）用于评价存在下列问题的患儿：包括睡眠结构紊乱、白天嗜睡、生长发育迟缓、肺心病以及不明原因的红细胞增多，尤其在患儿同时存在打鼾症状时。

（3）诊断 OSAS 并评价其严重程度。

（4）持续气道正压通气（continuous positive airway pressure，CPAP）治疗时的压力滴定，CPAP 治疗开始后的定期复查。

（5）评估 OSAS 手术治疗后效果。

（6）用于中枢性睡眠呼吸暂停（central sleep apnea）及睡眠低通气（sleep hypoventilation）的诊断及鉴别。

（7）协助诊断非呼吸相关性睡眠障碍，如夜间癫痫发作、发作性睡病等。根据诊断需要，需增加脑电电极或进行日间多次小睡潜伏期试验（multiple sleep latency test，MSLT）等。

（8）支气管发育不全、支气管哮喘、神经肌肉病、新生儿出现明显危及生命事件时，在一定情况下也应考虑行多导睡眠监测检查。

三、多导睡眠监测的操作方法

（一）操作前准备

（1）监测前应清洗头发、皮肤，否则影响电极粘贴并可造成阻抗过大。

（2）监测前不使用镇静、催眠、兴奋类药物和饮食。

（二）操作步骤

（1）用皮尺测量受试者的头部，根据国际标准 10～20 电极安置系统，确定脑部电极以及参考电极的位置，用标记笔做好标记，再用少许磨砂膏清洁贴电极处的皮肤。

（2）将电极安置在受试者的头上。电极安置后，做适当固定。

（3）电极安置后，在为受试者监测前应测阻抗值，并将阻抗值记录下来。阻抗需在 10 欧姆以下，否则应重新安置电极。

（4）用磨砂膏清洁局部皮肤后，粘贴眼电、心电、腿动以及参考电极。左眼电极的位置在左眼外眦的外下方 1cm 处，右眼电极的位置在右眼外眦的外上方 1cm 处。脑电参考电极的位置在耳后隆凸的位置。

（5）安置胸腹带、鼾声、血氧饱和度以及口鼻气流传感器。

（6）将所有导线与采集盒相应接口接好。

（7）启动电脑中的睡眠监测软件，输入受试者的资料，即可进行监测。

（8）为受试者监测前需进行生物定标。嘱受试者做睁眼、闭眼、眨眼、咬牙、眼球向左看、向右看等动作，同时在注解窗口做记录。

（9）监测开始时，需关灯并做"关灯"标记。

（10）结束睡眠监测时，做"开灯"标记，停止记录，叫醒受试者。将导线与采集盒分离，去除受试者头上及身上的电极，清洁电极、传感器及导线。

四、睡眠监测的注意事项

（1）应尽可能进行整夜多导睡眠监测，整夜监测时间不少于 7h。

（2）夜间定时观察受试者及睡眠监测信号情况，必要时及时调整。

（3）以成人患者为主要对象的睡眠实验室开展婴幼儿多导睡眠监测时，应配备相应的医护和技术人员，如儿科呼吸内科、儿科神经内科或儿科睡眠医学专业医生。技术员以及护士等应接受基础儿科工作培训。用于婴幼儿多导睡眠监测的房间应结合婴幼儿的特点进行相应的调整，如窗帘、被褥的颜色、图案，尽可能减少检查设备的暴露，放置适当的玩具等。

（4）检查期间，儿童的母亲或监护人可以陪伴儿童，可以按照日常生活节律进行哺乳或饮食。

（5）多导睡眠监测是睡眠障碍疾病的检查方法，但疾病的诊断仍需结合临床病史。

五、多导睡眠监测常用参数及临床意义

多导睡眠监测可以对观察对象的睡眠结构进行分期，对睡眠中发生的呼吸，血氧，CO_2，心率，肢体运动变化进行记录和分析。

正确的睡眠分期是进行多导睡眠监测图结果分析的第一步。2007 年之前，各睡眠中心大多按照 1968 年 Rechtschaffen A 和 Kales 两位学者发表的睡眠分期方法，即 R&K 标准，该方法是经典的睡眠判读标准。由于小婴儿的睡眠特征不同于成人，美国胸科学会发表的指南中建议，6 个月以上儿童的睡眠分期可采用 R&K 标准，6 个月以下的新生儿及小婴儿，则根据新生儿睡眠分期标准进行睡眠分期。2007 年，美国睡眠医学会（AASM）制定了《美国睡眠医学会睡眠及其相关事件判读手册》，旨在能更充分地反映当前睡眠领域的科学研究成果和专家意见，并在 2012 年再次进行了更新。手册制定了儿童睡眠分期判读规则，将儿童睡眠各期分为清醒期、N_1 期、N_2 期、N_3 期、N 期及 R 期。该手册建议，出生后 2 个月及其以上儿童的睡眠和清醒判读按照儿童睡眠分期判读规则，<2 个月的儿童，按照新生儿睡眠分期标准。目前有些睡眠中心对儿童的睡眠分期采用了 AASM 标准。

记录、分析睡眠呼吸事件的目的在于对睡眠呼吸紊乱性疾病进行诊断、评价和疗效观察。睡眠呼吸事件的判断，儿童与成人有所不同。在成人，每次呼吸暂停或低通气持续的时间需 >10s 方能认为是一次呼吸事件，但儿童呼吸频率较成人快，且不同年龄呼吸频率不同。因而，在儿童，一次呼吸事件持续的时间定义为大于或等于两个呼吸周期。由此，儿童阻塞性睡眠呼吸暂停定义为：事件持续时间≥2 个呼吸周期，与事件前的基线呼吸信号幅度比较，信号幅度下降≥90%，而整个呼吸期间伴随着持续或增强的吸气努力；低通气定义为鼻压力或替代信号与事件前基线比较，信号幅度下降≥30%，且持续时间≥2 个呼吸周期，同时伴有血氧饱和度下降≥3% 和（或）觉醒。中枢性呼吸暂停在持续时间上略有不同，其定义为：整个事件中没有呼吸努力，事件持续 20s 以上，或者事件持续≥2 个呼吸周期并伴有觉醒、血氧饱和度下降≥3% 或心动过缓。呼吸暂停/低通气指数（apnea/hypopnea index，AHI）为睡眠中平均每小时呼吸暂停加低通气的次数；阻塞性呼吸暂停指数（obstructive apnea index，OAI）是指睡眠中平均每小时阻塞性呼吸暂停的次数。

儿童 OSAS 的多导睡眠监测诊断标准国际上尚未统一。我国在 2007 年制定的《中国儿童 OSAS 诊断、治疗指南（草案）》参考了美国胸科学会关于儿童 OSAS 的指南，指南指出，每夜睡眠过程中阻塞性呼吸暂停指数（OAI）>1 次/h 或 AHI 睡眠呼吸暂停低通气指数（AHI）>5 为异常。最低动脉血氧饱和度低于 0.92 定义为低氧血症。满足以上两条可以诊断 OSAS。美国睡眠研究会在 2005 年发表的第二版《国际睡眠疾病分类》中提出了新的诊断标准，即当儿童睡眠监测中 AHI >1 次/h 时，认为可以诊断 OSAS。不过，文中同时指出，由于各个研究中低通气的定义不同、且缺乏正常儿童低通气的范围，新标准还有待进一步研究确定。这一新标准尚未在睡眠医学界达成共识，因此，目前各个睡眠中心对儿童 OSAS 的多导睡眠监测诊断仍采用不同的标准。

过去，在评价睡眠呼吸疾病严重程度时，主要关注的是呼吸暂停的次数和最低血氧饱和度，却忽视了对反复、间断低氧的评估。最低血氧饱和度反映的是整夜睡眠中一次最严重的血氧下降，却并不能反映血氧减低的频度和血氧减低的持续时间。研究显示，频繁低氧可能在导致机体一系列并发症的发病机制中起到更主要的作用。因此，氧减指数、血氧饱和度下降 <90% 占整夜睡眠的百分比等参数，正日益受到重视。

目前尚没有确切的儿童 OSAS 多导睡眠监测严重程度分级标准。因为年龄不同，是否存在其他疾病，如肥胖、哮喘、心血管并发症等，都可能影响 OSAS 的严重程度评价。另外，既往文献中未进行评估的参数，如高碳酸血症的水平、低氧血症的频繁程度（该参数不同于最低血氧饱和度），也是反映

OSAS 严重程度的指标。根据现有的研究结果认为，最低血氧饱和度＜80%（手术前的多导睡眠监测结果或者手术后在观察室时监护期间）以及 AHI≥24 次/h 的患儿，术后出现呼吸系统并发症的危险性是增加的。此外，美国儿科学会在 2012 年发表的儿童 OSAS 诊断治疗指南中还建议，术前多导睡眠监测中，如果有显著的高碳酸血症（最高 PCO_2≥60mmHg），则应该在手术后收住院观察。由于目前的大部分研究是回顾性的，且样本量不大，因此，在有高一级水平的研究结果出来后，上述关于 OSAS 严重程度的建议可能会有所改动。医生应根据患儿的个体情况决定是否将多导睡眠监测结果不是非常严重的患儿收住院观察。

六、未来研究方向

在诊断睡眠疾病时，有一些问题值得进一步研究。有些儿童夜间睡眠时没有呼吸暂停，也不出现低通气伴血氧减低或觉醒，仅表现为口鼻气流受限、呼吸努力增加，PSG 并不能对其进行诊断，但这些儿童的确已出现日间症状或者并发症。食管测压虽然是测定呼吸努力度的金标准，但存在操作困难、耐受性差的问题。因此，有必要寻找新的技术手段来发现和诊断这部分睡眠呼吸异常的儿童。

此外，当前尚无好的睡眠呼吸疾病的筛查手段，由于 PSG 本身费用昂贵、耗费大量的人力和时间，寻求低成本、高敏感性和高特异性的筛查方法，是国内外睡眠医学一直在探讨的课题，而这在人口基数大、经济发展不均衡的我国尤其有意义。

随着经济生活水平的提高，感染性疾病和营养性疾病在儿童中的发病率逐步减低，而睡眠在人类的生活、工作中的重要性正日益受到重视。在儿童，正常睡眠有促进其生长发育的特殊意义。睡眠呼吸障碍因此可能会影响到儿童体格发育、神经认知发育、血压、心脏自主神经功能以及内分泌代谢水平，并对其成人期心、脑血管病的发病产生影响。因此，从某种程度上说，睡眠呼吸疾病对儿童的危害比成人更大。由于儿童睡眠呼吸生理的特殊性，为儿童进行睡眠监测需在儿童专科医院进行或应配备相应的医护和技术人员。多导睡眠监测作为诊断和指导睡眠疾病治疗的标准方法，正在被越来越多的医疗中心和机构所采用。

（罗艳妮）

第四节　胃（食管）镜检查术

一、目　的

用于有上消化道症状、诊断不明确或者需要进行治疗。

二、适应证

（1）反复腹痛，尤其是上腹部及脐周疼痛。

（2）X 线钡餐检查发现有溃疡或充盈缺损、息肉或肿块等，但不能确定其性质者。

（3）原因不明的上消化道出血，可行急诊胃镜检查。

（4）咽下困难、吞咽疼痛及胸骨后烧灼感，不能用心肺疾病解释，疑有"食管性胸痛"。

（5）有明显的消化道症状，如常呕吐、厌食、反酸、嗳气、上腹饱胀等。

（6）不明原因的幽门梗阻。

（7）某些上消化道疾病的定期随访复查（如溃疡、萎缩性胃炎等）及药物治疗前后或手术后疗效的评价。

（8）有与胃有关的全身症状，如不明原因的贫血、消瘦等。

（9）对部分上消化道出血、食管静脉曲张、息肉及异物等进行治疗，胃扭转复位。

三、禁忌证

（1）严重心、肺、肝、肾等器质性疾病伴功能不全，如严重心律失常，主动脉瘤，支气管哮喘，心力衰竭，呼吸衰竭，严重出、凝血障碍等。

（2）全身情况极度衰竭，如尿毒症、严重感染、糖尿病酮症、各种原因引起的休克等。

（3）内镜插入困难或易致危险者，如咽、喉部和呼吸道疾病、急性腐蚀性食管炎、食管胃肠穿孔、腹膜炎、严重腹胀等。

（4）神志不清或精神病不能合作者。

（5）严重脊柱畸形。

（6）传染性疾病，如开放性肺结核。

四、操作前准备

（1）术前了解病史，掌握好适应证。估计可能病变，消除患儿恐惧心理，争取患儿的合作。常规查血常规和出、凝血时间。如做过钡餐检查，应间隔 2d 后再行胃镜检查。术前进行术前八项检查，病毒性肝炎患儿用专用镜检查，并严格消毒所用内镜。

（2）术前禁食、禁药 8～12h，禁水 4h，哺乳期婴儿禁奶 6h。有幽门梗阻者，应先抽空胃内容物并洗胃。

（3）签署知情同意书。

（4）术前用药：镇静剂和解痉剂不必常规应用，对个别精神紧张或者胃肠蠕动特别强烈的患儿术前 30min 用阿托品 0.01～0.02mg/（kg·次），肌内注射。术前 15min 给予 10% 水合氯醛 0.5ml/（kg·次），口服或保留灌肠，地西泮（安定）在 0.3mg/（kg·次），肌内注射。咪达唑仑 0.1～0.3mg/（kg·次），静脉注射。

（5）术前 10～15min，用 2% 丁卡因（或 2%～4% 利多卡因）行咽部喷雾麻醉，每 3～5min 1 次，共 3 次，或 2～5ml（咽部麻醉液利多卡因 10g，甘油 100ml）口含，充分麻醉后咽下。术前 10min，口服祛泡糊精剂 2～4ml。

五、操作方法

（1）患儿左侧卧位，松解裤带和领扣，头略后仰，双腿弯曲，全身放松，均匀呼吸，有活动义齿应取出。有眼镜者，取下眼镜。

（2）嘱患儿咬住牙垫，必要时请助手帮忙把紧牙垫圈。术者左手托胃镜操纵部，右手持镜由牙垫圈内插入口腔，看清解剖结构，随患儿吞咽动作顺势将胃镜送入食管。

（3）循腔进镜，一边推进一边注气，做大致观察，使镜身依次通过食管、贲门、胃体、胃窦、幽门及十二指肠球部、降部。

（4）退镜时，应依次仔细观察十二指肠降部、球部、幽门、胃窦、胃角、胃体、胃底、贲门，对胃底和贲门采用高位翻转和正视观察。病变部位做活检或摄影。

（5）胃镜退出贲门前应吸出胃内气体，然后观察食管，直至完全退出，取出牙垫圈。

（6）术后咽喉麻木感消失后可进食水。不要进过硬和过热的食物。

六、注意事项

（1）一定要注意进镜手法轻柔，循腔进镜。充气适量，使胃壁舒展。不要过量充气以免穿孔。气体或胃液过多影响观察，可按压吸引钮，抽出气体、液体。

（2）操作过程中，最好有专人安抚患儿。

（3）取活检时要看清取材部位，尽量避免在血管周围取材。息肉切除时要注意观察电凝是否完全，有无焦痂脱落。

（4）胃镜消毒：严格按原卫生部《内镜清洗消毒技术操作规范》进行消毒。术后先用酒精纱布擦拭内镜，清除表面污物。用流动清水清洗镜身和活检钳等器械 30s 以上，同时用毛刷刷洗管腔 3 次以上（约 30s）。其后用戊二醛浸泡 10min，戊二醛应用 10d 左右，需更换。最后用清水彻底冲洗镜身和管道，冲净消毒液，吹干备用。

七、并发症及其处理

（1）器械损伤：包括擦伤、穿孔、出血、食管贲门撕裂、下颌脱臼、腮腺肿大等。

（2）心血管及麻醉意外等。

（3）其他：包括喉头痉挛、吸入性肺炎、咽喉部感染或咽后脓肿。

上述并发症只要操作规范，动作轻柔，寻腔进镜大都可避免。要做好监护和急救准备，如出现药物过敏、呼吸抑制等情况时分别给予抗过敏性休克、气管插管、人工呼吸等紧急处理。如果出现出血，经过内科应用止血药物和抑酸药物，或内镜下止血处理无效或者食管、胃肠穿孔，需行外科手术治疗。

（罗艳妮）

第三章

儿童营养障碍性疾病

第一节　蛋白质-能量营养不良

蛋白质-能量营养不良（protein-energy malnutrition）简称营养不良，是指由于各种原因引起蛋白质和（或）热能摄入不足或消耗增多引起的营养缺乏病，多见于 3 岁以下的婴幼儿。根据发病年龄，可分为胎儿期营养不良、新生儿营养不良、婴儿营养不良及 3 岁以上小儿营养不良。根据临床表现，可分为热能营养不良（营养不良性消瘦或消瘦型营养不良）、蛋白质营养不良（营养不良性水肿或水肿型营养不良）和混合型营养不良（消瘦-水肿型营养不良）。根据病因可分为原发性营养不良与继发性营养不良。我国以热能营养不良多见，混合型营养不良次之，蛋白质营养不良罕见。近年来抽样调查，5 岁以下儿童营养不良患病率有下降趋势，重度营养不良已很少见，主要为轻、中度营养不良。

一、病因

根据引起蛋白质和能量缺乏的发病原因分为原发性和继发性两种。

（一）原发性蛋白质-能量营养不良

原发性蛋白质-能量营养不良是因食物中蛋白质和（或）能量的摄入量不能满足身体的生理需要而发生的。其主要原因为饮食不当和摄入不足，如婴儿期母乳不足，而未及时和正确地采用混合喂养；如奶粉配制过于稀释；未按时和适当添加辅食；骤然断奶，婴儿不能适应或拒绝新的食品。较大小儿常见饮食习惯不良，偏食或素食，多食糖果，厌食奶类、肉类、蛋类，长期食用淀粉样食品（如奶糕、粥），饮食中长期食物成分搭配不当，热能不够或蛋白质太少。以上原因均可造成摄入不够致热能-蛋白质不足。

（二）继发性蛋白质-能量营养不良

继发性蛋白质-能量营养不良多与疾病有关。主要由于食欲减低、吸收不良、分解代谢亢进、消耗增加、合成代谢障碍所致。多见于消化道感染（如迁延性腹泻、慢性痢疾、严重寄生虫感染等）、肠吸收不良综合征、消化道先天性畸形（如唇裂、腭裂、先天性肥厚性幽门狭窄等）、慢性消耗性疾病（如结核、肝炎、长期发热、恶性肿瘤等）等。

二、病理生理

由于热能和蛋白质供应不足，机体首先动用贮存的糖原，继而动用脂肪，出现脂肪减少。最后致使蛋白质氧化供能，使机体蛋白质消耗，形成负氮平衡。随着全身脂肪大量消耗和血浆蛋白低下，全身总液体量相对增多，使细胞外液呈低渗性。如有呕吐、腹泻，易出现低渗性脱水和酸中毒，出现低钠、低钾、低镁及低钙血症。重度营养不良对消化系统，心、肾功能以及中枢神经系统均有影响。

（一）消化系统

胃肠黏膜变薄甚至萎缩，上皮细胞变形，小肠绒毛失去正常形态。胃酸减低，双糖酶减少。胰腺缩小，胰腺的分泌酶活性降低。肠蠕动减慢，消化吸收功能下降，菌群失调，易引起腹泻。

（二）心脏功能

严重病例引起心排血量减少，心率减慢，循环时间延长，外周血流量减少，心电图常常无特异性改变，X 线示心脏缩小。

（三）肾功能

严重者肾小管细胞浑浊肿胀，脂肪浸润。肾小球滤过率和肾血流量减少，浓缩功能降低，尿比重下降。

（四）中枢神经系统

营养不良对大脑和智力发育有很大影响。营养不良如发生在脑发育的高峰期，将影响脑的体积和化学组成，使脑的重量减轻、磷脂减少。表现为想象力、知觉、语言和动作能力落后于正常儿，智商低下。

三、临床表现

临床上根据体重，皮下脂肪减少的程度和全身症状的轻重将婴幼儿营养不良分为轻度、中度和重度。重度营养不良在临床上又分为消瘦型（marasmus）、水肿型（kwashiorkor）及消瘦–水肿型（marasmus–kwashiorkor）。

Marasmus 是以消瘦为主要特征。儿童体重明显下降，骨瘦如柴，生长发育迟缓，皮下脂肪减少，皮肤干燥松弛，多皱纹，失去弹性和光泽，头发稀松，失去固有光泽，面若猴腮，体弱无力，缓脉，低血压，低体温，易哭闹。

Kwashiorkor 是以周身水肿为主要特征。轻者见于下肢、足背，重者见于腰背部，外生殖器及面部也见水肿。儿童身高可正常，体内脂肪未见减少，肌肉松弛，似满月脸，眼睑水肿，可出现易剥落的漆皮状皮肤病，指甲脆弱有横沟，表情淡漠，易激惹和任性，常发生脂肪肝。

四、诊断

（一）病史要点

1. 现病史　对于母乳喂养的婴儿，要看是否有母乳不足并未及时添加其他乳品，或婴儿仅吃母乳而拒吃其他乳品与辅食，或突然断奶后拒吃其他乳品与辅食。对于人工喂养的婴儿，要看有无长期以淀粉类食品（粥、米粉、奶糕、麦乳精）为主食，或奶粉配制过稀。对于幼儿及年长儿，要看有无长期食欲不振、偏食、挑食、吃零食多或早餐过于简单，或有无精神性厌食、再发性呕吐的表现。

2. 过去史　有无慢性腹泻、反复呕吐、长期发热史，是否曾患麻疹、伤寒、肝炎、结核病、肠道寄生虫病、糖尿病、甲状腺功能亢进、恶性肿瘤等。对于婴儿，要看是否有患宫内感染史。

3. 个人史　对于婴儿，是否是双胎或多胎之一，或早产儿。

4. 家族史　有无肝炎、结核病、血吸虫病等慢性传染病病史。

（二）查体要点

（1）准确测量体重与腹壁皮褶厚度，测量身高。注意有无脉搏细弱、体温低、心音低钝、肌张力低下、皮肤干燥、弹性差及毛发干枯。注意有无水肿，精神反应如何。5 岁以上小儿测量血压，可测定基础代谢率，可见基础代谢率降低。

（2）注意有无唇裂、腭裂，有无肝炎、结核病、血吸虫病、甲状腺功能亢进、恶性肿瘤等病的体征。

（三）辅助检查

1. 常规检查　可有血红蛋白、红细胞减少。人血白蛋白、前白蛋白、转铁蛋白、必需氨基酸、淀粉酶、脂肪酶、转氨酶、碱性磷酸酶、三酰甘油、胆固醇、血糖降低。

— 23 —

2. 其他检查 维生素 A 结合蛋白、甲状腺结合前白蛋白、胰岛素样生长因子、尿羟脯氨酸降低。

（四）鉴别诊断

1. 糖尿病 糖尿病有消瘦的表现，但还有多食、多饮、多尿的表现，血糖升高。

2. 其他慢性消耗性疾病 如肝炎、结核病、肠道寄生虫病、甲状腺功能亢进、恶性肿瘤等均可伴有营养不良，为继发性营养不良，有原发病的表现。

五、治疗

1. 一般治疗 如下所述。

1）去除病因、治疗原发病：及早纠正先天畸形，控制感染性疾病，根治各种消耗性疾病等。

2）合理喂养、加强护理：大力提倡母乳喂养，及时添加辅食，保证优质蛋白质的摄入量。合理安排生活制度，保证充足的睡眠时间，培养良好的饮食和卫生习惯。改进喂养方法，增进食欲，防治并发症。

3）调整饮食、补充营养

（1）轻度营养不良：热量从每 d 502kJ（120kcal）/kg、蛋白质从每 d 3g/kg 开始，逐渐增至每 d 热量 628kJ（150kcal）/kg、蛋白质 3.5～4.5g/kg。体重接近正常后，再恢复至热量 460～502kJ（100～120kcal）/kg、蛋白质 3.5g/kg，同时补充多种维生素。

（2）中度和重度营养不良：热量从每日 167～251kJ（40～60kcal）/kg、蛋白质从每 d 2g/kg、脂肪从每 d 1g/kg 开始，逐渐增至热量 502～628kJ（120～150kcal）/kg、蛋白质 3.5g/kg、脂肪 3.5g/kg，体重接近正常后，再恢复到正常生理需要量。同时还要补充各种维生素、微量元素等。热量、蛋白质、脂肪调整速度按具体情况而定，不宜过快，以免引起消化不良。

2. 基本药物治疗 如下所述。

（1）给予各种消化酶（胃蛋白酶、胰酶等）以助消化。

（2）口服各种维生素及微量元素，必要时肌内注射或静脉滴注补充。

（3）血锌降低者口服 1% 硫酸锌糖浆，从每 d 0.5ml/kg 开始逐渐增至每 d 2ml/kg，补充锌剂可促进食欲、改善代谢。

（4）必要时可肌内注射蛋白质同化类固醇制剂，如苯丙酸诺龙，每次 10～25mg，每周 1～2 次，连续 2～3 周，以促进机体对蛋白质的合成、增进食欲。

（5）对进食极少或拒绝进食者，可应用普通胰岛素 2～3U/次，肌内注射，1 次/d，在肌内注射前须先服 20～30g 葡萄糖或静脉注射 25% 葡萄糖溶液 40～60ml，以防发生低血糖，每 1～2 周为一疗程，有促进食欲作用。

3. 其他治疗 如下所述。

（1）针灸、推拿、捏脊等疗法可起一定促进食欲作用。健脾补气等中药可以帮助消化，促进吸收。

（2）病情严重者，可给予要素饮食或进行胃肠道外全营养。酌情选用葡萄糖、氨基酸、脂肪乳剂、白蛋白静脉滴注。

（3）进行对症治疗：脱水、酸中毒、电解质紊乱、休克、肾衰竭和自发性低血糖常为患儿致死原因，如出现应予紧急抢救，并处理随之出现的并发症，如维生素 A 缺乏所引起的眼部损害和感染等。贫血严重者可少量多次输血，或输注血浆；有低蛋白血症者可静脉输注白蛋白；不能进食者应静脉滴注高价营养液。

六、预防

近年来，反复呼吸道感染所致的慢性消耗、食欲缺乏已成为婴幼儿营养不良的重要原因。反复呼吸道感染有多种原因，如免疫功能缺陷、锌缺乏、维生素 A 缺乏、腺样体肥大、先天性心脏病、佝偻病、缺铁性贫血、支气管异物、鼻后滴流综合征、胃食管反流、慢性铅中毒等，应注意寻找原因并积极治疗。

（李 静）

第二节 小儿单纯性肥胖症

小儿单纯性肥胖（Obesity）是由于长期能量摄入超过人体的消耗，使体内脂肪过度积聚的一种营养障碍性疾病。

一、病因

1. 多食 肥胖病的主要原因为过食，摄入人热能超过了消耗量，因而剩余的热能转化为脂肪积聚于体内。父母肥胖者子女常有同样趋势。一个家庭的成员往往习惯于取食丰腴食品。小儿自幼年时期养成过食习惯，日久即出现肥胖现象。

2. 休息过多、缺乏运动 缺乏适当的活动和体育锻炼亦为肥胖病的重要因素，过胖的小孩的小孩不喜运动。在我们观察的肥胖儿中，绝大多数属于少动而多食的单纯性肥胖病。在肝炎或其他疾病的恢复期间，往往休息过多，运动太少，以致体重日增，越重越不好动，形成恶性循环。

3. 遗传因素 肥胖儿的父母往往体胖。如果父母都是明显地超过正常体重，子代中约有 2/3 出现肥胖。如果双方中有一人肥胖，子代显示肥胖者约达 40%。

4. 神经精神疾患 脑炎之后偶见发生肥胖病。下丘脑疾患或额叶切除后也可出现肥胖。有情绪创伤（如亲人病死，或学习成绩低下）或心理异常的小儿有时也可能发生肥胖。

二、临床表现

食欲旺盛，喜吃甜食和高脂肪食物，有疲劳感，用力时气短或腿痛，常有心理上的障碍，如自卑、胆怯、孤独等。严重肥胖者由于脂肪的过度堆积限制了胸廓和膈肌运动，使肺通气量不足、呼吸浅快，故肺泡换气量减少，造成低氧血症、气急、发绀、红细胞增多、心脏扩大或出现充血性心力衰竭甚至死亡，称肥胖－换氧不良综合征（或 Pickwickian syndrome）。

三、诊断

（一）查体要点

皮下脂肪丰满，腹部膨隆下垂，胸腹、臀部及大腿皮肤出现皮纹，颈部、腋窝黑棘皮症，因体重过重，走路时两下肢负荷过重可致膝外翻和扁平足，男性肥胖儿因大腿内侧和会阴部脂肪堆积，阴茎可隐匿在阴阜脂肪垫中而被误诊为阴茎发育不良。

（二）鉴别诊断

对单纯性肥胖症的诊断，首先要排除由于内分泌、代谢、遗传和中枢神经系统疾病引起的继发性肥胖以及使用药物所诱发的肥胖。

1. 皮质醇增多症（hypercortisolism） 该病主要表现为向心性肥胖，高血压、紫纹、多毛等。可由于肾上腺皮质增生、肾上腺皮质肿瘤、异源 ACTH 综合征、长期大剂量服用糖皮质激素所引起，行实验室检查可有血皮质醇或 ACTH 增高，并通过地塞米松抑制实验有助于鉴别。

2. 甲状腺功能低下 该病有时因肥胖来诊。肥胖以面颈为著，伴便秘、巨舌，常伴有黏液性水肿、生长发育过缓。迟发型的甲状腺功能低下，其黏液性水肿往往会误为肥胖，行血甲状腺功能检查有助于鉴别诊断。

3. Prader－Willi 综合征 呈周围型肥胖体态、身材矮小、智能低下、手脚小、肌张力低、外生殖器发育不良。

4. Laurence－Moon－Biedl 综合征 呈周围型肥胖、智能轻度低下、视网膜色素沉着、多指趾、性功能减低。

5. 肥胖生殖无能症（adiposogenital syndrome） 是由于下丘脑、垂体及其周围的病变（如肿瘤、炎症、血管病变、退行性变或先天性缺陷）引起神经内分泌功能紊乱所致。主要表现为肥胖、性腺发育不全或性功能减退，并可伴有原发病症状。

6. Alstrom 综合征　常染色体隐性遗传性疾病。患儿在婴儿期即出现肥胖，由于视网膜病变视力减退，重者可致失明，常伴神经性耳聋。可有多尿、蛋白尿及氨基酸尿，重者出现氮质血症。部分可伴有糖尿病及男性性腺功能低下。

四、治疗

治疗原则：①减少产热能性食物的摄入。②增加机体对热能的消耗，使体内脂肪减少。

1. 饮食调整　饮食控制必须建立在保证小儿正常生长发育的基础上。按不同的年龄、身高、体重计算热量，定出低热量食谱，以低热量、高蛋白、低碳水化合物食谱效果较好，蛋白质可按 2 ~ 3g/（kg·d），每 d 摄入热量 5 岁以下儿童为 2 512.08 ~ 3 349.44J，5 岁以上为 3 349.44 ~ 5 024.16J，青春期为 6 280.2 ~ 8 374.6J。低脂饮食可迫使机体消耗自身的脂肪储备，但也会使蛋白质分解，故需同时供应优质蛋白质。碳水化合物分解成葡萄糖后会强烈刺激胰岛素分泌，从而促进脂肪合成，故必须适量限制。多吃体积大而热能低的蔬菜类食品，其纤维可减少糖类的吸收和胰岛素的分泌，并能阻止胆盐的肠肝循环，促进胆固醇排泄。培养良好的饮食习惯，避免晚餐过饱，不吃夜宵，不吃零食，少吃多餐等。

2. 运动疗法　适当的运动能促使脂肪分解，减少胰岛素分泌，使脂肪合成减少，蛋白质合成增加，促进肌肉发育。选择患儿喜欢和有效易于坚持的运动，如晨间跑步、散步、做操等，每天坚持至少运动30 分钟，活动量以运动后轻松愉快、不感到疲劳为原则。运动要循序渐进。如果运动后疲惫不堪，心慌气促以及食欲大增均提示活动过度。

3. 行为纠正　通过与肥胖者、家长、教师座谈，找出主要危险因素，根据肥胖者行为模式中的主要危险因素确定行为纠正方案。

治疗方案选择：应以运动为基础，调整饮食习惯，严禁饥饿疗法短期快速减重，药物或外科手术治疗均不宜用于儿童。

五、预后

轻度肥胖者经治疗大部分可以恢复，中度肥胖者大部分不能完全恢复，重度肥胖大部分持续至成年。严重肥胖者可出现肥胖 – 换氧不良综合征，由于脂肪的过度堆积限制了胸廓和膈肌运动，造成低氧血症，最终因缺氧死亡。儿童期肥胖未得到及时纠正者可发生高血压、糖尿病以及成年期冠心病等。肥胖小儿性发育常较早，故最终身高常略低于正常小儿。

（李　静）

第三节　维生素 A 缺乏症

维生素 A 缺乏症（vitamin A deficiency）是由于摄入不足或吸收不良等原因导致维生素 A 缺乏所引起的营养障碍性疾病。本病多见于婴幼儿。我国严重的维生素 A 缺乏症已少见，但亚临床状态维生素 A 缺乏症仍非常普遍，发病率 11.7%。

一、发病机制及病因

（一）摄入不足

初生时维生素 A 在肝脏中的贮存量很少。出生后维生素 A 的主要来源是食物。母乳中的维生素 A 含量丰富，一般母乳喂养的小儿不会发生维生素 A 缺乏症。故婴儿时期，应提倡母乳喂养，人工喂养时，须给含脂肪的牛乳，婴儿如果单靠炼乳、脱脂牛乳、豆浆、米粉等食品喂养，容易发生维生素 A 缺乏。早产儿肝脏内维生素 A 的贮存量更少且脂肪吸收能力也有限，生长发育的速度又较快，故更容易发生维生素 A 缺乏症。如在疾病状态下，长期静脉补液未补充维生素 A；或因饮食受到限制，也将导致维生素 A 缺乏。

（二）吸收减少

维生素 A 缺乏可见于多种临床情况，如吸收障碍综合征、慢性腹泻、慢性痢疾、慢性肝炎、胆道梗阻、胆囊纤维化、钩虫病、肠道感染等均可影响维生素 A 的吸收。

（三）锌摄入不足

当锌缺乏时，维生素 A 结合蛋白、前清蛋白、维生素 A 还原酶都降低，使维生素 A 不能利用而排出体外，造成维生素 A 缺乏。Rahman 等证实锌的缺乏限制了维生素 A 的生物利用率，锌和维生素 A 的缺乏经常同时存在于营养不良的小儿，同时给予维生素 A 和锌的补充可以改善维生素 A 的缺乏。近来有报道指出，铁的不足对维生素 A 的利用也有影响。

（四）消耗增加

当小儿患结核、麻疹、水痘、肺炎以及高热时，维生素 A 的消耗增加，如此时未予及时补充，则造成维生素 A 的血浆浓度降低。

（五）利用障碍

如小儿患有肝脏、肾脏、甲状腺疾病、胰腺囊性纤维变性及蛋白－能量营养不良时，将导致血浆中视黄醇结合蛋白（RBP）代谢异常，导致维生素 A 缺乏。

二、临床表现

由于维生素 A 和维生素 A 原缺乏所引起的营养缺乏病，临床上首先出现暗适应能力下降，小婴儿此症状不明显，如不仔细观察，容易被忽视。首先由母亲发现，患儿在暗环境下安静，视物不清，行走、定向困难。数周及数月后出现结膜干燥症，结膜干燥，失去光泽，主要是由于结膜和附近腺体组织增生，分泌减少，继而发生干燥。在眼球巩膜近角膜缘外侧，由脱落的角膜上皮形成三角形白色泡沫状斑块称结膜干燥斑（Bitot 斑）。如果维生素 A 持续缺乏，将发生角膜干燥症，伴有畏光，随后发生视物变形。睑板腺肿大，并且沿着睑缘出现一串特征性的水疱，表面上皮的连续性遭到破坏，伴有非炎症性的溃疡形成和基质浸润，引起角膜软化、变性、溃疡甚至穿孔等损害，晶状体、虹膜脱出，造成整个眼睛的损害，通常为双侧性的，单侧发病少见。

维生素 A 缺乏也可引起皮肤的改变，开始时皮肤较正常干燥，以后由于毛囊上皮角化，发生角化过度的毛囊性丘疹，主要分布在大腿前外侧、上臂后侧，后逐渐扩展到上下肢伸侧、肩和下腹部，很少累及胸、背和臀。丘疹坚实而干燥，色暗棕，多为毛囊性，针头大至米粒大，圆锥形。丘疹的中央有棘刺状角质栓，触之坚硬，去除后留下坑状凹陷，无炎症，无主观症状，丘疹密集犹似蟾蜍皮，称蟾蜍皮病（phrynoderma）。皮疹发生在面部，可有许多黑头。患者毛发干燥，缺少光泽，易脱落，呈弥漫稀疏，指甲变脆，表面有纵横沟纹或点状凹陷。

维生素 A 缺乏对骨骼（特别是长骨）的伸长也有明显影响，使骨变得又短又厚。Hu W 等人通过色层分析法测定维生素 A 浓度，证明维生素 A 浓度和体重以及 BMI 有明显的统计学意义，提示维生素 A 对儿童的生长发育有明显的影响。

维生素 A 缺乏时，对呼吸系统也有不同程度的影响，使气管及支气管的上皮细胞中间层的细胞增殖，变成鳞状、角化，并使上皮细胞的纤毛脱落，失去上皮组织的正常保护功能，容易发生呼吸系统的感染。

维生素 A 缺乏可使小儿的免疫力低下，容易反复出现感染；容易有精神障碍，甚至出现脑积水。

三、诊断

（一）查体要点

1. 眼部　角膜是否有光泽，有无混浊、溃疡、穿孔，角膜旁边是否有泡沫状小白斑即毕脱斑

（Bitot spot）。

2. 皮肤　是否干燥、粗糙、脱屑，或出现鱼鳞样角化、"鸡皮状"外观，在肩、臀、四肢的伸侧容易起皱。毛发是否干枯、易脱落。指（趾）甲是否无光泽、多纹、易折断。是否有牙釉质发育不良。

（二）辅助检查

1. 常规检查　血浆维生素 A 水平减少，视黄醇结合蛋白减少。可进行血浆维生素 A 耐量试验、相对量反应试验。尿沉渣检查上皮细胞增多或见角化上皮。

2. 其他检查　眼科检查暗适应时间延长，生理盲点扩大。视网膜电流图检查电流阈值改变，b 波变小。

（三）鉴别诊断

本病应与感染性结膜炎区别，该病为眼感染性疾病，无夜盲等表现。

四、治疗

1. 一般治疗　去除病因，给予富含维生素 A 和胡萝卜素的饮食。

2. 药物治疗　如下所述。

（1）亚临床状态：每日口服维生素 A 450～600μg（1 500～2 000U），至血浆维生素 A 测定正常。

（2）轻症：口服维生素 A，婴幼儿每 d 1 500μg/kg（5 000U/kg），分 2～3 次口服，至血浆维生素 A 测定正常。

（3）重症：每日口服维生素 A 3 000μg/kg（10 000U/kg），口服 4～5d 后改为每 d 7 500μg（25 000U），同时服用维生素 E 每日 10mg。有腹泻者深部肌内注射维生素 AD 制剂 0.5～1ml，每 0.5ml 含维生素 A 7 500μg，3～5d 症状好转后改口服，至血浆维生素 A 测定正常。

3. 其他治疗　消毒鱼肝油与 0.5% 红霉素软膏交替点眼。有角膜软化症、角膜溃疡者加用 1% 阿托品点眼。

五、预防

维生素 A 缺乏可严重影响人群尤其是儿童的身体健康，必须采取相应的措施加以防治。首先，要合理饮食，膳食中适当增加富含维生素 A 的食物，如动物肝脏、蛋黄、海产鱼类等。其次，在食物中强化维生素 A 也是一种直接、低廉、有效的方法，很多食品可以作为强化维生素 A 的载体，如食糖、面粉、牛奶、大米、植物油等。另外，定期适量补充维生素 A 制剂也是快速改善维生素 A 缺乏状况的有效方法。

（刘秀梅）

第四节　维生素 B₁ 缺乏症

维生素 B₁ 缺乏症（vitamin B₁ deficiency）也称为脚气病，是由于维生素 B₁（又称硫胺素）的摄入不足或吸收利用障碍等原因而导致的营养障碍性疾病。本病多见于母乳喂养的婴幼儿。先天性脚气病则见于新生儿。在我国本病多见于南方农村中以米为主食的地区，乳母多食精白米面，当地有去米汤蒸饭的习俗，或乳母多有忌口，或有蔬菜长时间煮沸后食用的习惯。

一、病因

（一）摄入不足

母乳中维生素 B₁ 的含量较牛乳低，母乳中的含量为 16μg/ml，牛乳中的含量为 42μg/ml，但母乳中的维生素 B₁ 含量，对婴儿的生长需要已足够。但如果乳母膳食中维生素 B₁ 的摄入量缺乏，则会引起母乳中的维生素 B₁ 不足，如不及时补充，也将引起婴儿维生素 B₁ 缺乏症。对于已添加辅食的小儿，如长期使用精白米、面以及淀粉为主食，或煮饭时为增加其黏稠度而加入少量的碱，将破坏维生素 B_1。故淘米时不应淘洗过分，做饭时不应去米汤，切碎的蔬菜不应过久浸泡。

（二）吸收障碍

如患有消化系统疾病，如慢性腹泻、慢性痢疾、胆囊纤维化、肠道感染等疾病，均可减少维生素 B_1 的吸收。肝、肾疾病将影响 TPP 的合成，造成维生素 B_1 缺乏。维生素 B_1 缺乏使胃液中酸度降低，从而在胃肠道中维生素 B_1 复合物内的维生素 B_1 释放减少，影响了维生素 B_1 的吸收。

（三）维生素 B_1 的需要量增加

儿童生长发育速度较快，需要量也相对较多；如小儿患结核、麻疹、水痘、肺炎以及高热时，或患有如甲状腺功能亢进等代谢率增加的疾病时，维生素 B_1 的消耗增加，如此时未予及时补充，则造成维生素 B_1 的缺乏。

（四）遗传代谢障碍

遗传性维生素 B_1 代谢与功能障碍引起的维生素 B_1 缺乏症，一般具有高度的家族性遗传性疾病史，或父母近亲结婚史。

二、病理生理

在身体中，维生素 $B_1$80% 是以 TPP 的形式存在，它是丙酮酸氧化脱羧酶系的辅助因子，也是磷酸己糖氧化支路中转羧乙醛酶的辅酶。因此，维生素 B_1 与糖代谢密切相关，其缺乏使糖代谢受阻，能量产生减少，会产生一系列的病理变化。

1. 神经系统　尤其是末梢神经受损严重、髓鞘退化及色素沉着。中枢神经系统和周围神经系统的神经纤维的髓鞘发育不良，因此表现为易激惹。重者神经轴被破坏，以坐骨神经及其分支受累较为常见，并且出现较早。其他如前臂神经等亦可累及。

2. 心血管系统　由于能量缺乏，心肌无力，严重时发生心力衰竭，周围血管平滑肌张力下降，小血管扩张。心脏扩张肥厚，尤以右心明显。心肌水肿，其心肌纤维粗硬。血管充血，但组织结构正常。

3. 组织水肿及浆膜腔积液　组织水肿多见于下肢，当体腔浆液渗出时，可见心包腔、胸腔及腹腔积液。

4. 肌肉萎缩　出现于受累神经支配的肌肉。镜下可见肌纤维横纹消失、混浊肿胀及脂肪变性。

5. 消化系统　消化道平滑肌张力下降，影响胃肠蠕动，消化功能减弱。

三、临床表现

婴儿多为急性发病，以神经系统为主者称脑型脚气病；出现心功能不全者称心型（冲心型）脚气病；以水肿症状显著者称水肿型脚气病。亦可数型症状同时出现。年长儿则以水肿和多发性周围神经炎为主要表现。

1. 消化系统症状　以 3~6 月龄婴儿最多见，多为母乳中维生素 B_1 不足所致。常有厌食、呕吐、腹胀、腹泻或便秘、体重减轻等。

2. 神经系统症状　婴儿可表现为神经麻痹和中枢神经系统症状。早期有烦躁、夜啼、因喉返神经麻痹所致声音嘶哑、甚至失音为本病的特征。继而，神志淡漠、喂食呛咳、吸乳无力、眼睑下垂、全身软弱无力、深浅反射减弱、甚至消失，嗜睡，严重者惊厥、昏迷，可引起死亡。

年长儿以多发性周围神经炎为主，先有双下肢对称性感觉异常、腓肠肌触痛、进而感觉减退，以至消失，病情进展可出现上行性弛缓性瘫痪。

3. 心血管系统症状　婴幼儿常突发心力衰竭，多见于哺乳后或睡觉将醒时突然发生。表现为气促、烦躁、尖叫、呛咳、出冷汗、发绀、心率速，出现奔马律、心音低钝、心脏扩大、双肺布满湿啰音、肝大、重症迅速死亡。心电图呈低电压、S-T 段压低、T 波低平、倒置等改变。

4. 水肿与浆液渗出　年长儿可于早期出现下肢踝部水肿，甚至延及全身或伴发心包、胸腔、腹腔积液。

四、诊断

（一）查体要点

1. 神经系统　注意是否有意识改变、肌张力下降、腱反射消失、眼睑下垂、失音等。年长儿注意是否有感觉障碍、肌无力、肌肉萎缩，蹲踞试验显示起立困难，腓肠肌有压痛。

2. 循环系统　注意是否有心功能不全的表现，如气促、发绀、心界扩大、心动过速、心音低钝、奔马律、肝脏增大、水肿、胸腹腔积液或心包积液的表现。

（二）辅助检查

1. 常规检查　患者血或尿液维生素 B_1 降低。血丙酮酸、乳酸浓度增高，红细胞转酮醇酶活性降低。血与尿液的乙醛酸水平升高。脑脊液常规、生化检查正常。

2. 其他检查　进行维生素 B_1 负荷试验。脑型患者头颅 CT 可见双侧基底核对称性低密度影。心型患者心电图有低电压、T 波低平倒置、ST 段下移、$Q-T$ 间期延长。

五、治疗

1. 一般治疗　去除病因，改善婴儿喂养，及时增加辅食，纠正乳母的不良饮食习惯。

2. 药物治疗　如下所述。

（1）维生素 B_1：口服维生素 B_1 每日 15～30mg（应同时治疗乳母，每 d 口服维生素 B_1 100mg），重症或有呕吐腹泻者给予肌内注射维生素 B_1，每次 10mg，2 次/d，或每 d 静脉滴注 50～100mg。急性心型或脑型患者可用呋喃硫胺 50～100mg，静脉推注，每 4h 1 次，心力衰竭或脑型症状控制后减少剂量或改为 2～3 次/d 维持一周，以后改口服。先天性脚气病小儿每日静脉滴注维生素 B_1 10mg，5d 后改口服。

（2）其他药物：可同时补充其他维生素 B；有呼吸困难、酸中毒者可吸氧及应用 5% 碳酸氢钠；有惊厥时应用镇静剂；急性心力衰竭可用能量合剂（ATP、辅酶 A、细胞色素 C）、利尿剂。

六、预防

乳母纠正不良饮食习惯，煮饭不去米汤，淘米时少搓洗，不加碱烧煮食物，蔬菜切前可浸泡去农药，切碎后不再浸泡，不长时间煮蔬菜。注意膳食多样化，多吃糙米、麦片、豆类、动物肝脏、鱼、肉、坚果、新鲜蔬菜等。乳母对婴儿应及时添加辅食，如肝泥、鱼泥、菜泥、豆制品、麦片等。

（刘秀梅）

第五节　维生素 C 缺乏症

维生素 C 缺乏症（vitamin C deficiency）又称为坏血病，是由于人体长期缺乏维生素 C 所致的营养障碍性疾病。目前，本病城市中较少见，见于缺少新鲜蔬菜、水果的北方牧区或边远山区农村。以喂养不当的婴幼儿多见。由于胎儿体内储存的维生素 C 可供生后 3 个月左右的消耗，故本病多见于 6 个月至 2 岁的婴幼儿。

一、病因

维生素 C 属于己糖醛酸，因具有抗维生素 C 缺乏病的作用，故旧称抗坏血酸（ascorbic acid），为无色结晶，有酸味，溶于水，具有很强的还原性。在酸性溶液中转为稳定，受光、热、铜、铁氧化分解，在碱性溶液中极易破坏。食物加工处理不当，贮存过久，维生素 C 损失很大。新鲜蔬菜和水果中维生素 C 含量很高，如柿椒、苦瓜、菜花、甘蓝、青菜、塌棵菜、荠菜、菠菜等，水果有酸枣、红果、沙田柚、刺梨、沙棘、猕猴桃等，都富含维生素 C。维生素 C 缺乏是由以下因素所致。

1. 摄入不足 一般动物体内可以从葡萄糖和其他单糖合成维生素 C，而人类和某些动物（猴子、豚鼠、鸟类、鱼类）体内缺乏合成维生素 C 所需要的古罗糖酸内酯氧化酶（L‑glucolactone oxidase），不能合成维生素 C，必须从外界摄入，如果摄入量不足即可导致坏血病。人工喂养儿容易缺乏维生素 C，人乳中维生素 C 的含量为 40~70mg/L，可以满足一般婴儿的需要，当然，要保证一定的摄入乳量。而牛乳中的维生素 C 含量仅为人乳的 1/4，再经过储存、稀释、加工、消毒灭菌等处理，其维生素 C 含量所剩无几。因此，用牛奶、奶粉、乳儿糕、米面糊等喂养的婴儿，如不及时补充新鲜蔬菜、水果，或偏食，可造成摄入不足。

2. 消化、吸收障碍消化不良和慢性腹泻 维生素 C 的吸收减少，胃酸缺乏时，维生素 C 容易在胃肠道内受到破坏。

3. 消耗增加 感染、发热、外科手术、代谢增高和患病时，维生素 C 的需要量增加。

二、病理生理

1. 影响胶原合成 胶原蛋白是纤维组织的基本结构，是构成骨、软骨、牙齿、皮肤、血管壁、肌腱、韧带及瘢痕组织的重要成分。而胶原的主要成分是羟基脯氨酸（hydroxyproline）和软骨素硫酸盐（chondroitin sulfate），维生素 C 缺乏时羟基脯氨酸和软骨素硫酸盐减少，可使胶原纤维的形成发生障碍，影响结缔组织形成。

（1）毛细血管内皮细胞间缺乏黏结物质，以致毛细血管脆性及血管壁渗透性增加，可以使皮肤、黏膜、骨膜下、关节腔及肌肉内出血。

（2）骨骼改变，在肋骨与肋软骨连接部位、长骨端，尤其长骨端在腕、膝和踝关节处，由于基质的形成障碍，成骨受到抑制，软骨内的骨化发生障碍，但软骨基质内钙质仍然沉着，干骺端临时钙化带有钙质堆积，形成临时钙化带致密增厚。由于成骨作用被抑制，不能形成骨组织，骺端骨质脆弱，容易骨折和骨骺分离，甚至发生骨萎缩。

（3）齿龈充血、水肿，齿龈乳头增生，肉芽组织生长，以致逐渐坏死。

2. 影响代谢 维生素 C 缺乏时，机体不能代谢过量的酪氨酸、去甲肾上腺素，5‑羟色胺合成受到影响，儿茶酚胺神经递质的合成减少，出现疲劳和虚弱感。

3. 影响造血过程 维生素 C 是叶酸的还原剂，缺乏维生素 C 时，叶酸不能生成具有代谢活性的四氢叶酸，导致巨幼细胞性贫血。此外，维生素 C 在小肠和血液内有促进和保持铁离子的还原形式的作用，直接影响铁的吸收和转运。再者维生素 C 缺乏造成的全身性慢性失血，可引起小细胞低色素性贫血。

4. 加重动脉硬化 维生素 C 能动员血管壁内胆固醇转变成胆酸，减少胆固醇在血管壁内的沉着。维生素 C 缺乏时，加重动脉硬化。

三、临床表现

1. 全身症状 起病缓慢，自饮食缺乏维生素 C 至发展成坏血病约历时 4~7 个月。常先有一些非特异性症状如：激动、软弱、倦怠、食欲减退、体重减轻及面色苍白等，也可出现呕吐腹泻等消化紊乱症状，常未引起父母注意。此阶段可称为隐性病例。

一般都有低热，似与出血有关。有并发症时，体温可更快升高。脉搏与体温成比例地增加，可能因腿痛致交感神经兴奋所致。呼吸亦较浅，可能与肋骨疼痛有关。

2. 局部症状 下肢尤以小腿部肿痛最为常见。肿胀多沿胫骨骨干部位，压痛显著。局部温度略增，但不发红。病的较晚阶段，患部经常保持一定位置：两腿外展、小腿内弯如蛙状，不愿移动，呈假性瘫痪。由于剧痛，深恐其腿被触动，见人走近，便发生恐惧而哭泣。下肢肿的原因是骨膜下出血，手指压时不出现凹陷。

3. 出血症状 全身任何部位可出现大小不等和程度不同的出血，最常见者为长骨骨膜下出血，尤其是股骨下端和胫骨近端；这种出血可能不易为 X 线检查所发现，直至痊愈期才开始伴有表面钙化。皮肤瘀点和瘀斑多见于骨骼病变的附近，膝部与踝部最多见。其他部分的皮肤亦可出现瘀点。牙龈黏膜下经常出血，绝大多数见于已经出牙或正在出牙的时候。在上切牙部位最为显著，也可见于正在萌出磨牙或切牙等处。牙龈呈紫红色，肿胀光滑而松脆，稍加按压便可溢血，如肿胀面积扩大，可遮盖牙齿，表面可有瘀血堆积。如续发奋森氏菌感染，可引起局部坏死、腐臭与牙齿脱落。眼睑或结膜也可出血，使眼部形成青紫色。眼窝部骨膜下出血可使眼球突出。病的晚期，偶有胃肠道、生殖泌尿道和脑膜出血，约 1/3 患者的尿中出现红细胞，但肉眼很少见到血尿。

此外，年长儿患坏血病时，有时表现皮肤毛囊角化，其外观与维生素 A 缺乏所致者难于区别。婴儿患者常伴有巨幼红细胞贫血，由于叶酸代谢障碍所致，可能同时也缺乏叶酸；因影响铁的吸收与利用，亦可合并缺铁性贫血。

四、诊断

1. 查体要点　如下所述。

（1）注意是否有牙龈肿胀与出血、皮肤瘀斑、关节肿胀，是否有胫骨压痛、呼吸浅速，是否有蛙形腿，即两大腿外展，小腿内弯，患肢呈假性瘫痪。肋软骨交界处是否隆起呈串珠状。

（2）对年长儿注意是否有皮肤毛囊角化表现。

2. 辅助检查　如下所述。

（1）常规检查：血小板数量与功能正常。凝血酶原时间可延长，碱性磷酸酶降低。可伴有小细胞性贫血或巨幼细胞贫血。可测定空腹血浆维生素 C、24h 尿维生素 C、血液沉淀的白细胞－血小板层维生素 C。

（2）其他检查：X 线检查见骨干骺端临时钙化带增厚，骨皮质变薄，骨质疏松，骨小梁不清。严重者可见临时钙化带下方的"坏血病线"、毛细血管脆性试验阳性。

3. 鉴别诊断　如下所述。

（1）佝偻病：X 线检查可以鉴别。体检显示佝偻病有圆钝肋串珠，而维生素 C 缺乏者为尖锐的肋串珠，在凸起内侧可触及凹陷。

（2）化脓性关节炎与骨髓炎：多有发热，一般无骨膜下出血，X 线可鉴别。

（3）出血性疾病：病史不同，血小板、凝血因子检测可鉴别。

（4）婴儿骨皮质增生症：压痛多见于扁平骨，发病年龄多小于 6 个月，血碱性磷酸酶升高，X 线检查可见骨皮质增厚。

（5）脊髓灰质炎：有发热，在体温下降时出现弛缓性瘫痪，与坏血病不同。

五、治疗

1. 一般治疗　婴儿喂养中及时添加辅食，孕妇、乳母多食富含维生素 C 的新鲜水果、蔬菜。患儿保持口腔清洁，预防感染。安静少动，防止骨折。

2. 药物治疗　如下所述。

（1）维生素 C：轻者口服大剂量维生素 C，100～300mg/d，服 2～3 周。胃肠功能紊乱和重症患者应每 d 静脉滴注维生素 C 500～1 000mg，连续 4～5d 后改为口服，300～500mg/d。

（2）其他药物：同时可补充其他维生素，如维生素 D。有巨幼红细胞贫血可补充叶酸、维生素 B_{12}。有牙龈等感染时给予抗感染治疗与局部处理。

3. 其他治疗　有骨折、骨骺脱位时外科治疗。

六、预防

母乳中维生素 C 为 227～400μmol/L，而牛乳中维生素 C 为 85μmol/L，故本病以人工喂养儿多见。提倡和加强母乳喂养是防治本病的有效途径。对人工喂养的婴儿，嘱其家长在小儿 1～3 个月时补充鲜橘子汁、番茄汁等，4~6个月可喂水果泥、菜泥。食物不宜储存过久或长时间加热，以免破坏维生素C。

（姜华强）

第六节 维生素D缺乏性佝偻病

维生素D缺乏性佝偻病（rickets of vitamin D deficiency）是由于体内维生素D不足所致的一种慢性营养缺乏病。本病主要见于2岁以内的婴幼儿。我国北方冬季较长，日照时间短，佝偻病患病率高于南方。近年来发病率逐渐减少，但轻、中度佝偻病发病率仍较高。

一、病因

1. 日光照射不足　$1, 25 - (OH)_2$维生素D_3可由皮肤经日照产生，如日照不足，尤其在冬季，需定期通过膳食补充。此外，空气污染也可阻碍日光中的紫外线，人们日常所穿的衣服、住在高楼林立的地区、生活在室内、使用人工合成的太阳屏阻碍紫外线、居住在日光不足的地区等都影响皮肤生物合成足够量的维生素D。对于婴儿及儿童来说，日光浴是使机体合成维生素D_3的重要途径。

2. 维生素D摄入不足　动物性食品是天然维生素D的主要来源，海水鱼（如鲱鱼、沙丁鱼）、动物肝脏、鱼肝油等都是维生素D_3的良好来源。从鸡蛋、牛肉、黄油和植物油中也可获得少量的维生素D_3，而植物性食物中含维生素D较少。天然食物中所含的维生素D不能满足婴幼儿对它的需要，需多晒太阳，同时补充鱼肝油。

3. 钙、磷含量过低或比例不当　食物中钙、磷含量不足以及比例不当均可影响钙、磷的吸收。人乳中钙、磷含量虽低，但比例（2：1）适宜，容易被吸收，而牛乳钙、磷含量较高，但钙磷比例（1.2：1）不当，钙的吸收率较低。

4. 钙、磷、维生素D需要量增多　早产儿因生长速度快和体内储钙不足而易患佝偻病；婴儿生长发育快，对维生素D和钙的需要量增多，故易引起佝偻病；2岁后因生长速度减慢，且户外活动增多，佝偻病的发病率逐渐减少。

5. 疾病　肝、肾疾病及胃肠道疾病影响维生素D、钙、磷的吸收和利用。小儿胆汁淤积、胆总管扩张、先天性胆道狭窄或闭锁、脂肪泻、胰腺炎、难治性腹泻等疾病均可影响维生素D、钙、磷的吸收而患佝偻病。

6. 药物　长期使用苯妥英钠、苯巴比妥等药物，可加速维生素D的分解和代谢而引起佝偻病。

二、发病机制

维生素D缺乏时，钙、磷经肠道吸收减少，低血钙刺激甲状旁腺激素分泌增多，甲状旁腺激素促进骨质吸收、骨盐溶解，同时甲状旁腺激素促进肾脏形成$1, 25 - (OH)_2$维生素D_3，促进小肠对钙的吸收。因甲状旁腺激素抑制肾小管对磷的重吸收，相对促进钙的吸收，而使尿磷大量排出，尿钙趋于正常或稍偏低。但最终使骨样组织钙化过程发生障碍，甚至骨质溶解。成骨细胞代偿性增生，局部骨样组织堆积，碱性磷酸酶分泌增多，临床上产生一系列的骨骼改变和生化改变。

三、病理

佝偻病的主要病理改变是骨样组织增生、骨基质钙化不良。维生素D缺乏时，钙、磷沉积于骨受阻，成骨作用发生障碍，长骨干骺端的骨骺软骨中成熟软骨细胞及成骨细胞不能钙化而继续增殖，形成骨骺端骨样组织堆积，临时钙化带增厚，骨骺膨大，形成临床上常见的肋骨串珠、手镯、脚镯征等，使骨的生长发育停滞不前。长骨骨干因骨质脱钙，骨皮质为不坚硬的骨样组织代替，故骨干容易弯曲畸形，甚至发生病理性骨折。颅骨骨化障碍表现为颅骨软化，颅骨骨样组织堆积造成方颅和骨骼畸形。

四、临床表现

维生素 D 缺乏性佝偻病是婴幼儿中常见的营养缺乏症，多发生于 3 个月到 2 岁的小儿，主要为骨骼的改变、肌肉松弛以及非特异性的精神神经症状。重症佝偻病患者可影响消化系统、呼吸系统、循环系统及免疫系统，同时对小儿的智力发育也有影响。

维生素 D 缺乏性佝偻病在临床上分为初期、激期、恢复期和后遗症期。初期和激期统称为活动期。

1. 初期 多数从 3 个月左右开始发病，此期以精神神经症状为主，患儿有睡眠不安、好哭、易出汗等现象，出汗后头皮痒而在枕头上摇头摩擦，出现枕部秃发。

2. 激期 除初期症状外，患儿以骨骼改变和运动功能发育迟缓为主。用手指按在 3～6 个月患儿的枕骨及顶骨部位，感觉颅骨内陷，随手放松而弹回，称乒乓球征。8～9 个月以上的患儿头颅常呈方形，前囟大及闭合延迟，严重者 18 个月时前囟尚未闭合。两例肋骨与肋软骨交界处膨大如珠子，称肋串珠。胸骨中部向前突出形似"鸡胸"，或下陷成"漏斗胸"，胸廓下缘向外翻起为"肋缘外翻"。会站、走的小儿由于体重压在不稳固的两下肢长骨上。两腿会形成向内或向外弯曲畸形，即"O"型或"X"型腿。

患儿的肌肉韧带松弛无力，因腹部肌肉软弱而使腹部膨大，平卧时呈"蛙状腹"，因四肢肌肉无力，学会坐、站、走的年龄都较晚，因两腿无力容易跌跤。出牙较迟，牙齿不整齐，容易发生龋齿。大脑皮层功能异常，条件反射形成缓慢，患儿表情淡漠，语言发育迟缓，免疫力低下，易并发感染、贫血。

3. 恢复期 经过一定的治疗后，各种临床表现均消失，肌张力恢复，血液生化改变和 X 线表现也恢复正常。

4. 后遗症期 多见于 3 岁以后小儿，经治疗或自然恢复后临床症状消失，仅重度佝偻病遗留下不同部位、不同程度的骨骼畸形。

五、诊断

（一）查体要点

（1）对于 6 个月内的婴儿，注意有无枕秃。对 3～6 个月的婴儿注意有无枕骨乒乓球样感觉。

（2）对于 6～8 个月以上的婴幼儿，注意有无方颅、赫氏沟、手镯、足镯、肌无力。对于 1 岁以上的幼儿，注意有无肋串珠、漏斗胸、鸡胸、"O"形腿、"X"形腿、脊柱后凸畸形、牙齿发育异常。>10 个月未出牙、>1.5 岁前囟未闭有诊断意义。

（3）根据体征判定病情，轻度者可见颅骨软化，囟门增大，轻度方颅、肋串珠、赫氏沟；中度者有典型的肋串珠、手镯、赫氏沟、囟门晚闭、轻中度漏斗胸、鸡胸、"O"形腿、"X"形腿等；重度者有严重的赫氏沟、手镯、足镯、漏斗胸、鸡胸、"O"形腿、"X"形腿、脊柱后凸畸形、病理性骨折等。

（二）辅助检查

1. 常规检查 初期血钙正常或稍低，血磷降低，碱性磷酸酶正常或稍高。激期血钙稍低，血磷降低，碱性磷酸酶升高。

2. 其他检查 X 线腕骨平片可见桡骨远端呈杯口状、毛刷状改变，骨骺端钙化带消失，骨骺软骨增宽，骨质疏松，骨龄正常。长骨片可见骨质疏松、骨皮质变薄、骨干弯曲。

（三）鉴别诊断

1. 低血磷性抗维生素 D 佝偻病 多在 1 岁以后发病，2～3 岁后仍有活动性佝偻病表现，血钙多正常，尿磷增加，血磷明显减低。采用常规剂量的维生素 D 治疗无效。

2. 远端肾小管酸中毒 尿中大量钠、钾、钙丢失，尿液不能酸化，患儿有骨痛、骨折、严重佝偻病表现，畸形严重，身材矮小，有代谢性酸中毒、多尿、碱性尿（尿 pH 正常 5～7），血钙、血磷、血钾均减低，血氯增高。

3. 维生素 D 依赖性佝偻病　Ⅰ型为肾脏 1 - 羟化酶缺陷，使 25 - （OH）D$_3$ 转变成 1，25 - （OH）$_2$D$_3$ 发生障碍，血中 25 - （OH）D$_3$ 浓度正常；Ⅱ型为靶器官 1，25 - （OH）$_2$D$_3$ 受体缺陷，血中 1，25 - （OH）$_2$D$_3$ 浓度增高。本病除血钙、血磷减低，碱性磷酸酶增高外，可有高氨基酸尿、脱发。

4. 肾性佝偻病　有先天或后天原因所致慢性肾功能不全病史，血中 1，25 - （OH）$_2$D$_3$ 减少，钙磷代谢紊乱，血钙低，血磷高，继发性甲状旁腺功能亢进，骨质脱钙，多在幼儿后期症状逐渐明显，形成侏儒。

5. 先天性甲状腺功能减低症　也可有出牙迟、前囟大而闭合晚，但有智能低下与骨龄落后，此点与佝偻病不同，必要时可查血清甲状腺素等区别。

六、治疗

1. 一般治疗　提倡母乳喂养或应用加入维生素 D 的婴儿配方奶粉，婴儿及时添加蛋黄、肝泥等，多晒太阳。早产儿、人工喂养儿或冬天出生婴儿，每日补充维生素 D 400 ~ 800U。

2. 药物治疗　激期根据病情轻重，口服维生素 D 胶丸每日 1 000 ~ 6 000U，或 1，25 - （OH）$_2$D$_3$ 0.5 ~ 2.0μg/d，连用 2 ~ 4 周后根据临床和 X 线表现改为预防量（400 ~ 800U/d），重度佝偻病患者或不能坚持口服者可一次肌内注射维生素 D 20 万 ~ 30 万 U，2 ~ 3 个月后口服预防量。同时每 d 口服元素钙 200 ~ 500mg。治疗 1 个月后复查效果，如临床表现、血生化与 X 线片。

3. 其他治疗　应加强体格锻炼，对骨骼畸形者可采用主动或被动运动方法矫正。胸部畸形，可采用俯卧位抬头、展胸运动。下肢畸形可做肌肉按摩，增加肌张力，以助纠正。严重者须手术矫治。

七、预防

营养性维生素 D 缺乏性佝偻病是一自限性疾病，有研究证实日光照射和生理剂量的维生素 D（400U）可治疗佝偻病。因此，现认为确保儿童每日获得维生素 D 400U 是预防和治疗的关键。

（姜华强）

第七节　维生素 D 缺乏性手足搐搦症

维生素 D 缺乏性手足搐搦症（tetany of vitamin D deficiency）又称佝偻病性手足搐搦症或佝偻病性低钙惊厥，是由于缺乏维生素 D、甲状腺旁腺代偿不足引起血中钙离子减低而导致的全身惊厥。本病多见于 <6 个月的婴儿。

一、病因病理

发病原因与佝偻病相同，但临床表现和血液生化改变不同。本病虽多伴有轻度佝偻病，但骨骼变化不严重，血钙低而血磷大都正常，碱性磷酸酶增高。

血清钙离子降低是本症的直接原因，在正常情况下，血清弥散钙约占总钙量的 60% 左右，若血清总钙量降至 1.75 ~ 1.88mmol/L（7 ~ 7.5mg/dl），或钙离子降至 1mmol/L（4mg/dl）以下时，即可出现抽搐症状。在血钙低落的情况下，甲状旁腺受刺激而显示继发性功能亢进，分泌较多的甲状旁腺素，使尿内磷的排泄增加，并使骨骼脱钙而补充血钙的不足。在甲状旁腺代偿功能不全时，血钙即不能维持正常水平。

促进血钙降低的因素有：①季节：春季发病率最高，在北京所见的病例中以 3 ~ 5 月份发病数最高。因为入冬后婴儿很少直接接触日光，维生素 D 缺乏至此时已达顶点，春季开始接触日光，体内维生素 D 骤增，血磷上升，钙磷乘积达到 40，大量钙沉着于骨，血钙暂时下降而促使发病。②年龄：发病年龄多在 6 个月以下。北京儿童医院 1950—1955 年所见的 1 297 例中，年龄在 3 个月以下的占 41.3%，4 ~ 6 个月 25.0%，7 ~ 12 个月 20.4%，1 ~ 3 岁 10.7%，3 ~ 14 岁 2.6%。6 个月以内婴儿生长发育最快，需要钙质较多，若饮食中供应不足，加以维生素 D 缺乏即易发病。发病年龄早的多与母亲妊娠时缺乏维生素 D 有关，一般婴儿体内储存的维生素 D，足够 3 个月内的应用。③未成熟儿与人工喂养儿容易发病。④长期腹泻或梗阻性黄疸能使维生素 D 与钙的吸收减少，以致血钙降低。

二、临床表现

1. 典型症状 如下所述。

（1）惊厥：一般为无热惊厥，突然发作，表现为肢体抽动，双眼上翻，面肌痉挛，意识暂时丧失，大小便失禁等。发作停止后多入睡，醒后活泼如常。每日发作次数不定，每次持续数秒至数分或更长。轻者仅有惊跳或短暂的眼球上窜，而意识清楚。多见于婴儿期。新生儿可只有屏气，面肌抽动或双眼凝视等。

（2）手足搐搦：以幼儿及儿童多见。表现为双手腕屈曲，手指伸直，拇指内收贴近掌心，足踝关节伸直，足趾强直下曲，足底呈弓状。

（3）喉痉挛：主要见于婴儿。声门及喉部肌肉突发痉挛引起吸气性呼吸困难和喉鸣，严重者可发生窒息死亡。6 个月以内的小儿有时可表现为无热阵发性青紫，应高度警惕。

2. 隐性体征 如下所述。

（1）面神经征（Chvostek 征）：用指尖或叩诊锤叩颧弓和口角间的面颊部，出现眼睑及口角抽动为阳性。正常新生儿可呈假阳性。

（2）腓反射：用叩诊锤叩击膝部下外侧腓骨小头处的腓神经，阳性者足部向外侧收缩。

（3）人工手痉挛征（Troussean 征）：用血压计袖带如测血压样绕上臂，打气使血压维持在收缩压与舒张压之间，阳性者于 5 分钟内被试侧的手出现痉挛症状。

三、诊断

（一）查体要点

1. 不发作时检查 如下所述。

（1）面神经征（chvostek 征）阳性。

（2）腓反射阳性。

（3）人工手痉挛征（trousseau 征）阳性。

2. 发作时检查 惊厥时四肢及手足节律性抽动、面肌抽搐、眼球上翻、尿便失禁。手足搐搦时手指伸直，腕部屈曲，拇指内收，足趾跖弯呈弓状，踝关节伸直。喉痉挛时突然呼吸困难、窒息、发绀。发作后可入睡，醒后清醒。

（二）辅助检查

1. 常规检查 总血钙和（或）离子钙降低，血清碱性磷酸酶升高。血磷正常或降低，早产儿可升高。血甲状旁腺素（PTH）无升高。尿钙定性试验阴性。

2. 其他检查 X 线检查可见临时钙化带模糊。

（三）鉴别诊断

1. 低血糖症 常发生于清晨空腹时，有进食不足或腹泻史，血糖 < 2.2mmol/L，血钙正常。

2. 低镁血症 有触觉过敏、肌肉颤动、惊厥，血镁 < 0.58mmol/L，常合并低钙血症，但补钙无效。

3. 甲状旁腺功能减退 表现为间歇性惊厥，血钙 < 1.75mmol/L，血磷 > 3.23mmol/L，碱性磷酸酶正常或稍低，血 PTH 低于正常值［25ng/L（正常值）］。

4. 中枢神经系统感染 脑膜炎、脑炎等常有发热和感染中毒症状，脑脊液检查可以鉴别。

5. 急性喉炎 有声音嘶哑、犬吠样咳嗽及吸气困难，钙剂治疗无效。

6. 婴儿痉挛症 发作时点头，躯干与上肢屈曲、手握拳、下肢弯曲至腹部，伴智力异常，脑电图有高幅异常节律。

7. 碱中毒 有长期呕吐或反复洗胃,或有静脉应用大剂量碳酸氢钠等,离子钙降低。

四、治疗

1. 一般治疗 急救处理后有诱发疾病者治疗诱发疾病,如感染、长期腹泻等。提倡母乳喂养或应用加入维生素 D、钙的婴儿配方奶粉,婴儿及时添加蛋黄、肝泥等,多晒太阳。早产儿、人工喂养儿或冬天出生婴儿,每日补充维生素 D 400~800U。在大剂量维生素 D 治疗前,应先补充钙剂 3d。

2. 药物治疗 如下所述。

(1) 急救处理:迅速控制惊厥,可用苯巴比妥,每次 8mg/kg 肌内注射,或应用 10% 水合氯醛,每次 0.5ml/kg 灌肠,或应用地西泮(安定),每次 0.1~0.3mg/kg 缓慢静脉推注。同时吸氧,喉痉挛者应立刻将舌头拉出口外,进行口对口呼吸或加压给氧,必要时气管插管。

(2) 钙剂:10% 葡萄糖酸钙 5~10ml 加 10% 葡萄糖液 10~2ml 缓慢静脉推注(10min 以上),反复惊厥时可每 d 静脉滴注 1~2 次,每 d 元素钙50mg/kg,无惊厥后可口服钙剂,每 d 元素钙200~500mg。

(3) 维生素 D:应用钙剂后可同时应用维生素 D。

(张 颖)

第八节 微量元素障碍

一、锌缺乏症

锌缺乏症(zinc deficiency)是由于锌摄入不足、吸收障碍、丢失过多等导致体内锌含量不足,从而影响人体的各种生理功能所致的营养障碍性疾病。动物性食物含锌高,且吸收率高,植物性食物含锌量低,且吸收率低。每日膳食的锌推荐供给量为:<6 个月为 3mg,7~12 个月为 5mg,1~10 岁为 10mg,>10 岁为 15mg,孕妇及哺乳期母亲20mg。本病多见于 6 岁以下儿童。小于 6 岁儿童锌缺乏症患病率为 28% 左右,大于 6 岁儿童患病率 10% 左右。

(一)病因

1. 摄入不足 食物中含锌不足为锌缺乏的主要原因,母乳中锌的生物利用率比牛乳或大豆蛋白高,推测这与母乳中一种低分子量成分有关。母乳中的蛋白质与锌结合,被认为比牛乳(蛋白质主要为酪蛋白)更容易消化吸收。人工喂养的小儿容易发生锌缺乏。较大的小儿,应及时添加辅食,添加含锌丰富的动物性蛋白质。如小儿生长速度较快,易发生锌的相对摄入不足。如给予患儿不含锌的完全肠外营养支持(TPN),也可导致锌缺乏。

2. 肠道吸收不良 如患有消化系统疾病,如慢性腹泻、慢性痢疾、胆囊纤维化、肠道感染等疾病,均可减少锌的吸收。谷类食物中含植酸盐或纤维素,可造成锌的吸收不良。当食物中其他二价离子过多,也可影响锌的吸收。

3. 丢失过多 钩虫病、疟疾可造成反复失血、溶血,引起锌的丢失。外伤、烧伤和手术时,因血锌动员到创伤组织处利用,造成血锌降低。大量出汗也会造成锌的丢失过多。

4. 疾病 长期感染、发热时的锌需要量增加,同时食欲减退,如不及时补充,则导致锌缺乏。此外,遗传性的吸收障碍性疾病,肠病性肢端皮炎也可引起锌吸收不良。

5. 药物影响 一些药物如长期使用金属螯合剂(如青霉胺、四环素、EDTA 等),可降低锌的吸收率及生物活性,这些金属螯合剂与锌结合从肠道排出体外,造成锌的缺乏。

(二)临床表现

正常人体含锌 2~2.5g,缺锌可影响机体各项生理功能。

1. 食欲减退 缺锌影响味蕾细胞更新和唾液磷酸酶的活性,使舌黏膜增生、角化不全,以致味觉敏感度下降,发生食欲不振、厌食和异嗜癖。

2. 生长发育落后　当组织内锌浓度无明显降低时，首先出现的症状是生长缓慢。缺锌可妨碍生长激素轴功能以及性腺轴的成熟，表现为生长发育迟缓、体格矮小、性发育延迟和性腺功能减退。

3. 免疫功能降低　锌可能通过影响 T 淋巴细胞功能、自然杀伤细胞的活性、胸腺刺激素的结构或活性、γ - 干扰素、细胞因子以及免疫调节因子的分泌或合成等多种环节引起机体的免疫功能降低。因此，缺锌患儿易发生感染。

4. 智能发育延迟　缺锌可使脑 DNA 和蛋白质合成障碍，脑内谷氨酸浓度降低，从而引起智能延迟。

5. 其他　如脱发、皮肤粗糙、皮炎、地图舌、反复口腔溃疡、伤口愈合延迟、视黄醛结合蛋白减少而出现夜盲、贫血等。

（三）诊断

1. 病史要点　如下所述。

（1）现病史：是否有食欲不振、异食癖、体重不增、智力或认知能力落后、反复呼吸道或消化道感染、性发育落后、反复皮疹或口腔溃疡等。

（2）过去史：是否曾患肠病性肢端皮炎、长期多汗、出血或溶血性疾病、肝肾疾病、慢性腹泻、烧灼伤、反复呼吸道或消化道感染、营养不良、反复皮疹或口腔溃疡。是否曾应用青霉胺或长期静脉滴注谷氨酸盐、应用全胃肠道外营养。

（3）个人史：出生时体重多少，是否为早产儿、双胎儿、足月小样儿，是否有先天性畸形、胎儿发育不良。婴儿是否为人工喂养。幼儿、学龄儿童是否偏食（不吃动物性食物），青春期是否性发育落后，是否有创伤不易愈合。

（4）家族史：母亲在怀孕时是否妊娠反应加重，有无早产、流产、宫缩乏力、出血过多。

2. 查体要点　如下所述。

（1）体重与身长常低于正常，青少年第二性征发育延迟，可检查阴毛、腋毛，阴茎与睾丸大小，乳房发育等。

（2）严重者可有皮肤干燥、皮疹、脱发或毛发稀黄、口腔溃疡。可伴有维生素 A 缺乏症表现。

3. 辅助检查　如下所述。

1）常规检查

（1）一般检查：血清碱性磷酸酶减少，白细胞碱性磷酸酶、DNA 或 RNA 聚合酶活性下降。金属硫蛋白、视黄醇结合蛋白减少。血清睾酮、雌激素水平降低，胰岛素样生长因子降低。细胞免疫功能偏低。

（2）锌检查：①空腹血清锌浓度降低，白细胞锌、红细胞锌、尿锌降低，发锌测定仅为参考。②血清锌浓度反应试验（PZCR）异常。测空腹血清锌浓度（A0）作为基础水平，然后给予标准饮食（总数量按全天 20% 计算，其中蛋白质为 10% ~ 15%，脂肪为 30% ~ 35%，糖类 50% ~ 60%），2h 后复查血清锌（A2），并按照公式计算：$PZCR = (A0 - A2)/A0 \times 100\%$。

2）其他检查：放射性核素法测定锌代谢池异常。

4. 鉴别诊断　如下所述。

（1）家族性体格矮小：有家族史，其血清锌浓度显著高于锌缺乏症患儿。

（2）生长激素缺乏症：生长激素（GH）激发实验显示 GH 完全或部分缺乏，用 GH 治疗后生长发育有明显改善。

（3）甲状腺功能减低症：表现为生长发育落后，智力低下，少吃、多睡、排便困难且量少，皮肤粗糙等，血清甲状腺素（T_3、T_4）降低，促甲状腺素（TSH）升高，甲状腺素制剂治疗后症状改善。

（4）慢性疾病引起生长发育障碍：如慢性感染、慢性肝病、先天性心脏病、慢性肾脏疾病、营养不良等，有各自相应的特征。

（四）治疗

1. 一般治疗　鼓励母乳喂养。合理膳食，补充含锌丰富的动物类食物。纠正不良的饮食习惯。去除缺锌的各种病因。

2. 药物治疗　如下所述。

（1）口服补锌：常用葡萄糖酸锌、硫酸锌、醋酸锌等，每日剂量为元素锌 0.5~1mg/kg，相当于每日葡萄糖酸锌 3.5~7mg/kg，硫酸锌 1.5~3mg/kg，醋酸锌 1.5~3mg/kg。疗程为 2~3 个月。其他尚有甘草酸锌、乙酰羟脯氨酸锌等。有肠病性肢端皮炎者须终身补锌。

（2）静脉用药：用于不能口服或口服吸收不良者，静脉滴注硫酸锌。按元素锌计算，早产儿每 d 0.3mg/kg，足月儿至 5 岁以内每 d 0.1mg/kg，5 岁以上 2.5~4mg/d，最大量不超过 4mg。

（五）预防

长期过量补锌可抑制铜的吸收而造成贫血、生长延迟、肝细胞中色素氧化酶活力降低等中毒表现。因此，仅对可能发生缺锌的儿童如早产儿、人工喂养、营养不良、长期腹泻、手术后恢复期或生长发育过快等适当补充锌。

二、碘缺乏症

碘缺乏症（iodine deficiency）是由于碘摄入不足使甲状腺素合成障碍，从而影响生长发育的营养障碍性疾病。本病多见于内陆山区、边远牧区。食物和饮水中缺碘是其根本原因。缺碘临床表现的轻重取决于缺碘的程度、持续时间以及患病的年龄。

（一）病因

1. 环境因素　其流行的原因是世界大部分地区的土壤中缺碘，尤其是冰川冲刷地带和洪水泛滥的平原。人类活动对土壤的破坏，滥砍滥伐，水土流失，也造成了环境缺碘。山区缺碘的文献报道众多。我国地方性甲状腺肿也多分布在山区，主要因为山区坡度大，雨水冲刷，碘从土壤中丢失所致。我国东北地区黑龙江的三江平原缺碘可能因为历史上频繁的泛滥以及地下水的运动活跃造成。

2. 膳食因素　膳食因素也可加重碘的缺乏。人体碘的供给有约 60% 来源于植物性食品，如土壤中的碘缺乏可导致植物性食品中碘含量不足。低蛋白、低能量可使血清中 T_3、T_4、血浆蛋白结合碘（PBI）降低，血清促甲状腺素（TSH）升高，使酪氨酸分泌减少，降低碘的有机化。低蛋白、高碳水化合物可影响甲状腺对碘的吸收和利用。关于碘缺乏的膳食因素，目前研究较多的是葡糖硫苷棉豆苷，它是木薯中的一种成分，蔬菜（如甘蓝、卷心菜、大头菜、荠菜）中也含有葡糖硫苷棉豆苷的水解产物，可抑制碘的有机化过程。人们普遍认为玉米、小米、甜薯、高粱及各种豆类中在肠道中可释放出氰化物，进而被代谢成硫氰酸盐，可抑制甲状腺摄取碘化物。钙、磷含量高的食物可妨碍碘的吸收，抑制甲状腺素的合成，加速碘的排泄。

3. 饮水因素　部分地区水中碘的含量较低，与碘缺乏病的发病率有关。在我国的西安、宝鸡、石泉及蓝田等地区，饮水中的碘含量较低，甲状腺肿的发病率也较高。

4. 药物因素　硫脲类抗甲状腺药物、四环素、磺胺类、咪唑类等药物可干扰酪氨酸的碘化过程，也有一定导致甲状腺肿作用。

（二）临床表现

儿童缺碘的最主要临床表现是以智能和体格发育障碍为主要特征的精神-神经-甲低综合征。其严重程度取决于缺碘的程度、持续时间以及患病年龄。

胎儿期缺碘可致流产、死胎、早产和先天畸形。克汀病是胎儿期严重缺碘造成的最严重神经损伤。临床上以严重智力低下为特征并伴有不同程度的身材矮小、聋哑和癫痫；某些病例则表现为黏液水肿。新生儿期则表现为甲状腺功能低下；儿童和青春期则引起甲状腺肿、甲状腺功能低下、智能低下。

儿童长期轻度缺碘则可出现亚临床型甲状腺功能减低症（亚临床型克汀病），常伴有体格生长落后。

（三）诊断

1. 查体要点 如下所述。

（1）新生儿与婴儿：可有腹胀、脐疝、反应差、心率慢、低体温、皮肤斑纹、硬肿、皮肤干粗、舌宽大、眼距宽、鼻根低平、听力障碍、体格生长落后等。

（2）幼儿与年长儿：可有反应迟钝、听力障碍、体格生长落后、舌宽大而伸出、唇厚、眼距宽、鼻根低平、前后发际低、毛发稀而粗、智力低下、血压低、心率慢、甲状腺肿大。

2. 辅助检查 如下所述。

（1）常规检查：甲状腺素（T_3、T_4）或游离 T_3、T_4 明显降低，而促甲状腺素（TSH）增高。尿碘/肌酐比值降低。

（2）其他检查：X 线检查骨龄延迟。基础代谢率降低。

3. 诊断标准 如下所述。

1）诊断依据

（1）出生后居住于地方性甲状腺肿病流行区。

（2）新生儿甲状腺功能低下，或儿童地方性甲状腺肿、地方性甲状腺功能减低症，或单纯性聋哑、智能迟缓、听力障碍、常伴有体格生长落后。

（3）血清甲状腺素（T_3、T_4）或游离 T_3、T_4 明显降低，而促甲状腺素（TSH）增高。

（4）X 线检查骨龄延迟。

（5）尿碘 $< 25\mu g/g$。

具备上述第 1）~4）项可临床诊断本病，同时具备第 5）项可确诊本病。

2）亚临床型碘缺乏症诊断标准

（1）必备条件：①出生后居住于低碘地方性甲状腺肿病流行区。②有智能发育障碍，表现为轻度智能迟缓（<4 岁用丹佛发育筛查试验即 DDST 筛选；>4 岁智商为 50~69）。

（2）辅助条件

神经系统障碍：①轻度听力障碍（电测听有高频或低频异常）。②极轻度语言障碍。③精神运动发育障碍。

甲状腺功能障碍：①极轻度体格发育障碍。②极轻度骨龄发育落后。③甲状腺功能低下（T_3、T_4 降低，TSH 增高）。

具备上述必备条件，并具备辅助条件中神经系统障碍或甲状腺功能障碍中的任何 1 项或 1 项以上，同时排除其他影响骨龄和体格发育的因素如营养不良、锌缺乏症、中耳炎（听力障碍）、生长激素缺乏症等，可诊断为亚临床型碘缺乏症。

4. 鉴别诊断 如下所述。

（1）营养不良：有喂养不当史，居住区不是地方性甲状腺肿病流行区，智力尚正常，T_3、T_4、TSH 与骨龄无显著异常。

（2）锌缺乏症：居住区不是地方性甲状腺肿病流行区，智力尚正常，T_3、T_4、TSH 与骨龄无显著异常。血锌降低。

（3）生长激素缺乏症：智力尚正常，身体各部分比例与实际年龄相符。无特殊面容。

（四）治疗

1）一般治疗：为饮食疗法，平时应鼓励多吃海带等富含碘的食物。正常人每日碘供给量为：<6 个月 $40\mu g$；7~12 个月 $50\mu g$；1~7 岁 $70\mu g$；7~12 岁 $120\mu g$；>13 岁 $150\mu g$；孕妇及乳母 $200\mu g$。应食用碘化食盐（按 1：10 万的比例加入碘酸钾）。

2）基本药物治疗

（1）碘剂：主要用于缺碘所引起的弥漫型重度甲状腺肿大且病程短者。复方碘溶液 1~2 滴/d（约含碘 3.5mg）；碘化钾（钠）每日 10~15mg，连服 2 周为 1 疗程，两个疗程之间停药 3 个月，反复治疗

1年。长期大量应用需注意甲状腺功能亢进的发生。

（2）甲状腺素制剂：常用 L - 甲状腺素钠口服，从小剂量开始，直至临床症状改善、血清 T_4 和，TSH 正常，即作为维持量使用。

（五）预后

碘缺乏症与开始治疗年龄有关，早治疗对预防儿童智能落后和生长障碍的发生起积极的作用。

（六）预防

缺碘性疾病重在预防，在缺碘地区采用碘化食盐、碘化水等方法，亦可注射碘油。碘油每毫升含碘475mg，成人 1 次肌内注射 1ml，小儿 0.5ml，作用可维持 5 年左右，但孕妇须慎用。适当补充碘化钾制剂也是一种有效的预防方法。推广碘化食盐可使广大人群，特别是小儿免受缺碘所带来的种种危害，但甲状腺功能亢进和患有结节性甲状腺肿的患者应该使用无碘盐并避免食用富碘食物。

（张　颖）

第四章

新生儿期疾病筛查

第一节　新生儿疾病筛查

新生儿疾病筛查（neonatal screening）是指在新生儿群体中，用快速、简便、敏感的检验方法，对一些危害儿童生命、导致儿童体格及智能发育障碍的先天性、遗传性疾病进行筛查，做出早期诊断，在病儿临床症状出现之前，给予及时治疗，避免病儿机体各器官受到不可逆损害的一项系统保健服务。国内外实践证明，新生儿筛查能防止儿童智力低下，有利于提高人口出生质量。国际上认为筛查的疾病一般应符合以下几个标准：①疾病危害严重，可导致残疾或死亡，已构成公共卫生问题。②有一定发病率，筛查的疾病在人群中是相对常见或流行的疾病。③疾病早期无特殊症状，但有实验室指标能显示阳性。④有可靠的、适合于大规模进行的筛查方法，假阳性率和假阴性率均较低，并易为家长所接受。⑤筛查的疾病可以治疗，特别是通过早期治疗，能逆转或减慢疾病发展，或者改善其预后。⑥筛查费用低廉；筛查、诊断和治疗所需的费用应低于发病后诊断、治疗的支出费用，即投入/产出比高，经济效益良好。

1961 年美国 Guthrie 医生建立了在干燥滤纸血片中采用细菌抑制法对血中苯丙氨酸进行半定量测定的方法，开创了新生儿苯丙酮尿症（phenylketonuria，PKU）的筛查。自此，新生儿疾病筛查工作在世界范围内广泛展开，筛查的种类也逐渐增加。PKU 和先天性甲状腺功能减退症（congenital hypothyroidism，CH）是目前国内外新生儿疾病筛查最普遍的病种，世界各地 CH 的平均发病率为 1/4 000，美国 CH 发病率为 1/3 000 ~ 1/5 000，欧洲平均为 1/3 000，非洲国家发病率较低，仅 1/10 000 ~ 21/17 000，亚洲国家如日本为 1/5 700。苯丙酮尿症的发病率也不尽相同，美国、加拿大等北美地区约为 1/15 000，中欧诸国约为 1/10 000，亚洲国家如日本则发病率较低，约为 1/80 000。

我国自 20 世纪 80 年代初期开始新生儿疾病筛查。1992—1997 年国内八大城市 110 万新生儿筛查结果，CH 发病率为 1/5 469，PKU 为 1/14 767。1994 年《中华人民共和国母婴保健法》颁布，提出应在全国"逐步开展新生儿疾病筛查"，这使开展新生儿疾病筛查工作有了根本的法律保障。目前我国主要筛查 CH 和 PKU 两种疾病，广西广东地区增加了葡萄糖 – 6 – 磷酸脱氢酶（glucose 6 – phosphatede hydrogenase，G – 6 – PD）缺乏症筛查，其发病率为 3.6%，江苏和上海等部，分地区还增加了先天性肾上腺皮质增生症（congenital adrenal hyperplasia，CAH）的筛查。

随着新生儿疾病筛查工作的不断推进，目前全国除西藏以外，已有 30 个省（市、自治区）相继开展筛查，已建立了上百家筛查中心，年筛查新生儿已达 290 万人次，上海、北京、浙江等地的新生儿疾病筛查率已达 95%，但从总体来看，我国新生儿疾病筛查率仍然较低，按 2007 年的调查显示全国平均筛查率为 48.56% 左右。依托浙江大学医学院附属儿童医院建立的浙江省新生儿疾病筛查中心，与全省 1 200 余家分娩接产单位建立了筛查网络体系，已成为全国乃至全世界最大的筛查中心，2009 年筛查新生儿 50 余万例。我国 1985—2006 年，各地筛查 PKU 13 666 750 例，发现病儿 1 170 例，发病率 1/11 681；筛查 CH 2 944 022 例，发现病儿 1 836 例，发病率 1/16 030 按我国每年 2 000 万新生儿计算，每年至少新增添 PKU 1 700 例，CH 1.2 万例，如能对这些病儿及时进行诊断和治疗，避免智能障碍的发生，具有极其重要的社会效益和经济效益。

一、标本采集

筛查前应将新生儿疾病筛查的项目、条件、方式、费用等情况如实告知新生儿的监护人，并应遵循知情选择的原则。认真填写采血卡片，要求字迹清楚、登记完整。卡片内容包括：采血单位、母亲姓名、住院号、居住地址、联系电话、新生儿性别、孕周、出生体重、出生日期、采血日期及开奶时间等。

1. 采血时间　为出生72h后，7d之内，并充分哺乳；对于各种原因（早产儿、低体重儿、提前出院者等）未采血者；最迟不宜超过出生后20d。

2. 采血部位　为足跟内侧或外侧，针刺采血部位，滴血于滤纸片上，使血自然渗透至滤纸背面。至少采集3个血斑，每个血斑直径>8mm。

3. 标本保存　将血片置于清洁空气中，避免阳光直射；自然晾干呈深褐色，并登记造册后，置于塑料袋内，保存在2~8℃冰箱中。

4. 示本递送　采集后及时递送，在5个工作日内必须到达筛查检测机构。

CH、PKU、CAH、G-6-PD缺乏症或其他氨基酸、有机酸、脂肪酸代谢异常疾病筛查均可利用同一滤纸血片检测。

二、检测方法

1. PKU

（1）以苯丙氨酸（Phe）作为筛查指标。

（2）Phe浓度阳性切值>120μmol/L（>2mg/dl）。

（3）推荐方法为细菌抑制法、定量酶法和荧光分析法。

2. CH

（1）以促甲状腺素（thyroid stimulating hormonei，TSH）作为筛查指标。

（2）TSH水平的阳性切值，根据实验室及试剂盒而定，一般为10~20μIU/ml。

（3）推荐方法为时间分辨免疫荧光分析法、酶免疫荧光分析法和酶联免疫吸附法。

3. CAH

（1）以17α-孕酮（17-OHP）作为筛查指标。

（2）17-OHP的阳性切值，根据实验室及试剂盒而定，一般为30~60nmol/L，17-OHP水平与出生体重有关，足月儿>30nmol/L，出生低体重儿（1 500~2 500g）>40nmol/L，极低体重儿（<1 500g）>50nmol/L。

（3）推荐方法为时间分辨免疫荧光分析法和酶联免疫法。

4. G-6-PD缺乏症

（1）以G-6-PD活性作为筛查指标。

（2）G-6-PD活性阳性切值，根据实验室及试剂盒而定，一般在2.2IU/gHb以下。

（3）推荐方法为荧光分析法。

三、追访

对于筛查实验结果大于切值的可疑阳性新生儿，均应立即通过固定电话、手机、短信、电子邮件或书信等方式通知家长，召回到筛查中心进行复查，确诊后尽早给予治疗及干预。

四、诊断

1. PKU　高苯丙氨酸血症（hyperphenylalaninemia，HPA）为血Phe浓度>120μmol/L。对HPA应进行早期鉴别诊断，以明确苯丙氨酸羟化酶（phenylalanine hydroxylase，PIAH）缺乏所致的PKU和PAH

辅酶四氢生物蝶呤（tetrahydrobiopterin，BH）缺乏所致的四氢生物蝶呤缺乏症（tetrahydrobiopterin deficiency，BH_4D）。可采用下列实验方法加以鉴别：

（1）四氢生物蝶呤（BH_4）负荷试验：该负荷试验是一种快速而可靠的辅助诊断实验。如血 Phe 浓度 $>600\mu mol/L$，直接做口服 BH_4 负荷试验。方法为餐前 30 分钟口服 BH_4 片 $20mg/kg$，在口服前（0 小时）和口服后 2、4、6、8、24 小时分别采血 1 次，检测血 Phe 浓度。服药前和服药后 $4\sim8h$ 留尿做尿蝶呤分析。①PKU 病儿在服用 BH_4 前后，血 Phe 浓度无明显改变。②BH_4D 病儿在服用，BH_4 $4\sim6h$ 后，血 Phe 浓度可下降至正常，如尿生物蝶呤显著低下，尿新蝶呤明显增加，诊断为 6 - 丙酮酰四氢蝶呤合成酶（PTPS）型。③24h 内下降 30% 以上，提示，对 BH_4 有反应，尿蝶呤分析正常，诊断为 BH_4 反应性苯丙氨酸羟化酶缺乏症（phenylalanine hydroxylase deficiency，PAHD）。

（2）尿蝶呤分析：应用高效液相色谱仪进行尿液蝶呤分析是诊断 BH_4D 的有效方法。通过测定尿液新蝶呤（N）、生物蝶呤（B）及其比值 B/（B + N）来鉴别 PKU 和 BH_4D。

（3）红细胞二氢蝶啶还原酶活性测定：BH_4D 中二氢蝶啶还原酶（dihydropteridine reductase，DHPR）缺乏型者该酶活性极低或测不出。

（4）Phe 负荷试验：如 Phe 浓度 $<600\mu mol/L$，需做 Phe + BH_4 联合负荷试验。先口服 Phe 0.1g/kg，分别于服前，服后 1、2、3h 各采血 1 次，检测血 Phe 浓度；再服 BH_4 片，做 BH_4 负荷试验，根据血 Phe 浓度进行鉴别。

苯丙氨酸羟化酶缺乏性 HPA：

（1）血 Phe 浓度 $>360\mu mol/L$（6mg/dl）为 PKU。

（2）血 Phe 浓度 $\leq360\mu mol$（$2\sim6mg/dl$）为轻度 HPA。

2. CH

（1）实验室检查和辅助检查

（1）检测血清促甲状腺素（TSH）、游离甲状腺素（FT_4）、甲状腺素（T_4）、游离三碘甲状腺原氨酸（FT_3）、三碘甲状腺原氨酸（T_3）的浓度。

（2）甲状腺 B 型超声检查甲状腺是否缺失及其大小、形状和位置。

（3）甲状腺核素扫描可发现移位甲状腺，不显影者应考虑甲状腺发育不良或缺如。

（4）骨龄测定。

2）诊断标准

（1）临床型 CH：TSH $>20mIU/L$，FT_4、T_4 下降。

（2）亚临床型 CH：TSH $>20mIU/L$，FT_4、FT_3、T_4、T_3 均正常。

（3）高 TSH 血症：TSH 升高但在 20mIU/L 以下，FT_4、FT_3、T_4、T_3 均正常。

3. CAH 21 - 羟化酶缺乏症（21 - OHD）是最常见的一种 CAH，占 90% ~ 95%。新生儿筛查能使 70% 21 - OHD 的 CAH 病儿在出现临床症状前得到早期诊断。CAH 的实验室诊断涉及许多激素及其中间产物，必须由专业实验室进行，对结果的判断断也须仔细分析。

根据临床症状、体征和实验室检测结果，21 - OHD 诊断分三种类型：①失盐型。②单纯男性化型。③非典型型即晚发型。

实验室检测：①尿：17 - 酮类固醇（17 - KS）、17 - 羟类固醇（17 - OH）；②血：电解质、皮质醇、17 - 羟孕酮（17 - OHP）、脱氢异雄酮（DHEA）、雄烯二酮。

4. G - 6 - PD 缺乏症 G - 6 - PD 活性检测为特异性的直接诊断方法。

（1）Zinkham 法、（WHO 推荐）：正常值为（12.1 ± 2.09）IU/gHb。

（2）Clock 与 Melean 法（国际血液学标准化委员会推荐）：正常值为（8.34 ± 1.59）IU/gHb。

（3）NBT 定量法：正常值为 $13.1\sim30.0$NBTU。

影响 G - 6 - PD 活性的因素有新生儿感染、病理产程、缺氧、溶血症等，这些因素可能会掩盖 G - 6 - PD 缺乏症的诊断；对高度怀疑者，应在血液指标恢复正常，溶血停止后 $2\sim3$ 个月再复查 G - 6 - PD 活性，以免漏诊。

五、治疗和随访

1. HPA

1）PKU：①PKU 采用无苯丙氨酸或低苯丙氨酸饮食治疗；②轻度 HPA 无需特殊治疗，密切随访，监测血 Phe 浓度。

2）BH_4 反应性 PAHD：采用 BH_4 单独治疗或无苯丙氨酸饮食治疗，或联合治疗。

3）BH_4D：采用 BH_4、5－羟色胺、左旋多巴等联合治疗。

4）随访

（1）PKU 一经确诊后须立即饮食治疗，治疗开始后须在数日内使血 Phe 浓度降至 600μmol/L（10mg/dl）以下，继而进一步下降至 120～240μmol/L（2～4mg/dl），每周复查 1 次血 Phe 浓度，根据血 Phe 浓度决定 Phe 摄入量。血 Phe 浓度持续稳定后，每 1/2～1 个月复查 1 次，饮食有改变时随时复查。低苯丙氨酸饮食治疗至少持续到青春发育期，目前提倡终身治疗。

（2）低苯丙氨酸饮食治疗的原则是：应使 Phe 摄入量能保证正常生长发育和体内代谢的最低需要量，又不出现过高 Phe。血 Phe 浓度控制范围如表 4－1。

表 4－1　低苯丙氨酸饮食治疗时不同年龄血 Phe 浓度控制的最合适范围

年龄	最合适的血 Phe 浓度
0～3 岁	120～240μmol/L（2～4mg/dl）
3～9 岁	120～360μmol/L（2～6mg/dl）
9～12 岁	120～480μmol/L（2～8mg/dl）
12～16 岁	120～600μmol/L（2～10mg/dl）
>16 岁	120～900μmol/L（2～15mg/dl）

（3）定期进行体格和智能发育评估（6 个月至 1 年）测定身高、体重、血常规、肝肾功能、微量元素、智力（每 1～2 年 1 次）、脑电图（必要时）。

（4）女性苯丙酮尿症患者，应告知在准备怀孕半年前起食用低 Phe 饮食，然后再怀孕，严格控制血 Phe 浓度在 120～360μmol/L 直至分娩，以免高 Phe 透过胎盘危害胎儿。

2. CH

（1）CH 确诊后，立即采用甲状腺素替代治疗，目前多采用左甲状腺素钠（优甲乐），初始剂量为 6～15μg/（kg·d）。开始治疗后 2 周内，使血清 T_4 值提高到正常范围的上限；4 周内 TSH 值下降至正常水平。复查后根据血清 TSH、T_4 水平，进行个体化的药物剂量调整。定期随访一般为：1 岁以内小儿，每 2～3 个月复查 1 次；1～3 岁，每 3～4 个月复查 1 次；3 岁以上，每 6 个月复查 1 次。随访期间，每当药物剂量调整后，服药 1 个月即应复查。当血清指标有异常变化，而药物剂量暂时不必调整时，则需密切观察 2 个月后再复查。

治疗随访期间，除定期复查甲状腺功能外，须同时进行体格和智能发育情况的评估，对甲状腺发育异常或骨龄异常者，也应及时复查及评估。智商每 1～2 年测定 1 次；体格发育每半年检查 1 次等。

规范治疗 2～3 年进行重新评估：①永久性 CH：一般为仍需大剂量甲状腺素才能维持正常甲状腺功能者，往往为甲状腺移位、缺如、发育不良或甲状腺素合成障碍，需终身治疗，无需停药评估。②暂时性 CH：一般为小剂量甲状腺素即能维持正常的甲状腺功能者，甲状腺形态、位置、大小发育正常，停药 1 个月、3 个月分别复查甲状腺功能，持续正常者则可终止治疗，但需定期随访。如停药后复发者，也称为永久性 CH，需要终身治疗。

（2）亚临床型 CH 采用较小剂量甲状腺素替代治疗，左甲状腺素钠（优甲乐）初始剂量为 3～5μg/（kg·d）。随后定期复查，根据血清 TSH、T_4 水平，进行个体化的药物剂量调整。

（3）高 TSH 血症：需及时定期随访，每 1～2 个月复查 1 次，期间根据个体情况进行必要的检查（如甲状腺超声、血脂、骨龄、体格发育等）。当 TSH 持续大于 10mIU/L 时，应予以小剂量左甲状腺素钠（优甲乐）3~5μg/（kg·d）治疗，并定期随访。

3. CAH　CAH病儿尽早予以盐皮质激素和糖皮质激素治疗。治疗期间必须进行临床评估和血17-OHP、脱氢异雄酮、雄烯二酮的检测，以调节两类激素的剂量，达到最佳治疗效果。病儿在出生后3个月内，若得到早期规范的治疗，激素水平均能得到较好的控制，并在生长发育过程中，维持正常的生长速率和骨龄成熟，其最终能出现正常的青春期发育。

4. G-6-PD缺乏症　G-6-PD缺乏症为X连锁不完全显性遗传性疾病，目前尚无特殊治疗，以去除诱因、对贫血和高胆红素血症对症处理为主。确诊后，对家长要进行疾病预防知识的宣教。并给予病儿G-6-PD缺乏携带卡，指导病儿预防用药，卡内列出禁用和慎用的氧化作用药物和避免食用蚕豆及其制品等。

（芳　菲）

第二节　遗传代谢病的筛查

遗传代谢病（inherited metabolic diseases，IMD）是由人体内某些酶、膜泵及受体等的生物合成遗传缺陷所导致，大多数在婴儿期起病，涉及机体各系统组织器官。目前已发现的遗传代谢病达400多种，常见的有30余种，总发病率约占出生人口的1%。IMD不仅影响儿童的体格发育，还影响智能发育，如能在出生早期发现，可通过调整饮食和补充相应缺乏物质来控制和治疗疾病，降低病儿的病死率及后遗症发生率。如果治疗不及时，可造成不可逆的智力低下、发育不良或脏器损害，给家庭及社会带来沉重负担。因此，在全国范围内开展新生儿期常见遗传代谢病的筛查工作刻不容缓。

IMD发病机制复杂，临床表现多样且缺乏特异性，确诊依赖于对病儿血、尿及其他体液中特异性异常代谢物质的实验室生化分析。自1966年Tanaka等应用气相色谱-质谱联用技术（GC-MS）诊断首例异戊酸血症后，通过不断改进，GC-MS已成为对IMD高危儿童筛查及诊断的重要手段。还可同时检测有机酸、氨基酸、糖类和核酸的碱基，一次能筛查多种IMD，灵敏度及准确度均高。目前，国际上已有美国、加拿大、澳大利亚、卡塔尔及部分西欧国家采用这项技术开展了群体新生儿IMD筛查，据报道筛查阳性率为1/2 000~1/5 000，大大提高了遗传代谢性疾病的防治水平。德国采用串联质谱技术对49万例新生儿进行了筛查，发现脂肪酸氧化和肉碱代谢异常63人，氨基酸代谢异常45人，有机酸代谢异常24人。美国通过这一技术筛查了200万新生儿，IMD发病率为1/4 000。我国台湾地区筛查了9.6万例新生儿，发病率为1/56 000我国北京、上海于20世纪末率先引进GC-MS技术用于高危儿童的筛查，此后其他城市也相继开始使用此项技术，各地阳性检出率相似，为8.26%~10.4%。

虽然GC-MS能对大多数遗传代谢病进行高危筛查诊断，但如果用于新生儿群体筛查，分析成本高，耗时长。目前，串联质谱分析技术（tandemmass spectrometry，MS/MS）已，逐渐成为新生儿遗传代谢病筛查的有力手段。MS/MS一次能筛查氨基酸代谢异常、脂肪酸代谢异常及有机酸血症等30余种遗传代谢病，每次分析只需2分钟，大大提高了筛查效率，实现了从"一种实验检测一种疾病"到"一种实验检测多种疾病"，及"一滴血检测2种疾病"到"一滴血检测30余种疾病"的根本转变。MS/MS还具有高灵敏性、高特异性及高选择性等特点。

我国上海、北京、武汉、广州、浙江等地已逐步采用MS/MS进行IMD高危儿童的筛查。2002—2003年，上海交通大学附属新华医院与上海市儿科医学研究所采集了104名临床疑诊IMD儿童的干血滤纸片，用串联质谱仪分析血片中氨基酸谱、酰基肉碱谱及其浓度，检出阳性标本10例（9.6%）。2005年对1 000例IMD高危儿童进行的有机酸血症筛查发现40例阳性患者。目前，上海、浙江、广州等省市已开始把MS/MS应用于群体新生儿筛查，以30种IMD的发生率为1/3 000计算，我国每年新生儿中可筛查出7 000名左右IMD病儿。由此可见增加新生儿遗传性代谢病筛查病种的必要性和重要性。

（芳　菲）

第三节　新生儿听力筛查

新生儿听力障碍是常见的出生缺陷。国外报道正常新生儿双侧听力障碍的发生率为1‰~3‰，国内为1.4‰~1.8‰，经ICU抢救的新生儿中发生率更高。正常的听力是儿童语言学习的前提，儿童听力的最关键期为0~3岁。胎儿后期听觉已较为敏感，这就是早期教育中能够对胎儿进行胎教的理论基础。但是新生儿听力较差，需要较强的声刺激才能引起反应。3~4个月时头可以转向声源；6个月时能够辨别父母的声音；8个月时能够辨别声音的来源。由于儿童听力的发展与儿童的智能以及社交能力有密切关系，故早期发现儿童听力障碍应及时干预。听力障碍的后果不在于聋而在于哑。有专家研究认为听力障碍儿童最终的语言发育水平并不是取决于听力障碍的严重程度，而是取决于其被发现和干预的早晚。不管听力损害的程度怎样，若能在6个月前发现，通过适当的干预，病儿的语言发育能力可以基本不受影响；6个月前发现的病儿其语言发育水平明显优于6个月后被发现者。

虽然可以对高危家庭进行追踪管理，但仅能发现50%的病儿；用常规的体检和父母的观察识别方式几乎不能在1岁内发现轻至中度听力障碍儿童。目前的医学知识和技术还不能完全预防先天性听力障碍的发生，因而如果能在新生儿期或婴儿早期及时发现听力障碍的儿童，可通过放大技术等方法重建其语言刺激环境，使语言发育不受或少受损害，使先天性听力障碍的病儿做到聋而不哑，从而避免家庭和社会的不幸，减轻家庭和社会沉重的经济负担。而新生儿筛查是早期发现听力障碍的有效方法，最终实现使先天性听力障碍儿童聋而不哑。因此，新生儿听力筛查是一项利国利民的大事，对于提高我国出生人口素质，减少出生缺陷具有重要意义。因此，1999年我国卫生部、残疾人联合会等10个部委联合下发通知，将新生儿听力筛查纳入妇幼保健的常规检查项目。

一、耳聋程度分级

根据1997年WHO障碍、残疾和残废的国际分类标准进行分级（表4-2）。

表4-2　WHO听力损伤程度分级标准（1997年）

听力分级	平均阈值及粗略判断
正常听力水平	≤25dB（可以听到耳语声）
轻度听力障碍	26~40dB（听小声讲话困难）
中度听力障碍	41~60dB（听一般讲话有困难）
重度听力障碍	61~80dB（听大声讲话亦有困难，影响工作和生活）
极重度听力障碍	≥81dB（几乎听不到任何声音，残存听力一般不能利用，儿童则为聋哑）

注：dB为分贝。

二、新生儿听力筛查方法

听力检测方法可分为：主观测听法和客观测听法。

1. 主观测听法　即行为测听，依据受检者对刺激声信号做出的主观判定记录，受到受检者的主观意识、情绪、年龄、文化程度、反应能力和行为配合的影响。主观测听法包括：音叉试验、纯音听力计检查法、阈上听功能测试、言语测听法、表试验、语音检查法等。能判定和鉴别耳聋性质、听力受损程度、蜗性病变与蜗后性病变、语言康复训练效果等。主要用于国内司法、劳动力和伤残鉴定。

2. 客观测听法　无需受检者行为配合，不受其主观意识等的影响，结果相对客观可靠，但结论判断的正确性与操作者的经验和水平有关。频率特性较差，对每个频率的听阈难以做出精确的评价。客观测听法包括：声导抗测试、耳声发射测试、电反应测听等。可用于婴幼儿听力筛查、非器质性耳聋和感音神经性耳聋的鉴别，以及听力受损程度的鉴定。

对筛查方法的总体要求：所用的筛查方法须客观快速、操作简便、便于标准化、准确性可以接受、有良好的敏感性和特异性、价廉。目前国内常用的筛查方法为耳声发射法（OAE）和（或）自动（快速）脑干诱发电位法（AABR）。

三、筛查对象

1. 初次筛查对象　凡诊疗科目中设有产科或儿科的医疗机构均应按照《新生儿听力筛查技术规范》的要求开展新生儿听力筛查，时间为生后 48～72h；各级妇幼保健机构应在儿童首次健康体检建卡时核查儿童听力筛查情况。未做筛查者应补做听力筛查。

2. 复查、监测对象　初次筛查不通过者应进行复查，复查仍不能通过者，应进行诊断性测定。具有高危因素的婴幼儿应定期进行听力复查或监测，儿童听力障碍的高危因素包括：

（1）有儿童期永久性听力障碍家族史。

（2）有巨细胞病毒、风疹病毒、疱疹病毒、梅毒或弓形虫病等宫内感染史。

（3）颅面骨畸形者，包括耳郭和耳道畸形等。

（4）出生时体重低于 1 500g。

（5）高胆红素血症达到换血要求。

（6）母亲孕期曾使用过耳毒性药物或滥用药物和酒精。

（7）有病毒性或细菌性脑膜炎。

（8）宫内或产程、产后有窒息史（Apgar 评分 1min0～4 分或 5min0～6 分）。

（9）新生儿重症监护室住院超过 24h。

（10）临床上存在或怀疑有与听力障碍有关的综合征或遗传病。

（11）机械通气时间 5d 以上。

四、新生儿听力筛查的工作规范与要求

我国卫生部《新生儿疾病筛查技术规范》中规定：

1. 筛查机构

（1）诊疗科目中设有产科或儿科的医疗保健机构须配备专职人员，配置新生儿听力筛查仪，开展新生儿听力筛查。

（2）职责是负责新生儿听力筛查，出具报告，资料登记归档并上报，对家长进行告知并转诊，对通过筛查的高危儿要建议其定期至儿童保健机构随访。

2. 诊治机构

（1）经省、自治区、直辖市卫生行政部门指定具备儿童听力障碍诊治技术能力的医疗机构为儿童听力诊断中心。

（2）应具备相应的专业人员、先进的听力检测和诊断设备。

（3）职责是负责听力障碍确认，对疑难病例进行会诊，出具报告，资料登记归档并上报，对家长进行告知，建议确诊病儿进入干预程序。

3. 人员要求　从事听力筛查和诊断的技术人员必须进行经省级卫生行政部门认可的岗前培训，取得培训合格证后方可上岗。

（1）筛查人员：负责新生儿听力筛查的实施，由经过听力学专门培训的技（护）师以上职称的人员担任。

（2）诊断人员：检测人员由从事听力学测试工作 3 年以上的专业人员担任；出具诊断报告由具有高级技术职称的专业人员担任。

4. 房屋要求

（1）筛查机构：设置 1 间相对比较安静的专用房间，配备诊察床和办公桌椅。

（2）诊断机构：符合国家标准（GB/T16403、GB/T16296）的测听室 2 间；诊室 1 间，并配诊察床，面积至少 8m²；综合用房 1 间。

5. 设备要求 筛查机构及诊断机构的设备要求如表4-3、表4-4所述。

表4-3 筛查机构的设备要求

设备	用途
筛查型耳声发射仪和（或）自动听性脑干诱发电位仪	快速筛查新生儿听力情况
具备网络接收能力的计算机	用于保留结果原始数据，信息管理

表4-4 诊断机构的设备要求

设备	用途
诊断型听性脑干诱发电位仪（须具备短声、短纯音和骨性稳态反应功能）、诊断型耳声发射仪、声导抗仪、便携式听觉评估仪、纯音听力计（具备声场及VRA）	综合评估听力损失的性质、程度并进行鉴别诊断
计算机	登记、数据分析

五、听力筛查操作步骤及流程

如表4-5所述。

表4-5 听力筛查步骤及流程

阶段	对象	地点	时间	方法
第一阶段听力筛查	新生儿	医疗机构	生后48~72h	OAE和（或）AABR
	初筛未通过者	医院（或妇幼保健院）的产科	出院时	OAE和（或）AABR
	出院时仍未通过者和新生儿期漏筛者	妇幼保健院（所）	42d 内	OAE和（或）AABR
第二阶段诊断和干预	复筛未通过者	儿童听力诊断中心	生后3~6个月	诊断型听性脑干诱发电位（ABR）、诊断型声导抗等
第三阶段康复阶段	确诊患有听力损害需康复者	各级医疗保健康复中心	确诊时	听力、言语等能力的训练

六、儿童耳聋的预防

1. 一级预防
（1）避免使用或慎用耳毒性药物。
（2）开展耳聋遗传咨询，实行优生优育。
（3）加强免疫接种，预防相关的疾病。

2. 二级预防
（1）积极治疗能致聋的感染性疾病，如细菌性脑炎，巨细胞病毒感染，尤其是慢性中耳炎。
（2）妥善处理高危孕妇、高危分娩和高危新生儿情况。
（3）开展婴幼儿所力筛查，早期发现听力障碍，早期干预。高危儿童，应在3岁前接受听力检测追踪。

3. 三级预防 儿童耳聋三级预防的目的是不失时机地对病儿进行语言培训，尽可能地提高其听力和语言沟通能力，这是一项具有抢救性和长远意义的工作。

（付士银）

第四节　新生儿视力筛查

眼是人体的重要器官，是"心灵的窗户"。人类视觉发育的关键期为出生至 3 岁；视觉发育的敏感期为出生至 12 岁。在视觉发育的关键期和敏感期，儿童视觉的形成易受各种因素的干扰和破坏而导致视力发育异常。2002 年统计资料显示，我国约有盲人 500 余万，低视力者 600 余万；屈光不正者约占总人口的 34%，儿童斜视、弱视约 1 000 万。早产儿视网膜病变（retinopathy of prematurity，ROP）是未成熟或低体重婴儿发生的增殖性视网膜病变，表现为视网膜缺血、新生血管形成和增殖性视网膜病变。目前其发病机制尚未完全阐明，但一致认为视网膜新生血管在发病机制中起主导作用，而视网膜缺氧则是新生血管形成的关键。在 1942 年 ROP 首先被报道：早产儿出生后 4～6 个月出现视力低下、瞳孔区发白、晶状体后有纤维膜增殖，称之为晶状体后纤维增生。近年来我国新生儿科学不断发展，早产儿、低体重儿存活率有很大提高，但 ROP 发生率也开始上升，导致盲童不断增多。

一些视力发育异常早期发现后及时干预是可以治疗和避免的。国外儿童保健和眼科医生设计了一些视力筛查方案，及时检出视力异常人群，进行适时随访和治疗，达到防病治病目的。我国儿童眼保健始于 70 年代初，以弱视、斜视防治为主。1981 年卫生部批准北京医科大学成立了全国儿童弱视、斜视培训基地，1986 年又批准成立全国儿童弱视、斜视培训中心，为我国儿童视力保健工作的开展创建了平台。1994 年卫生部下发了《儿童弱视斜视防治技术服务规范》。1995 年卫生部颁发的《全国妇幼保健机构评审标准》中明确规定，各级妇幼保健机构必须常规开展儿童眼保健服务项目，从而使儿童眼保健服务得到广泛开展和更加规范。1992 年天津医科大学眼科王延华教授和流行病学专家耿贯一教授首次向全国倡议在国内设立"爱眼日"。这一倡议得到了全国眼科专家们的热烈响应，决定每年的 5 月 5 日为"全国爱眼日"。1996 年国家卫生部、教委、团中央、全国妇联、中国残联等 12 个部委以《卫医发〔1996〕第 5 号》文件向全国各省、自治区、直辖市有关厅、局联合发出通知，将爱眼日活动列为国家节日之一，并重新确定每年的 6 月 6 日为"全国爱眼日"。

新生儿出生时眼球近乎球形，由于物体成像在视网膜后，故新生儿的视力为远视力，称为生理性远视。随着儿童年龄的增长，眼球前后轴加长，物体成像在视网膜上，儿童的视力逐渐发育为正常视力。

一、ROP 筛查与诊断

在儿童眼病中，ROP 致盲率高达 6%～18%。早产儿中患病率为 15%～30%，怀孕期越短、出生体重越轻，患病率越高。平均出生体重 1kg 者，患病率可达 40%；低于 1kg 者，患病率高达 70%～80%。常双眼发病，男女无差别。据估计，美国每年 100 万婴儿中，有 300 个婴儿由于 ROP 导致失明。WHO 统计、ROP 已成为发达国家的首位致盲因素。

我国卫生部于 2004 年 4 月颁布了《早产儿治疗用氧和视网膜病变防治指南》，其中明确规定，出生体重低于 2kg 的早产儿和低体重儿，在生后 4～6 周或矫正胎龄 32 周起，就应进行早产儿视网膜病变的检查。而对患有严重疾病的早产儿，筛查范围可适当扩大。

1. ROP 诊断　1984 年在国际眼科会议上 ROP 被正式命名，并制定了疾病分类标准及分期。ROP 按部位划分为三个区。Ⅰ区：以视盘为中心，半径为 2 倍视盘至黄斑的距离；Ⅱ区：Ⅰ区以外的环形区域，以视盘为中心，以视盘至鼻侧锯齿缘为半径画圆；Ⅲ区：为Ⅱ区以外其他部位，直至颞侧锯齿缘。

按病变进程划分五期：Ⅰ期：视网膜有血管区和无血管区之间出现白色平坦分界线；Ⅱ期：白色分界线变宽增高，呈嵴样隆起；Ⅲ期：嵴上发生视网膜血管扩张增生，伴纤维组织增生；Ⅳ期：由纤维增生血管膜造成牵引性视网膜脱离；Ⅴ期：视网膜全脱离，呈漏斗型。此外，还有附加病变、阈值前病变、阈值病变及 Rush 病变等诊断标准。

2. ROP 筛查标准及时间　ROP 早期治疗可阻止视网膜病变的发展，使病儿有一个相对较好的视力预后。ROP 晚期视网膜脱离后再进行治疗，病儿费用高且预后差。因此，早期筛查并治疗对 ROP 至关重要。目前，美国儿科学会规定的筛查标准是：出生胎龄≤28 周和（或）出生体重≤1.5kg 的早产儿。

我国筛查标准：体重<2kg，胎龄<32周，高危因素的早产儿体重<2.2kg，胎龄<34周。一般首次检查应在出生后4~6周或矫正胎龄32~34周开始。

病儿早期筛查时间建议：Ⅰ期或无病变可隔周复查，直至视网膜生长锯齿缘为止；Ⅱ期病变每周复查；Ⅲ期病变每2~3d复查1次，如达病变阈值，72h内进行治疗。终止检查的条件是视网膜血管化，矫正胎龄45周，不曾有阈值前病变，视网膜血管发育到Ⅲ区，以往不曾有Ⅱ区病变。

3. ROP筛查方法　现今ROP筛查方法多利用间接检眼镜直接行眼底检查，更多敏感的筛查指标还在不断研究之中。ERG检查，作为筛查视网膜病变的依据，可很好地反映正常视网膜发育，对预防和治疗ROP十分重要。RetCam数字视网膜照相机也已在临床中应用。

4. ROP治疗　第1、2期为观察期，在此期间，绝大多数早产儿视网膜病变会自动退化；第3期是最佳治疗时期（这段时间很短，约为1个月，医学上称之为时间窗），若在此时期用激光治疗（仅需1~2次），成功率可高达90%；第4、5期视网膜已发生脱离，只能用手术方法治疗。

5. ROP预防　研究显示ROP与早产、吸氧、高血压、肠外营养、气管插管、输血、多巴胺应用及气管发育不良等因素有关，特别是早产和吸氧。因此，首先要尽可能降低早产儿的出生率；规范早产儿给氧指征、氧疗及呼吸支持方式；对早产儿，应定期随访检查眼底。

二、非高危新生儿视觉筛查

除ROP外，先天性白内障、结膜炎、泪囊炎、先天性上睑下垂等眼部疾病也危及儿童眼部健康。应结合0~7岁儿童系统管理的体格检查时间在眼保健门诊做常规检查（1岁内4次、1~3岁半年1次、3岁后一年1次）。

新生儿期可通过旋转鼓检查来观察新生儿的眼睛变化。将带有条纹的转鼓在距离新生儿眼前30cm处，用手使其缓慢转动，观察被检眼的反应，如产生眼球震颤则为阳性（即有视力），无震颤则为阴性（即无视力）。

（付士银）

第五章

新生儿疾病

第一节　新生儿窒息

新生儿窒息（asphyxia of newborn）是指胎儿缺氧及娩出过程中发生了呼吸循环障碍，致使出生时无呼吸或存在呼吸抑制，另外，将出生时无窒息而数分钟后出现呼吸抑制的患儿也列为窒息。凡能影响母体和胎儿之间血液循环和气体交换的原因，或能使血氧浓度降低的任何因素均可引起窒息，其后果可导致严重的低氧血症、高碳酸血症，本病是围生儿发生死亡及致残的主要原因。新生儿窒息多见于分娩时脐带脱垂、打结、绕颈、绕体及各种难产，另外由于母亲产前患病、分娩前用药（如麻醉剂、镇静剂）和胎儿因素（胎粪吸入、早产）等引发窒息者也不少见。本病在我国的发病率约为5%，病死率占活产新生儿的3%左右。

一、病因

新生儿窒息可由多种原因所致，包括产前、产时及产后，其中出生前因素约20%，出生时因素约70%，出生后仅占10%。可以是几种病因同时存在，也可是一种病因通过不同的途径而起作用。

1. 孕妇疾病　①缺氧：呼吸功能不全、严重贫血及CO中毒等。②胎盘循环功能障碍：心力衰竭、血管收缩（如妊娠高血压综合征）、低血压、心动过缓等。此外，年龄≥35岁或<16岁及多胎妊娠等窒息发生率较高。

2. 胎盘异常　前置胎盘、胎盘早剥和胎盘老化等。

3. 脐带异常　脐带受压、脱垂、绕颈、打结、过短和牵拉等。

4. 胎儿因素　①早产儿、小于胎龄儿、巨大儿等。②某些畸形：如后鼻孔闭锁、肺膨胀不全、先天性心脏病等。③宫内感染：如神经系统受损。④呼吸道阻塞：如胎粪吸入等。

5. 分娩因素　难产，高位产钳、胎头吸引、臀位；产程中麻醉药、镇痛药及催产药使用不当等。

二、诊断

（一）病史要点

1. 出生史　有明确的可导致宫内缺氧的异常产科史以及宫内窘迫表现。

2. 发病情况与症状　胎儿缺氧（宫内窒息）早期有胎动增加，胎心率增快，≥160次/min；晚期胎动减少甚至消失，使心率变慢或不规则，羊水被胎粪污染呈黄绿或墨绿色。

窒息、缺氧缺血造成多器官性损伤，但发生的频率和程度则常有差异。①心血管系统：轻症时有传导系统和心肌受损；严重者出现心源性休克和心衰。②呼吸系统：易发生羊水或胎粪吸入综合征，肺出血和持续肺动脉高压，低体重儿常见肺透明膜病、呼吸暂停等。③肾脏损害：较多见，急性肾功衰时有尿少、蛋白尿、血尿素氮及肌酐增高，肾静脉栓塞时可见肉眼血尿。④中枢神经系统：主要是缺氧缺血性脑病和颅内出血。⑤代谢方面：常见低血糖，电解质紊乱如低钠血症和低钙血症等。⑥胃肠道：有应激性溃疡和坏死性小肠结肠炎等。缺氧还导致肝葡萄糖醛酸转移酶活力降低，酸中毒更可抑制胆红素与白蛋白结合而使黄疸加重。

（二）查体要点

（1）皮肤青紫与苍白。

（2）心率 <100 次/min。

（3）弹足底或插鼻管时无反应。

（4）呼吸慢而不规则。

（5）肌张力松弛或消失。

（三）辅助检查

1. 常规检查　具体如下。

（1）血常规检查。

（2）血气分析检查：估计缺氧的程度。头皮血 pH <7.25 提示严重缺氧。

（3）血糖检测：常出现低血糖。

（4）胸片：有时可见部分肺不张或灶性肺气肿。

（5）心电图：P－R 间期延长、ST 段下移、T 波抬高。

2. 其他检查　具体如下。

（1）血电解质：可有低钙、低钠血症。

（2）肾功能检查：可有尿素氮、肌酐轻度升高。

（四）诊断标准

根据分娩窒息史、临床表现及 Apgar 评分进行诊断。Apgar 评分是一种简易的临床评价刚出生新生儿窒息程度的方法。内容包括心率、呼吸、对刺激的反应、肌张力和皮肤颜色等五项，每项 0 ~ 2 分，总共 10 分；评分越高，表示窒息程度越轻。凡出生后 1min 内 Apgar 评分 ≤7 分者为新生儿窒息。其中 4 ~7 分者为轻度窒息，0 ~3 分为重度窒息。如出生 1min 的评分为 8 ~10 分，5min 后复评降到 7 分及以下亦属窒息。

（五）鉴别诊断

1. 颅内出血　患儿可有出生窒息史，但神经系统症状进展快，神经系统的症状呈波动式兴奋与抑制状态，头颅 B 超或 CT 可见出血病灶。

2. 新生儿呼吸窘迫综合征　早产儿多见，出生后不久即出现进行性呼吸困难为其特点。死亡多发生在出生后 48h 内，72h 后随着肺的成熟度增加，多数患儿能逐渐恢复。X 线的特殊表现为毛玻璃样改变或出现"白肺"。羊水卵磷脂和鞘磷脂的比例（L/S）常小于 1.5。

三、治疗

1. 治疗原则　必须分秒必争地重建有效呼吸，复苏可按 A、B、C、D、E 顺序进行：A（airway）：尽量吸净呼吸道黏液。B（breathing）：建立呼吸，增加通气。C（circulation）：维持正常循环，保证足够心搏出量。D（drug）：药物治疗。E（evaluation）：评价。前三项最为重要，其中 A 是根本，通气是关键。

2. 窒息复苏基本方法　具体如下。

（1）保持呼吸道通畅：在治疗过程中，除需保暖、吸取口、鼻腔中的分泌物外，还应进行气管插管以吸取羊水与胎粪，吸引力应控制在 9.81kPa，否则可引起喉痉挛、呼吸暂停、心动过缓或心律不齐等并发症。

（2）增加通气，保证供氧。

（3）保证有足够的心排血量：在血气正常后出现低血容量表现时可使用全血或血浆，每次 10ml/kg，静脉滴注。

（4）纠正酸中毒。

（5）注意保暖，减少氧耗。

（6）有呼吸机设备的单位，宜在缺氧和酸中毒对组织和器官产生损害前早期应用呼吸机，尚有自主呼吸的呼吸衰竭患儿可用持续正压呼吸（CPAP）。若无自主呼吸则用间歇正压呼吸（IPPV）。

（7）复苏后观察监护：监护主要内容为体温、呼吸、心率、血压、尿量、肤色和窒息所导致的神经系统症状；注意酸碱失衡、电解质紊乱、尿便异常、感染和喂养等问题。

四、预后

新生儿窒息的预后主要取决于窒息程度，轻度窒息预后较好，重度窒息则可留有不同程度的后遗症。因此，本病的抢救必须分秒必争，并应于早期即执行呼吸管理，同时进行保暖、吸氧、吸痰等治疗，然后再评价心率、呼吸，如评分低应及时应用纳洛酮、肾上腺素及多巴胺。为了预防新生儿窒息的发生，应注意加强对高危妊娠的管理，并于产程中加强监护。

窒息经复苏后须再评分 2~3 次，如果评分 >7 分，已重建自主呼吸，肌张力和神态正常、拥抱反射恢复、神经症状消失、无抽搐，则显示治疗效果良好。

重度窒息患儿发生智能异常者约为 4.1%，而轻度窒息者发生智能异常为 2.6%。窒息经抢救于 5~20min 好转者有 5.7% 发生智能异常，而于 20min 好转者则有 36.4% 发生智能异常。

五、预防

孕妇应定期做产前检查，发现高危妊娠应及时处理，避免早产和手术产；提高产科技术：对高危妊娠进行产时胎心监护，及早发现胎儿宫内窘迫并进行处理；产时，当胎头娩出后，立即挤净口、鼻黏液，出生后再次挤出或吸出口、鼻、咽部分泌物，并做好一切新生儿复苏的准备工作。

（李俊杰）

第二节　新生儿缺氧缺血性脑病

新生儿缺氧缺血性脑病（hypoxic ischemic encephalopathy，HIE）是指围生期窒息导致脑的缺氧缺血性损害，临床出现一系列神经系统异常的表现，是新生儿窒息后的严重并发症，严重病例的存活者可产生神经系统后遗症，围生期窒息是 HIE 最主要的原因，缺氧是脑损伤发生的基础。目前国内发病率约为 3%，病死率约为 2%，由此引起的智力、行为障碍占 1.3%，1 岁以下脑瘫中由于 HIE 所致者占 25%。新生儿窒息对脑细胞的影响主要并不在缺血时，而是在缺血再灌注后，在缺氧、缺血的低灌注阶段中会出现脑细胞损伤，因此再灌注损伤在缺氧缺血的发病中起重要作用。轻者预后较好，重者可引起智力障碍、脑瘫，25% 的病儿有不同程度的后遗症，甚至死亡。

一、病因

围生期窒息是引起 HIE 的最主要原因，凡能引起窒息的各种因素均可导致 HIE。此外，出生后因严重心肺疾病而导致的低氧血症也可引发 HIE 的发生。

二、诊断

（一）病史要点

1. 出生史　有明确的可导致胎儿宫内缺氧的异常产科病史（如母亲有高血压、妊娠高血压综合征）；以及有严重的胎儿宫内窘迫表现，如宫内胎动减少，胎心减慢 <100 次/min，持续 5 分钟以上，胎粪污染羊水呈Ⅲ度以上混浊，或者在分娩过程中有明显窒息史。

出生时有新生儿窒息，尤其是重度窒息。如 Apgar 评分：1min≤3 分，5min≤6 分；经抢救 10min 后始有自主呼吸；需用气管内插管正压呼吸 2min 以上。

出生后 12 小时内有以下表现：

（1）意识障碍，如过度兴奋、嗜睡、昏睡甚至昏迷。

（2）肢体张力改变，如张力减弱、松软。

（3）病情较重者有惊厥。

（4）重症者有脑干症状，如呼吸节律不齐、呼吸减慢、呼吸暂停等中枢性呼吸衰竭。

（5）排除产伤性颅内出血、宫内感染性脑炎、中枢神经系统先天性畸形。

2. 发病情况与症状　HIE 主要因围生期发生窒息、缺氧所致，临床特征为出生后 12 小时内发生意识障碍（如过度兴奋、嗜睡、昏迷等），部分患儿可出现脑干损伤症状、中枢性呼吸衰竭、低氧血症和酸中毒。惊厥、脑水肿、颅内高压等神经系统症状。出生后不久出现神经系统症状并持续至 24 小时以上，如意识改变（过度兴奋、嗜睡、昏迷），肌张力改变（增高或减弱），原始反射异常（吸吮、拥抱反射减弱或消失），病重时可有惊厥，脑干症状和前囟张力增高。排除电解质紊乱、颅内出血和产伤等原因引起的抽搐，以及宫内感染、遗传代谢性疾病和其他先天性疾病所引起的脑损伤。

（二）查体要点

（1）呼吸节律改变、瞳孔缩小或扩大、对光反应迟钝或消失，可有眼球震颤。

（2）原始反射异常，如拥抱反射亢进、减弱或消失，吸吮反射减弱或消失。

（3）肢体颤抖、睁眼时间长、凝视等。

（4）囟门张力增高。

（三）辅助检查

1. 常规检查　具体如下。

1）头颅 B 超：显示病变主要为缺血性脑水肿所引起的改变。显示脑室变窄或消失，脑室周围尤以侧脑室外角后方有高回声区，此征象系白质软化、水肿所致。

2）CT 检查分度诊断：正常足月儿脑白质 CT 值 > 20HU，如 ≤ 18HU 为低密度。

（1）轻度：散在、局灶低密度影分布于两个脑叶。

（2）中度：低密度影超过 2 个脑叶，白质与灰质的对比模糊。

（3）重度：大脑半球弥散性低密度影，灰白质界限消失，侧脑室变窄。

中度、重度 HIE 常伴有蛛网膜下隙出血、脑室内出血或脑实质出血。

3）脑电图检查：脑电图异常在中、重度 HIE 患儿较常见。

2. 其他检查　具体如下。

（1）血清磷酸肌酸酶脑型同工酶（CK-BB）增高。

（2）血 β-内啡肽（β-EP）增高。

（3）MRI 能清晰显示颅后凹及脑干等 B 超和 CT 不易探及部位的病变。

（四）诊断标准

根据 2005 年中华儿科学会新生儿学组的讨论，确定新生儿缺氧缺血性脑病的诊断标准如下：

（1）有明确的可导致胎儿宫内窘迫的异常产科病史。

（2）出生时有新生儿窒息。

（3）出生后不久出现神经系统症状。

（4）排除电解质紊乱、颅内出血、遗传代谢等其他因素所致的脑损伤。

符合以上 4 项可诊断为新生儿缺氧缺血性脑病。

诊断为 HIE 后需进一步进行临床分度（表 5-1）。

表 5-1 新生儿缺氧缺血性脑病临床分度

项目	轻度（Ⅰ）	中度（Ⅱ）	重度（Ⅲ）
意识	过度兴奋	嗜睡、迟钝	昏迷
肌张力	正常	减弱	松软
拥抱反射	稍活跃	减弱	消失
吸吮反射	正常	减弱	消失
惊厥	无	通常伴有	多见或持续
中枢性呼吸困难	无	无或轻度	常有
瞳孔改变	无	缩小	不对称，扩大或光反应消失
前囟张力	正常	正常，稍饱满	饱满，紧张
病程及预后	症状持续 24h 左右，预后好	大多数 1 周后症状消失，不消失者如存活，可能有后遗症	病死率高，多在 1 周内死亡，存活者症状持续数周，多有后遗症

（五）鉴别诊断

1. 颅内出血 可有宫内窘迫史和产伤史，神经系统出现兴奋与抑制波动，头颅 B 超和 CT 显示有出血灶。

2. 宫内感染并发颅内病变 新生儿巨细胞病毒或弓形虫感染可出现惊厥、病理性黄疸、肝脾肿大，实验室检查血巨细胞和弓形虫 IgM 抗体阳性，头颅 B 超和 CT 显示有出血灶。以巨细胞病毒（CMV）病为例，本病为先天性感染巨细胞病毒，母体原发感染所致的新生儿感染临床表现较重。如有神经系统 CMV 感染应发生在孕早期，可致胎儿流产、死胎，成活者出生时体格、脑发育迟缓，脑坏死、钙化，多半为小样儿。会出现小头畸形、视网膜病变、脑积水、智力低下和脑瘫或肝脾肿大及黄疸等全身性感染症状。尿和脑脊液中有巨细胞病毒。

3. 低血钙 新生儿因低血钙出现惊厥，不一定有宫内窘迫史和出生时窒息史，生化检查提示血钙降低，经使用钙剂后惊厥停止。

4. 大脑发育不良脑损害 以先天性大脑、脑血管发育不良为例：一般生前及围产缺氧病史的足月新生儿，其家族中也无遗传、代谢及畸形病史。出生前、围生期均无缺氧病史，足月顺产出生后无窒息。出生后反应较差，肌张力略低，无颅高压症，脑电图无异常，头颅 CT 扫描可异常。

5. 早产儿低血糖脑损害 早产儿低血糖经常与围生期其他导致脑损伤的因素同时发生，如出生时重度窒息时，更关注缺氧缺血造成的脑损害而忽略了低血糖性的脑损伤。后者与缺血缺氧性脑病的发病机制相似。但在代谢特点、脑组织影像学、脑电图和组织病理学上有其特点。脑损伤取决于低血糖的严重程度和持续时间。低血糖性脑损伤更容易影响皮质的表面，枕后皮质区域较前额的皮质更易受累，脑干和齿状核也可以有影响，颞叶受影响最小。

此外，胆红素脑病、氨基酸代谢障碍等疾病根据各自的特点与 HIE 进行鉴别。

三、治疗

目前国内仍强调综合治疗、早期治疗与足量治疗，神经细胞缺氧损伤后从充血水肿到死亡有一个过程，早期治疗可减少神经元的死亡，重症患儿应采取加强新生儿期后的治疗，减少后遗症的发生。

1. 供氧 根据病情选用各种供氧方法，如鼻导管、头罩、通气治疗，保持血 PaO_2 在 50~70mmHg 以上。

2. 控制脑水肿 虽然国内、外对于使用甘露醇有不同意见，但少量的甘露醇确能迅速纠正脑水肿，其降低颅内高压的效果明显，每次用 20% 甘露醇 0.25~0.5g/kg，静脉推注，每 4~6h 一次。地塞米松为一种有效、作用时间较长的脱水剂，与甘露醇合用可起相辅相成的作用，剂量为每次地塞米松 0.5mg/kg，2~3 次/d 静脉推注。因脑损伤可使抗利尿激素增多而致少尿，可酌情应用呋塞米。

3. 维持正常血压　治疗中应注意避免血压发生过大波动，以保证脑血流灌注的稳定。血压低时可用多巴胺每 min $3\sim10\mu g/kg$，静脉滴注，或用多巴酚丁胺每 min $3\sim10\mu g/kg$，静脉滴注，并监测血压。

4. 抗惊厥治疗　如惊厥频发或呈持续状态，可用负荷量苯巴比妥，首剂 $15\sim20mg/kg$，静脉注射，维持量为每 d 5mg/kg。频发惊厥可间歇加用地西泮或水合氯醛。

5. 环境　维持内环境稳定。

6. 改善脑代谢药物的应用　具体如下。

（1）胞磷胆碱：可增加脑血流量，改善脑代谢，促进大脑功能恢复及改善意识状态。用 0.1g 加入 5% 葡萄糖 50ml 中，静脉滴注，连续用 $7\sim10d$，在颅内出血的急性期应慎用。

（2）脑活素：1ml 加入 5% 葡萄糖 50ml 中缓慢静脉滴注，1 次/d，10d 为一疗程，但在高未结合胆红素血症、肝肾功能障碍及过敏体质时慎用。

（3）脑复康（吡拉西坦，吡烷酮醋胺）：0.1g，2 次/d，共用 3 个月。其他如丽珠赛乐亦可使用。

7. 清除自由基药物的应用　最近有人认为，脑缺血重新灌注后脑组织内的自由基的产生会增多，造成脑细胞膜脂质过氧化损伤，最终导致细胞功能和结构的改变，此时可用能清除各种自由基的药物，如维生素 C、维生素 E、辅酶 A、辅酶 Q_m 等。

8. 神经营养因子　神经营养因子能促进神经细胞分化、增殖和发育，促进受损神经细胞功能的恢复，对缺氧缺血性脑损伤有一定作用。

9. 兴奋性氨基酸递质拮抗剂　兴奋性氨基酸在神经细胞缺氧缺血损伤中起重要作用，其拮抗剂可减少神经细胞的损伤。

四、预后

本病预后与病情严重程度、抢救是否正确、及时关系密切。凡自主呼吸出现过迟、频繁惊厥不能控制、神经症状持续 1 周仍未减轻或消失、脑电图异常、血清 CK－BB 持续增高者预后均不良。幸存者常留有脑瘫、共济失调、智力障碍和癫痫等神经系统后遗症。

多数病例经治疗后病情逐渐恢复，一般来说，观察意识与肌张力变化最为重要，若意识逐渐转为清醒、肌张力正常，提示病情好转。如患儿一直处于昏迷状态，肌张力松软或强直，则提示病情严重，可能有两方面的原因：①病情危重，脑损伤严重且范围广泛，脑干功能受损。②治疗方法不当，未能很好地维持各脏器功能及内环境的稳定，若属于这种情况应采取积极的治疗措施，以促进恢复。

轻度患儿一般无死亡，后遗症的发生率低；中度患儿病死率约为 5%，后遗症发生率约为 10%；重度患儿病死率高达 30%，成活者中 50%～57% 发生后遗症。

HIE 总的后遗症发生率为 25%～35%，常见的后遗症有智力低下、癫痫、脑瘫，其次为听力与视力降低或丧失。出生 $2\sim3$ 周后脑白质 CT 值 $<8\sim10HU$（严重低密度）者预后差。

（李俊杰）

第三节　新生儿呼吸窘迫综合征

新生儿呼吸窘迫综合征（neonatal respiratory distress syndrome，NRDS）又称为新生儿肺透明膜病（hyaline membrane disease，HMD），是由于肺表面活性物质不足（PS）而引起的新生儿疾病，在我国其发病率约为 1%，较欧美国家低。本病多发生在胎龄小于 35 周的早产儿，尤以胎龄小于 32 周、出生体重低于 1 500g 者为多见，病死率可达 25%。胎龄越小发病率越高。近年来由于诊断技术的进步、表面活性物质替代物质的应用，病死率已逐年下降。

一、病因与发病机制

早产儿胎龄愈小，功能肺泡愈少，气体交换功能愈差；呼吸膜愈厚，气体弥散功能愈差；气管软骨少，气道阻力大；胸廓支撑力差，肺泡不易张开。因此，对于肺解剖结构尚未完成的早产儿，其胎龄愈小，PS 的量也愈低，肺泡表面张力增加，呼气末功能残气量（FRC）降低，肺泡趋于萎陷。故其肺功能异常主要表现为肺顺应性下降，气道阻力增加，通气/血流降低，气体弥散障碍及呼吸功增加。从而导致缺氧和因其所致的代谢性酸中毒及通气功能障碍所致的呼吸性酸中毒；由于缺氧及酸中毒使肺毛细血管通透性增高，液体漏出，使肺间质水肿和纤维蛋白沉着于肺泡表面形成嗜伊红透明膜，进一步加重气体弥散障碍，加重缺氧和酸中毒，并抑制 PS 合成，形成恶性循环。此外，严重缺氧及混合性酸中毒也可导致 PPHN 的发生。

糖尿病母亲婴儿（infant of diabetic mother，IDM）也易发生此病，是由于其血中高浓度胰岛素能拮抗肾上腺皮质激素对 PS 合成的促进作用，故 IDM 的 RDS 发生率比正常增加 5~6 倍。PS 的合成还受体液 pH、体温和肺血流量的影响，因此，围生期窒息，低体温，前置胎盘、胎盘早剥和母亲低血压等所致的胎儿血容量减少，均可诱发 NRDS。此外，剖宫产儿、双胎的第二婴和男婴，NRDS 的发生率也较高。

二、诊断

（一）病史要点

1. 出生史　肺表面活性物质在胎龄 20~24 周时初现，35 周后始迅速增加，故本病多见于早产儿，出生时胎时越小，发病率越高。在围生期窒息，急性产科出血如前置胎盘、胎盘早剥、双胎第二婴和母亲低血压时，肺透明膜病的发生率均显著增高。糖尿病母亲，婴儿由于胰岛素拮抗肾上腺皮质激素对卵磷脂的合成作用，肺成熟延迟，其肺透明膜病的发生率可增加 5~6 倍。剖宫产婴儿因减除了正常分娩时子宫收缩使肾上腺皮质激素分泌增加而促进肺成熟的作用，故肺透明膜病的发生率亦明显高于正常产者。

2. 发病情况与症状　NRDS 患儿出生时或生后不久（4~6h 内）即出现呼吸急促（呼吸频率 >60 次/min）、呼气呻吟声、鼻扇和吸气性三凹征等典型体征；由于低氧血症，表现为发绀，严重时面色青灰，并常伴有四肢松弛；心音由强转弱，有时在胸骨左缘可听到收缩期杂音；肝可增大；肺部听诊早期多无阳性发现，以后可闻及细湿啰音。

（二）查体要点

（1）出生时哭声正常，4~6h 后出现呼吸频率增快（>60 次/min）、呼气性呻吟、吸气性三凹征、鼻翼扇动、青紫及呼吸不规则，并呈进行性加重。两肺呼吸音减低，四肢肌张力降低。

（2）常伴有四肢松弛。

（3）心音由强转弱，有时在胸骨左缘可听到收缩期杂音。

（4）肺部听诊早期多无阳性发现，以后可闻细湿啰音。

（5）肝脏可增大。

（三）辅助检查

1. 常规检查　具体如下。

（1）血常规检查。

（2）血气分析：PaO_2 下降，$PaCO_2$ 升高，酸中毒时碱剩余（BE）减少。

（3）X 线检查：两侧肺野普遍性透光度下降，呈毛玻璃状（称为"白肺"），有支气管充气征。

2. 其他检查　胃液振荡试验：患儿检查结果为阴性，提示肺表面活性物质缺乏。

（四）诊断标准

根据生后 24 小时胸片特点即可诊断，必要时可做胃液振荡试验。还应注意可能有肺部感染同时存在。出生后 12 小时候开始出现呼吸困难者一般不考虑本病；但轻症患儿也可较晚起病，有迟至 24~48h 者。

具有下述第（1）、（2）、（3）、（4）项，伴或不伴第（5）项，可诊断为新生儿呼吸窘迫综合征。

（1）多见于早产儿、剖宫产儿、窒息新生儿、低体重儿或母亲为糖尿病的新生儿。

（2）出生时正常，约 4~6 小时后出现呼吸频率增快（>60 次/min），出现呼气性呻吟、吸气性三凹征、鼻翼扇动、青紫及呼吸不规则，并呈进行性加重；两肺呼吸音减低，四肢肌张力降低。

（3）血气分析 PaO_2 下降，$PaCO_2$ 升高，酸中毒时碱剩余（BE）减少。胃液振荡试验阴性。

（4）X 线检查两侧肺野普遍性透光度下降，呈毛玻璃状，有支气管充气征。

（5）排除其他原因或疾病引起的新生儿呼吸增快或不规则，如新生儿湿肺、肺炎等。

（五）鉴别诊断

1. 湿肺　多见于足月儿或剖宫产儿，其症状轻、病程短、预后好，胃液振荡试验阳性，胸片无肺透明膜病的表现，肺瘀血和叶间积液较常见。

2. 颅内出血　缺氧引起者多见于早产儿，产伤引起者多见于足月儿，表现为呼吸抑制或不规则，神经系统症状抑制或兴奋。头颅 CT 检查可确诊。

3. B 族 β 溶血性链球菌感染　本病极似呼吸窘迫综合征，但本病患儿有胎膜早破或产程延长史，或妊娠后期母亲有感染史，母亲宫颈拭子培养示 B 族 β 溶血性链球菌阳性。只要及时做血培养、患儿胃液或气管分泌物镜检或培养，可发现链状排列的革兰阳性球菌。

4. 胎粪吸入性肺炎　多见于足月儿和过期产儿，有窒息史和胎粪吸入史，胃液振荡试验阳性，胸片有不规则的斑片状阴影，肺气肿明显。

三、治疗

应及早治疗，进行呼吸支持以纠正低氧血症，同时纠正酸碱平衡紊乱，保证营养的供给，使用肺泡表面活性物质，保证患儿安全度过 72h 危险阶段。

1. 一般治疗　注意保暖与能量供应，应行静脉营养。

2. 基本治疗　具体如下。

1）呼吸支持：患儿在出生后不久出现呼吸困难与呼吸性呻吟时，常可发展为呼吸衰竭，为此须进行呼吸支持。

（1）持续气道正压呼吸（CPAP）给氧：一旦发生呼吸性呻吟应给予 CPAP，CPAP 可使肺泡在呼气末保持一定的压力，以增加功能残气量，防止肺泡萎缩，增加肺泡气体交换面积，减少肺内分流，从而改善缺氧状态。

（2）机械通气：对反复性呼吸暂停、自主呼吸较表浅、CPAP 压力超过 $7cmH_2O$ 仍无效或 $PaCO_2$ 仍升高者，应及时使用机械通气。

2）表面活性物质（PS）替代治疗：表面活性物质一般每次用 100~200mg/kg，早期给药是治疗成功的关键，约需使用 2 次，间隔时间为 10~12h。将表面活性物质经气管插管注入肺内，分仰卧、左侧位和右侧位等不同体位均等注入。

3）抗生素治疗：若与肺部 B 族 β 溶血性链球菌感染不易鉴别时可加用青霉素治疗。

4）保持内环境稳定：由于本病均存在严重缺氧、高碳酸血症等因素，可引起水、电解质紊乱和酸碱平衡失调，应及时纠正，纠正代谢性酸中毒可给予 5% 碳酸氢钠溶液，所需量（ml）= BE（负值）×体重（kg）×0.5。

5）并发症的治疗

（1）动脉导管未闭：可用吲哚美辛（消炎痛），首剂 0.2mg/kg，第 2 剂和第 3 剂则改为 0.1mg/kg，每剂间隔 12h，静脉滴注或栓剂塞肛。

（2）持续肺动脉高压：可用酚妥拉明、妥拉唑林、前列环素及吸入氧化亚氮（NO）等治疗。

（3）低血压、少尿：可静脉滴注多巴胺每分钟 3~5μg/kg，或多巴酚丁胺每分钟 8~10μg/kg 维持。

四、预后

新生儿呼吸窘迫综合征的病情重，病死率较高。近年来由于机械通气技术的改善，加上 PS、NO 吸入以及 ECMO、LV 等技术的应用，发达国家新生儿呼吸窘迫综合征的病死率已明显下降，一般为 20% ~30%，国内病死率较前也有所下降，但仍达 50% ~60%。如机械通气技术使用得当，使患儿能度过呼吸衰竭关，则病死率可明显下降。X 线胸片提示病变为 I ~ II 级即给予积极治疗，则预后较好，如果已发生严重的呼吸衰竭，且 X 线胸片提示为"白肺"方开始治疗，则病死率很高。

（吴 勇）

第四节　新生儿黄疸

黄疸（jaundice）为一种重要的临床症状，是由于体内胆红素的增高引起皮肤、黏膜或其他器官黄染的现象。成人血清胆红素 >34μmol/L（2mg/dl）时，巩膜和皮肤可见黄染。新生儿由于毛细血管丰富，胆红素 >85μmol/L（5mg/dl）时才出现皮肤黄染。婴幼儿和成人若出现黄疸是病理表现，而新生儿出现黄疸则分生理性黄疸和病理性黄疸。

一、生理性黄疸

新生儿生理性黄疸（physiological jaundice）是单纯由新生儿胆红素代谢的特点所致而无各种致病因素的存在，除黄疸外无临床症状，肝功能正常，血清未结合胆红素的增加在一定范围以内。但由于有些极低出生体重儿在胆红素水平不甚高的情况下仍有可能发生胆红素脑病，因而此情况下不能认为仅仅是生理性的；而且，生理性黄疸和病理性黄疸在某些情况下难以截然分开，故有人建议将生理性黄疸改为发育性高胆红素血症（developmental hyperbilirubinemia），也有人认为应命名为"新生儿暂时性黄疸"。

有 50% ~60% 的足月儿和 80% 的早产儿出现生理性黄疸，一般于生后 2 ~3d 出现，4 ~5d 达高峰，足月儿于生后 7 ~10d 消退，早产儿可延续到 2 ~4 周左右。传统的诊断标准为足月儿血清胆红素不超过 220.6μmol/L（12.9mg/dl），早产儿不超过 255μmol/L（15mg/dl）。事实上，对于早产儿这一标准只是意味着早产儿胆红素水平明显较高，由于早产儿血脑屏障等发育不成熟，即使胆红素水平较低，也与胆红素脑病有较高的相关性。近年来，国内外许多学者通过大量的临床研究和调查，认识到生理性黄疸的程度受许多因素的影响，不仅有个体差异，也与种族、地区、遗传、性别、喂养方式等有关。东方人比西方人高，美国印第安人比白种人要高。我国有不同地区的学者通过对正常新生儿血清胆红素水平的动态监测，证实我国正常新生儿生理性黄疸时其血清胆红素峰值高于传统的诊断水平，故需要进行更大样本的前瞻性研究，才能得出我国新生儿生理性黄疸的诊断标准。

生理性黄疸的发生与新生儿胆红素代谢的特点有关：

1. 胆红素产生增加　新生儿红细胞容积相对大而寿命短，如出生前后血氧分压的改变使红细胞过剩，加上出生后的髓外造血灶的吸收，都可造成胆红素的增加。

2. 血清蛋白联结运送不足　新生儿刚出生后存在或多或少的酸中毒，故常显示胆红素与清蛋白的联结不足，特别是早产儿清蛋白水平偏低，如用药不当，医源性地加入了争夺清蛋白的物质，使胆红素运送受阻。

3. 肝脏的处理能力不足　新生儿出生不久其肝内 y、z 蛋白极微，故对胆红素的摄取能力不足。喂养延迟、呕吐等引起葡萄糖不足均可影响胆红素的结合。在肝内胆红素与葡萄糖醛酸结合的过程中一系列酶均需能量与氧气，若新生儿产时或产后缺氧、寒冷损伤、酸中毒以及感染时产生毒素等情况发生，则酶功能受抑制。特别是起重要作用的葡萄糖醛酸转移酶在刚出生新生儿的肝内含量甚低，因而造成对胆红素的处理不良。

4. 肝肠循环负荷较大　刚出生新生儿因肠内葡萄糖醛酸苷酶的作用，使结合胆红素水解成未结合胆红素在肠腔内被重新吸收。新生儿每天形成胆红素约 20mg，若胎粪排出延迟则胆红素的肝肠循环负荷增加。

生理性黄疸不需特殊处理，适当提早喂养、供给葡萄糖可使生理性黄疸有所减轻。

二、病理性黄疸

新生儿病理性黄疸是新生儿早期除胆红素代谢的特点外，同时有使黄疸加重的疾病或致病因素存在。当血清胆红素超过生理性黄疸的水平，临床诊断为高胆红素血症（高胆）。但广义的病理性黄疸还包括已过生理性黄疸时期而血清胆红素仍超过正常水平者。部分病理性黄疸可致中枢神经系统受损，产生胆红素脑病。我国新生儿高胆的发病率各家报道不一，为 9.1% ~ 50.0%，甚至更高。1997 年，徐放生等统计：164 所医院共收治患病新生儿 39 621 例，其中黄疸患儿 13 918 例，占患病新生儿总数的 35.13%；高胆红素血症患儿共收治 10 365 例，占患病新生儿总数的 26.16%，黄疸患儿的 74.47%；发生胆红素脑病 216 例，为高胆患儿的 2.08%。新生儿黄疸有下列情况之一时要考虑病理性黄疸：①生后 24h 内出现黄疸，血清胆红素 > 102μmol/L（6mg/dl）。②足月儿血清胆红素 > 220.6μmol/L（12.9mg/dl），早产儿 > 255μmol/L（15mg/dl）。③血清结合胆红素 > 34μmol/L（2mg/dl）。④血清胆红素每天上升 > 85μmol/L（5mg/dl）。⑤黄疸持续时间较长，超过 2 ~ 4 周，或进行性加重。

新生儿病理性黄疸按发病机制可分为红细胞破坏增多（溶血性、肝前性）、肝脏胆红素代谢功能低下（肝细胞性）和胆汁排出障碍（梗阻性、肝后性）三类。按实验室测定总胆红素和结合胆红素浓度的增高程度可分为高未结合胆红素血症和高结合胆红素血症，如两者同时存在则称混合性高胆红素血症。

（一）高未结合胆红素血症

引起的原因有：①胆红素产生过多：如母婴血型不合、遗传性球形红细胞增多症、红细胞酶的缺陷（如 G - 6 - PD、丙酮酸激酶、己糖激酶等）、血管外溶血、红细胞增多症等。②肝细胞摄取和结合低下：如肝脏酶系统功能不全引起的黄疸、甲状腺功能低下、进食减少等。③肠 - 肝循环增加：如胎粪排出延迟等。

1. 新生儿溶血病　因母子血型不合而引起的同族免疫性溶血称为新生儿溶血病（hemolytic disease of newborn）。临床上以 Rh 及 ABO 系统不合引起溶血者多见。Rh 系统血型不合的溶血病以 D 因子不合者多见，此病一般在第 2 胎以后发生，但若 Rh 阴性妇女在孕前曾接受 Rh 阳性的输血，则第一胎新生儿也可以发病。ABO 血型不合者较 Rh 不合多见，大多数母亲为 O 型，子为 A 或 B 型，本病可见于第一胎，可能因其母孕前已受其他原因的刺激，如寄生虫感染，注射伤寒疫苗、破伤风或白喉抗毒素等，均可使机体发生初发免疫反应，当怀孕时再次刺激机体产生免疫抗体，即可通过胎盘进入胎儿引起溶血。

2. 母乳性黄疸　其特征为新生儿以母乳喂养后不久即出现黄疸，可持续数周到数月，而其他方面正常。20 世纪 60 年代，文献报道发生率为 1% ~ 2%，随着对母乳性黄疸的认识的提高，从 20 世纪 80 年代报道的发生率有逐年上升的趋势。分为早发型（母乳喂养性黄疸）和晚发型（母乳性黄疸）。其发生的原因目前认为主要是因为新生儿胆红素代谢的肠 - 肝循环增加有关。

早发型母乳喂养性黄疸的预防和处理：鼓励尽早喂奶。喂奶最好在每 d 10 次以上，血清胆红素达到光疗指征时可光疗。晚发型母乳性黄疸，血清胆红素 < 257μmol/L（15mg/dl）时不需停母乳；> 257μmol/L（15mg/dl）时暂停母乳 3d，> 342μmol/L（20mg/dl）时则加光疗，一般不需用清蛋白或血浆治疗。

（二）高结合胆红素血症

新生儿结合胆红素增高的疾病，其临床均以阻塞性黄疸为特征，即皮肤、巩膜黄染，大便色泽变淡或呈灰白色如油灰状，小便深黄，肝脾大及肝功能损害等，亦称之为肝炎综合征。主要有新生儿肝炎和胆道闭锁。

1. 新生儿肝炎　多数为胎儿在宫内由病毒感染所致，国际上所指的 CROTCHS 或 TORCH 感染（即巨细胞病毒、风疹病毒、弓形虫、柯萨奇和其他肠道病毒、单纯疱疹和乙肝病毒、HIV 以及其他病毒）均可为新生儿肝炎的病因。感染可经胎盘传给胎儿或在通过产道娩出时被感染。常在生后 1~3 周或更晚出现黄疸，经过一般处理后好转，病程 4~6 周。

2. 胆道闭锁　其病因尚不清楚，发病率在亚洲比白种人为高，多在生后 2 周始显黄疸并呈进行性加重，粪色由浅黄转为白色，肝脏进行性增大，边缘硬而光滑；肝功能以结合胆红素升高为主。3 个月后可逐渐发展至肝硬化。

3. 代谢性疾病　由先天性代谢障碍所引起的一类疾病，部分可以在新生儿期间出现黄疸。

（三）混合性高胆红素血症

感染是引起混合性高胆红素血症的重要原因，细菌和病毒都可引起黄疸。患儿多伴有发热或体温不升、食欲缺乏、呼吸不规则、嗜睡和烦躁不安等症状。如感染伴有溶血，则可出现贫血。治疗主要是积极控制感染，加强支持疗法。

（吴　勇）

第五节　新生儿感染性肺炎

感染性肺炎是新生儿的常见病，也是引起新生儿死亡的重要原因，可发生在宫内、分娩过程中或出生后，由细菌、病毒或原虫引起。宫内感染性肺炎（先天性肺炎）是一个严重疾病，是通过羊水或血行传播发病，其病理变化广泛，临床表现与出生后肺炎不同，常与产科因素密切相关。

一、诊断步骤

（一）病史采集要点

1. 起病情况　①宫内感染性肺炎有羊膜早破及孕母在妊娠后期感染的病史。胎儿在宫内吸入污染的羊水，或在分娩过程中吸入污染的分泌物而发生肺炎（有时病原体再从肺部进入血循环而成败血症）。羊膜早破 12h 羊水即可能被污染，如超过 24~72h，则污染的发生率可高达 50%~80%。孕母在妊娠后期发生显性或隐性病毒或原虫感染，病原体可通过胎盘经血行传给胎儿，使胎儿发生脑、肝、脾及肺等多脏器的全身性感染，肺炎是全身感染的一部分。②生后感染性肺炎可有与上感患者接触史，或新生儿原患有脐炎、皮肤感染或败血症病史，或有医用器械消毒不严的情况。引起肺炎的病原体有细菌、病毒、原虫及衣原体等。

2. 临床表现　宫内感染多于生后 3d 内出现症状，婴儿出生时常有窒息史，复苏后呼吸快，常伴呻吟，体温不稳，无咳嗽，憋气，呼吸暂停，黄疸等；而生后感染多于出生 3d 后出现症状，常先出现体温不升或发热，反应低下，拒奶等一般感染症状，随后出现咳嗽、喘息、口吐白沫、呛奶等，患儿口唇青紫，呼吸困难，出现三凹征，有时伴呼吸暂停，两肺可闻细湿啰音或哮鸣音。

（二）体格检查要点

症状不典型者，仅表现口吐泡沫，体温正常或不升，可无咳嗽，肺部体征阴性。生后感染性肺炎也可先有鼻塞、吮乳困难及烦躁不安等情况，2~3d 后才出现肺炎体征。病程中若出现呼吸 >60 次/分或呼吸减慢、节律不整甚至呼吸暂停、发绀加重，精神萎靡，肢凉等情况，提示合并呼吸衰竭。严重病婴尚可出现神经系统症状体征如肌张力低下，甚或抽搐。此外，心力衰竭也为常见的并发症。

（三）辅助检查

1. 胸部 X 线检查　出生后第一天胸部 X 线检查多无改变，逐渐出现病灶。
（1）以间质性肺炎为主。
（2）双肺满布小片状或线状模糊影，从肺门向周围呈扇形扩展。
（3）支气管壁增厚。
（4）有时呈颗粒影伴支气管充气影及肺气肿，肋间肺膨出。

2. 病原学检查 取气管分泌物及血培养进行病原学检测。

3. 血生化检 查血 IgM >300mg/L 或特异性 IgM 升高表示宫内感染。

4. 血气分析 了解缺氧情况，便以决定供氧方式。

5. 其他检查 白细胞计数及分类、血沉、C 反应蛋白检查对感染的诊断有帮助。

二、诊断对策

（一）诊断要点

1. 病史 有产前、产时或产后感染的致病因素。

2. 临床表现 具体如下。

（1）一般情况差、反应低下。

（2）拒奶、呛奶及口吐白沫。

（3）体温不升或有发热。

（4）口周、肢端发绀或苍白。

（5）点头呼吸或三凹征。

（6）双肺呼吸音粗糙、湿啰音或捻发音。

（7）心率增快，肝脾肿大，严重腹胀。

3. 胸片检查 双肺纹理增粗，肺门周围散布点片状浸润阴影，代偿性肺气肿时肺野外侧带透亮度增强。

（二）不同病原体所致的新生儿感染性肺炎

1. 金黄色葡萄球菌肺炎 新生儿室中常有发生，并可引起流行。临床中毒症状重，体温不稳、神萎、面色苍灰、气促、呼吸困难且不规则、呼吸暂停、拒乳、反应差，半数肺部可有啰音，有时呼吸音减低或管型呼吸音，黄疸，肝大 >2cm，硬肿等。常并发休克、化脓性脑膜炎、脓胸、肺脓肿、肺大泡、骨髓炎等。X 线表现与支气管肺炎相似，肺脓肿时两侧肺野可有大小不等之播散病灶和云絮影。血象白细胞可增多、减少或正常。血、脓液、气管吸取液、脑脊液、肺穿刺液等培养阳性有助于确诊。治疗：头孢呋辛、头孢硫脒、甲氧西林，耐药菌株可用万古霉素，疗程 4~6 周为佳。新一代糖肽抗生素替可拉宁疗效与万古霉素相同，但毒副作用较小。

2. B 组链球菌肺炎 感染多发生在宫内，亦可发生在分娩过程或出生后，发病多在 3 日内。出生时常有窒息、青紫、吸气性三凹征等，两肺呼吸音减低，有时可有啰音。由于缺氧、高碳酸血症和酸中毒，脑和心肌受累，患儿反应差，四肢松弛，体温不升等似肺透明膜病；早产儿可能感染与肺透明膜病同时存在。X 线表现与肺透明膜病不易鉴别，后期呈大片毛玻璃影。血、脑脊液、气管分泌物培养及对流免疫电泳、乳胶凝集试验可助快速诊断。生后 1h 内胃液及生后 8h 气管分泌物培养及涂片阳性，可以确诊。本病 60% 合并 NRDS，存活者 30%~50% 留有神经系统后遗症。治疗：青霉素 G 20 万 U/（kg·d）静脉注射，氨苄西林 150~200mg/（kg·d），疗程 10d；合并脑膜炎者青霉素 G 50 万 U/（kg·d），氨苄西林 300~400mg/（kg·d），疗程 14d；亦可用头孢菌素；含 GBS 高效免疫球蛋白 500mg/（kg·d），静脉注射。

3. 大肠埃希菌肺炎 可由母亲垂直传播给婴儿，也可由医护人员水平传播。临床中毒症状重，神萎、不吃、不哭、低体温、呼吸窘迫、黄疸与贫血。脓胸之脓液黏稠有臭味，可有肺大泡及肺脓肿。治疗：可用头孢曲松，头孢拉定静脉注射。近年来对氨苄西林耐药，对丁胺卡那敏感，但有肾、耳毒性，不宜应用。

4. 条件致病菌肺炎 常见的如下。

（1）表皮葡萄球菌肺炎：近年来有增多趋势。病情比金黄色葡萄球菌肺炎轻，常有发热或低体温、咳嗽等，病程迁延。本病原体常是医院内感染的一个重要病原菌，且常耐药。治疗：头孢硫脒或万古霉素，耐药者可与利福平合用，静脉给予丙种球蛋白。

（2）克雷伯菌肺炎：近年来发病率增加，毒力强，且耐药，可引起流行，新生儿特别是早产儿使用污染的呼吸器、雾化器等可导致感染而发病，急性者似支气管肺炎，慢性者病程长，肺组织坏死，形成脓胸和空洞，易发生脓胸、心包炎、支气管肺发育不良及肺纤维化。X 线表现呈大叶实变，小叶浸润和脓肿及空洞形成。治疗：头孢曲松耐药菌株需使用碳青霉烯类抗生素，如亚胺培南、美罗培南。

（3）铜绿假单胞菌肺炎：是院内感染的一种严重肺炎，近年来有上升趋势，病死率高。由于长期应用抗生素、激素、免疫抑制剂，使用雾化器、暖箱等消毒不严，早产儿免疫功能低下等易于感染，尤其是有气管插管的病儿。分泌物绿色，皮肤溃疡坏死为本病特征。临床表现和一般细菌性肺炎相似。合并败血症时常有口腔、眼睑溃疡，皮肤有坏死灶。病原诊断依靠鼻咽部拭子、气管分泌物培养。治疗：羧苄西林或头孢拉定。

5. 呼吸道合胞病毒性肺炎　由呼吸道合胞病毒引起的肺间质和毛细支气管炎，多发生在住房拥挤、早产儿、低出生体重儿。院内继发合胞病毒感染高达 30% ~ 50%，可引起新生儿室流行，必须隔离患者。临床表现：病情较严重，常有呼吸暂停，喘憋、咳嗽、无热，肺部听诊有哮鸣音，有时有湿啰音，可发生支气管肺发育不良。X 线表现为散在小斑片影和两肺过度膨胀和条索影，肺气肿。气管分泌物及鼻咽部洗液可分离到合胞病毒，酶联免疫吸附试验，血清查特异性 IgM 抗体，可以作为敏感、特异的快速诊断。治疗：利巴韦林雾化吸入或用干扰素 100 万 U/d，肌注 5 ~ 7d。

6. 巨细胞病毒性肺炎　孕母 CMV 感染后经胎盘或污染羊水感染胎儿，出生后亦可由输血感染，约 1/3 发生肺炎，常侵犯多脏器。临床上除肺炎症状外常有黄疸、皮疹、肝脾大等。尿沉渣涂片、鼻咽分泌物或肺吸取液作病毒分离可找到核内成胞质内含有包涵体的巨大细胞，荧光抗体间接染色法、酶联免疫吸附试验、放射免疫法可测得本病的特异性 IgM 抗体，也可用 PP65 抗原血症检测法、DNA 杂交测检等作病原诊断。

治疗方法：

（1）抗 CMV 病毒治疗：①丙氧鸟苷：5 ~ 15mg/（kg·d），分 2 ~ 3 次静脉注射，疗程 10 ~ 14d；维持量 2.5 ~ 5mg/（kg·d）每周用 2 ~ 3d，每周总量 10 ~ 15mg/（kg·d）。②阿昔洛韦：疗效较丙氧鸟苷差，20 ~ 30mg/（kg·d），疗程 10 ~ 14d，维持量 5 ~ 10mg/（kg·d），口服疗效差。③干扰素：100 万 U/d，肌肉注射 7 ~ 14d。治疗中以上三药均要监测血象，如白细胞总数和粒细胞减少、血小板量下降，应停药或减量。

（2）免疫治疗：①丙种球蛋白：400mg/（kg·d）静脉注射 5d。②单克隆抗体：尚在临床试用阶段，有抗 CMVMcAb，抗 CMV 受体 McAb 可阻断 CMV 感染，特异性强，疗效高。

7. 腺病毒肺炎　多在出生后获得，亦可由宫内或产程中经胎盘或产道上行感染所致。临床表现为低热、轻咳、咽结合膜炎、口唇发绀。新生儿重症常有喘憋，中毒症状重，体温不稳，常合并多脏器功能衰竭，病死率高。鼻咽部洗液及气管分泌物可分离到腺病毒，酶联免疫吸附试验和血清查特异性 IgM 抗体有助于早期诊断。治疗除对症和支持疗法外，可用利巴韦林雾化吸入或采用 α 干扰素。

8. 解脲支原体肺炎　解脲支原体是泌尿生殖道中常见的支原体之一，先天性肺炎常由解脲支原体绒毛膜羊膜炎所致。患婴生后常有严重窒息，复苏后呼吸窘迫，呼吸暂停、发绀、反应差，体温低下，肺部呼吸音降低，偶有啰音，常合并持续肺动脉高压，早产儿可发生支气管肺发育不良。X 线表现似间质性肺炎。诊断：特异 IgM 抗体，聚合酶链反应（PCR），分泌物、羊水、胎盘、羊膜送培养，或免疫荧光、电镜检测到解脲原体可确诊。治疗：红霉素 50mg/（kg·d），14d；或阿奇霉素 10mg/（kg·d），静脉注射，3 ~ 5d。预防：对下生殖道定植有解脲支原体的孕妇给予口服大环内酯类抗生素。

9. 衣原体肺炎　属产时或宫内沙眼或肺炎衣原体感染。孕妇感染后未治疗者常早期破水，低出生体重儿有较高的发生率。病婴生后 5 ~ 14d 少数可发生衣原体结合膜炎，多数在生后 3 ~ 12 周发病，起病缓慢，先有上呼吸道感染症状，气促，呼吸窘迫，喘憋，断续的咳嗽，无热或低热，肺部有哮鸣音及湿啰音，病程可达数周 ~ 1 个月以上。X 线表现两肺呈过度膨胀与弥漫性间质浸润；有时有肺膨胀不全及网状影。嗜伊红细胞增多，血清 IgM 及 IgG 增高。诊断：取鼻咽部或气管吸取物标本作 mecoy 细胞培养，直接荧光抗体法（DFA）、酶联免疫试验（EIA）检测 CT 抗原；血清检查特异性 IgM 常 >1 : 64；

IgG 特异性抗体对诊断价值不大。聚合酶链反应快速，简便，高度敏感和特异。治疗：红霉素 50mg/（kg·d），2~3 周。阿奇霉素 10mg/（kg·d），共 3d。预防：对有衣原体宫颈炎孕妇予口服红霉素 0.25g，4 次/d，连服 14d。

三、治疗对策

（一）治疗原则

加强护理和监护，供氧及呼吸管理，抗病原体治疗，物理和对症治疗。

（二）治疗计划

1. 加强护理及重症监护 具体如下。

（1）注意保暖，保持适宜的温度和湿度，以室温在 23~25℃、湿度在 50% 左右为宜。早产儿和体温不升者应置暖箱或放置于远红外线辐射保暖床上，使患儿皮肤温度保持在 36.5~37℃左右为宜。

（2）注意翻身、拍背和体位引流，及时吸痰。若呼吸道分泌物较多，血气 $PaCO_2 > 8.0kPa$ 时可考虑行气管内冲洗。

（3）供给足够的营养和液体：喂奶以少量多次为宜，以免发生呕吐和误吸。不能进食者或供应热量不足可静脉补液，总量不宜过多过快，以免增加心脏负担。液量每日约 60~120ml/kg，并要严格掌握输液速度，每小时不超过 4ml/kg，酌情补充血浆、氨基酸或高营养液。在通气功能改善后纠正代谢性酸中毒，可根据血气 BE 值按公式计算出所需的补碱量，一般用 5% $NaHCO_3$ 稀释成等张液后静脉滴注。

2. 加强呼吸管理 使 PaO_2 维持在 6.65~10.7kPa（50~80mmHg），不高于 13.3kPa（100mmHg），以防氧中毒。根据病情选择不同的给氧方法，当肺炎伴 Ⅰ 型呼吸衰竭时用持续正压呼吸（CPAP），Ⅱ 型呼吸衰竭或严重情况下作气管插管和机械呼吸，初调值 PIP 20cmH₂O，PEEP 3~4cmH₂O，R 40~50 次/min，FiO_2 0.6~0.8，I：E = 1：（1~1.2），以后根据临床及血气分析结果调整。应注意使用呼吸机时所发生的并发症，适时停机，对难于纠正的低氧血症可采用高频通气、体外膜肺等。

3. 胸部物理治疗 包括体位引流，胸部叩击/震动。

4. 抗病原体治疗 细菌性肺炎以早用抗生素为宜，静脉给药疗效较佳。病原明确者根据药敏及临床情况选择抗生素；病原未确定时，根据经验选择可能敏感的抗生素；对病原不明而病情危重者应联合应用抗生素。对院内感染性肺炎，可选用第三代或第四代头孢菌素或万古霉素，对支原体或衣原体则用大环内酯类抗生素等。抗生素用法与剂量参考细菌感染分类节。病毒性肺炎可采用利巴韦林雾化吸入或 α₁ 干扰素，轻症 20 万 U/d，肌肉注射，疗程 5~7d。单纯疱疹病毒可采用阿糖胞苷（Ara-A）、阿昔洛韦及免疫增强剂。极低出生体重儿及严重肺炎可用静脉丙种球蛋白 400mg/（kg·d），3~5d。如有继发细菌感染，可根据病情和病原菌种类选用合适的抗生素。

5. 对症治疗 具体如下。

（1）心功能不全：酌情应用洋地黄、多巴胺、多巴酚丁胺、呋塞米等。

（2）支持治疗：如输血或血浆，必要时也可试行部分换血。

四、病程观察及处理

（一）病情观察要点

生命体征包括呼吸频率、心率、血压、经皮测定氧饱和度、体温的监测，肺部啰音的消长，呼吸道分泌物情况，24h 出入量，血气分析、血糖及水电解质平衡等指标的监测。

（二）疗效标准

1. 治愈 一般情况好，吃奶正常，体温稳定在正常范围内；全身症状及体征消失，无并发症；外周血细胞计数及分类正常，X 线胸片显示肺野病灶吸收。

2. 好转 全身症状好转，体温稳定在正常范围内；两肺啰音减少或消失；X 线显示肺部炎症尚未完全吸收。

3. 未愈　全身症状和体征无好转或恶化。

五、预后评估

多数患儿经治疗后痊愈，少数病变发展快、病情凶险，预后差。

六、出院随访

定期专科门诊追踪检查，评估智力和运动功能的发育。如曾吸入高浓度氧需注意其副作用尤其肺部和眼睛的发育。

（李　丰）

第六节　新生儿持续肺动脉高压

出生后胎儿心血管系统必须很快适应宫外生活的新需求，其循环的转换（circulation transition）障碍在新生儿肺动脉高压的发生中起重要作用。如果不能顺利实现出生后肺血管阻力（pulmonary vascular resistance，PVR）的持续下降，可引起持续肺动脉高压（pulmonary hypertension of the newborn，PPHN）。PPHN 指生后肺血管阻力持续性增高，肺动脉压超过体循环动脉压，使由胎儿型循环过渡至正常"成年人"型循环发生障碍，而引起的心房和（或）动脉导管水平血液的右向左分流，临床出现严重低氧血症等症状。PPHN 多见于足月儿、近足月或过期产儿，但是早产儿亦可出现肺血管阻力的异常增高。该病已成为新生儿监护病房（NICU）的重要临床问题，可出现多种并发症，包括死亡、神经发育损伤和其他问题。

一、生后循环转换的生理

生后循环转换指生后数分钟至数小时的循环调整，也是生后生理变化最明显的时期。当肺血管阻力（pulmonary vascular resistance，PVR）由胎儿时期的高水平降至生后的低水平时，肺血流可增加 8~10 倍，以利于肺气体交换。相关促进生后肺阻力降低的事件包括：

（1）肺的通气扩张。

（2）氧的作用：生后血氧分压的增加可进一步降低肺血管阻力。

（3）脐带的结扎：脐带结扎使新生儿脱离了低血管阻力的胎盘，使体循环阻力增加。

二、病因

1. 宫内慢性缺氧或围生期窒息　是最常见的相关发病因素；慢性缺氧可致肺小动脉的重塑和异常机化；生后急性缺氧可致缩血管介质的释放以对抗生后肺血管的扩张。

2. 肺实质性疾病　常见有呼吸窘迫综合征（RDS）、胎粪吸入综合征（MAS）和肺炎等，它们可因低氧而出现肺血管收缩、肺动脉高压。

3. 肺发育不良　包括肺实质及肺血管发育不良，如肺泡毛细血管发育不良（alveolar capillary dysplasia）、肺实质发育低下和先天性膈疝。

4. 心功能不全　病因包括围生期窒息、代谢紊乱、宫内动脉导管关闭等；母亲在产前接受非类固醇类抗感染药物如布洛芬、吲哚美辛和阿司匹林等，使宫内动脉导管过早关闭，致外周肺动脉的结构重塑，肺动脉肌化（muscularization）、肺血管阻力增高。

5. 肺炎或败血症　由于细菌或病毒、内毒素等引起的心脏收缩功能抑制、内源性 NO 的抑制、血栓素和白细胞三烯的释放、肺微血管血栓，血液黏滞度增高，肺血管痉挛等。

6. 其他　遗传因素、母亲在孕期使用选择性 5-羟色胺再摄取抑制药、孕妇甲状腺功能亢进等。

三、病理

1. 肺血管适应不良（mal–adaptation） 指肺血管阻力在生后不能迅速下降，而其肺小动脉数量及肌层的解剖结构正常。肺血管阻力的异常增加是由于肺实质性疾病如胎粪吸入综合征（MAS）、RDS、围生期应激、如酸中毒、低温、低氧、高碳酸血症等引起；这些患者占PPHN的大多数，其改变是可逆的，对药物治疗常有反应。

2. 肺血管发育不良（mal–development） 慢性宫内缺氧可引起肺血管重塑（remodeling）和中层肌肥厚；宫内胎儿动脉导管早期关闭（如母亲应用阿司匹林、吲哚美辛等）可继发肺血管增生；对于这些患者，治疗效果较差。

3. 肺血管发育不全（under–development） 指呼吸道、肺泡及相关的动脉数减少，血管面积减小，使肺血管阻力增加。该型PPHN的病理改变可见于先天性膈疝、肺发育不良等，其治疗效果最差。

四、临床表现

患者多为足月儿或过期产儿，可有羊水被胎粪污染、围生期窒息、胎粪吸入等病史。生后除短期内有窘迫外，在生后24h内可发现有发绀，如有肺部原发性疾病，患儿可出现气急、三凹征或呻吟，动脉血气显示严重低氧，二氧化碳分压相对正常。应强调在适当通气情况下，任何新生儿早期表现为严重的低氧血症与肺实质疾病的严重程度或胸部X线表现不成比例、并除外气胸及先天性心脏病时均应考虑PPHN的可能。

PPHN患儿常表现为明显发绀，一般吸氧不能缓解；通过心脏听诊可在左或右下胸骨缘闻及三尖瓣反流所致的收缩期杂音。因肺动脉压力增高而出现第二心音增强。

当新生儿在人工呼吸机应用时，呼吸机参数未变而血氧分压不稳定（libility of oxygenation）应考虑有PPHN可能。

五、诊断

1. 诊断试验 具体如下。

（1）高氧试验：新生儿发绀可由多种原因引起。高氧吸入试验的目的是将PPHN或发绀型先天性心脏病与肺部疾病所致的发绀进行鉴别。肺部疾病所出现的发绀在高氧浓度（如100%）吸入后可出现血氧分压的显著上升。如缺氧无改善提示存在PPHN或发绀型心脏病所致的右向左血液分流。如血氧分压大于150mmHg，则可排除大多数发绀型先天性心脏病。

（2）高氧高通气试验：PPHN或发绀型先天型心脏病在一般吸氧后血氧分压常无明显改善。在PPHN，如能使肺血管阻力暂时下降则右向左分流可显著减少，血氧改善；而在发绀性先天性心脏病，血氧分压不会改善。高氧高通气试验的具体方法是：对高氧试验后仍发绀者在气管插管或面罩下行皮囊通气，频率为100~150/min，持续5~10min，使血二氧化碳分压下降至"临界点"（30~20mmHg），此时血氧分压可显著上升，可大于100mmHg，而发绀型心脏病患者血氧分压增加不明显。

2. 辅助检查 具体如下。

（1）动脉导管开口前后血氧分压差：PPHN患者的右向左分流可出现在心房卵圆孔水平或动脉导管水平，或两者均有。当存在动脉导管水平的右向左分流，动脉导管开口前的血氧分压高于开口后的血氧分压（图5–1）。可同时检查动脉导管开口前（常取右桡动脉）及动脉导管开口后的动脉（常为左桡动脉、脐动脉或下肢动脉）血氧分压，当两者差值>15~20mmHg或两处的经皮血氧饱和度差>5%~10%，又同时能排除先天性心脏病时，提示存在动脉导管水平的右向左分流。当只存在心房水平的右向左分流时，上述试验的血氧差别可不出现，但此时也不能排除PPHN可能。

（2）胸部X线片：常为正常或与肺部原发疾病有关。心胸比例可稍增大，肺血流减少或正常。

（3）心电图：可见右心室占优势，也可出现心肌缺血表现。

（4）超声多普勒检查：该项检查已作为 PPHN 诊断和评估的主要手段。可排除先天性心脏病的存在；证实心房或动脉导管水平右向左分流；提供肺动脉高压程度的定性和定量证据。

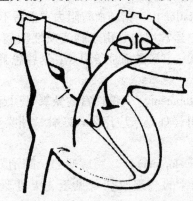

图 5 - 1　PPHN 心房和动脉导管水平的分流

常利用肺动脉高压患者的三尖瓣反流，以连续多普勒测定反流速度，以简化柏努利（Bernoulli）方程，计算肺动脉压：肺动脉收缩压 = 4 × 反流血流速度^2 + CVP（假设 CVP 为 5mmHg）。当肺动脉收缩压≥75% 体循环收缩压时，可诊断为肺动脉高压。

六、治疗

1. 一般治疗　包括治疗原发病，给予镇静、必要时用肌松药等。

2. 人工呼吸机治疗　气管插管人工呼吸机进行高通气以降低肺动脉压力一直是治疗 PPHN 的主要方法之一。通过机械通气使血氧分压维持正常或偏高，同时使血二氧化碳分压降低，以利于肺血管扩张和肺动脉压的下降。

高通气治疗：将 PaO_2 维持在大于 80mmHg，$PaCO_2$ 30 ~ 35mmHg。但近年来也有采用较温和的通气治疗方式，将 PaO_2 维持在正常范围，将 $PaCO_2$ 维持在 35 ~ 45mmHg。当有肺实质性疾病时，可试用高频震荡人工呼吸机。

3. 纠正酸中毒及碱化血液　可通过高通气、改善外周循环及使用碳酸氢钠方法，使血 pH 增高达 7.45 ~ 7.55。但近年来也有采用较温和的方式，将 pH 维持在 7.35 ~ 7.45。

4. 维持体循环压力　当有容量丢失或因血管扩张药应用后血压降低时，可用 5% 的白蛋白、血浆、输血或生理盐水补充容量；也可使用正性肌力药物，如多巴胺 2 ~ 10μg/（kg·min），或多巴酚丁胺2 ~ 10μg/（kg·min）。

5. 扩血管药物　除吸入一氧化氮外，至今尚无十分理想的选择性扩张肺血管的药物。近年来 5 - 型磷酸二酯酶抑制药（phosphodiesterase inhibitor）西地那非被试用于新生儿 PPHN，且显示出能较选择性地降低肺血动脉压力。西地那非口服参考剂量为 0.3 ~ 1mg/kg，每 6 ~ 12h 1 次。其他药物如前列腺素 E_1、前列环素（prostacyclin）等也有试用于 PPHN。

6. 一氧化氮吸入（inhalednitric oxide，iNO）　一氧化氮吸入是目前唯一的高度选择性的肺血管扩张药。NO 通过激活鸟苷酸环化酶，使 cGMP 产生增加，后者可能通过抑制细胞内钙激活的机制，使血管平滑肌舒张。

常用治疗 PPHN 的 iNO 剂量开始用 20ppm 浓度，可在 4h 后降为 5 ~ 6ppm 维持；一般持续 24h，也可以用数天或更长。

（李　丰）

第七节　新生儿颅内出血

颅内出血（intracranial hemorrhage）是新生儿期常见的临床问题，出血部位包括硬膜下出血、蛛网膜下隙出血、脑室周围－脑室内出血、小脑出血和脑实质出血。近年由于产科技术的进步，产伤所致的硬膜下出血明显减少，而早产儿缺氧所致的脑室周围－脑室内出血已成为新生儿颅内出血最常见的类型。

一、病因与发病机制

新生儿颅内出血的病因比较多，但主要有以下3方面，各种病因可以相互作用。

1. 产伤　多见于足月儿。产前、产时及产后各种损伤因素可致颅内出血，如胎儿头过大、头盆不称、急产、臀位产、高位产钳、吸引助产等，使胎儿头部受挤压，或局部压力不均匀，导致颅内出血。产伤性颅内出血主要部位是硬膜下出血、蛛网膜下隙出血、小脑出血。

硬膜下出血主要由小脑幕或大脑镰撕裂所致，多数为小脑幕轻度撕裂所致的幕上或幕下出血，出血也可发生在小脑幕的游离缘，特别是小脑幕和大脑镰的连接处，并向前进一步伸展到蛛网膜下隙或脑室系统。臀位产患儿，可因枕骨分离伴小脑幕和枕窦撕裂而引起颅后窝大量出血和小脑撕裂。大脑表面的桥静脉破裂也可引起大脑表面的硬膜下血肿。

2. 早产和缺氧　早产儿脑室周围室管膜下生发基质富含血管，这些血管在解剖学上为不成熟的毛细血管网，仅由一层内皮细胞组成，缺乏肌层和结缔组织支持，该区域对缺氧和高碳酸血症极为敏感，当缺氧致脑血流自我调节功能受损时，惊厥、气管吸引、扩容、静脉滴注高渗溶液或一些不恰当的护理等均可致血压波动而促发血管破裂出血。此外，生发基质的毛细血管网在引流入静脉系统时的血流方向呈独特的"U"字形，当胎头娩出困难、颅骨过度受压时可使该处发生出血。在36周时生发基质几乎完全退化，因此主要发生在胎龄小于33周的早产儿。在生发基质出血的病例中，80%的患儿血液可进入侧脑室，血凝块也可阻塞大脑导水管和蛛网膜绒毛而引起出血后脑积水和脑室周围出血性梗死。

3. 其他　快速输液、输注高渗液体、高血糖、机械通气、过多搬动、频繁吸引、气胸等可使血压急剧升高、脑血流突然变化，导致颅内出血。新生儿凝血因子不足、母亲患血小板减少性紫癜、母亲孕期用药（如苯妥英钠、利福平）等也可引起颅内出血。

二、临床表现

颅内出血的临床表现与出血部位、出血量、胎龄和出生体重有关，足月儿颅内出血临床表现比较典型，早产儿临床表现非常不典型。

1. 硬膜下出血（subdural hemorrhage）　具体如下。

（1）小脑幕撕裂伴颅后窝硬膜下出血：常见于难产性臀位牵引，临床表现可有3个阶段：①出生数小时内可无任何症状。②随着血肿逐渐增大，颅内压增高，颅后窝脑脊液循环通路受阻，出现前囟饱满、激惹或嗜睡等症状。③随着病情进展，出现脑干受压的体征，如呼吸节律异常、眼动异常、斜视、面瘫和惊厥，严重者导致死亡。

（2）小脑幕撕裂伴大量幕下出血：出生时即可出现中脑及脑桥上部受压的症状，如木僵、斜视、瞳孔不等大和光反应迟钝、颈项强直和角弓反张等。如血块增大，可在数分钟至数小时出现脑干下部受压的体征，从木僵进入昏迷，瞳孔固定和散大、心动过缓和呼吸不规则，最终呼吸停止而死亡。

（3）大脑镰撕裂伴硬膜下出血：出生时即可出现双侧弥漫性脑损伤症状，如兴奋、激惹等，如血块伸展到小脑幕下时症状类似于小脑幕撕裂。

（4）大脑表面硬膜下出血：轻度出血可无明显的临床症状，或仅表现兴奋、激惹。局灶性脑定位体征常开始于生后第2d或第3d，表现为局灶性惊厥、偏瘫、眼向对侧偏斜，发生小脑幕切迹疝时可有瞳孔散大、对光反应减弱或消失等第3对脑神经受压的表现。

2. 脑室周围 – 脑室内出血（periventricular intraventricular hemorrhage，PIVH） 是早产儿最常见的缺氧性颅内出血类型，近年随着新生儿医疗护理水平的改善，极低出生体重儿成活率的提高，PIVH 已成为 NICU 早产儿的重要问题。PIVH 主要见于围生期窒息和需机械通气的早产儿，50% 的患儿出血开始于生后第 1d，30% 的出血发生在第 2d，到生后 72h 头颅超声可发现 90% 的 PIVH。

临床表现可有三种类型：急剧恶化型、断续进展型和临床寂静型。以寂静型最为常见，占 PIVH 病例的 50%，无临床症状或体征，仅在超声或 CT 检查时发现。断续进展型其次，症状在数小时至数天内断续进展，神志异常或呆滞或激惹，肌张力低下，动作减少，呼吸不规则。急剧恶化型最为少见，但临床症状也最严重，患儿可在数 min 至数 h 内迅速恶化，出现意识障碍，呼吸困难或暂停、抽搐、瞳孔光反射消失，四肢肌张力低下，前囟紧张，伴失血性贫血、血压下降、心动过缓。

3. 蛛网膜下隙出血（subarachnoid hemorrhage） 多见于早产儿，也可见于足月儿，前者主要与缺氧有关，后者则多由产伤所致。新生儿蛛网膜下隙出血起源于软脑膜丛的小静脉或蛛网膜下隙的桥静脉。轻度蛛网膜下隙出血可无症状或症状轻微。中度出血可引起惊厥，常开始于生后第 2d，惊厥发作期间患儿情况良好。大量蛛网膜下隙出血可致患儿迅速恶化和死亡。

4. 小脑出血 原发性小脑出血在新生儿并不少见，在胎龄 < 32 周和体重 < 1 500g 的早产儿中发生率为 15% ~ 25%，在足月儿也可发生。小脑出血可表现为呼吸暂停、心动过缓和贫血，病情常急骤恶化。患儿通常有臀位难产史，临床症状大多开始于生后 2d 之内，以后很快出现脑干受压症状，如木僵、昏迷、脑神经异常、呼吸暂停、心动过缓或角弓反张等。

三、诊断

新生儿颅内出血的诊断主要依靠病史、临床表现及影像学检查。早产儿颅内出血的临床症状和体征较少，单凭临床表现很难诊断，影像学检查是主要诊断手段，要根据具体情况选择头颅 B 超或 CT 检查。

1. 头颅超声 是诊断脑室周围 – 脑室内出血、脑实质出血的首选方法。床旁连续头颅超声对早产儿 PIVH 的开始时间、出血部位及严重程度提供可靠的信息，而且价廉方便，无放射线。极低出生体重儿是易发生 PIVH 的高危人群，应常规进行头颅超声的筛查。在生后 3d、1 周、2 周、1 个月时各查 1 次。

头颅超声可将 PIVH 分为 4 级。I 级：出血限于室管膜下，不伴脑室内出血。II 级：不伴脑室扩张的 PIVH。III 级：PIVH（> 50% 脑室区域）伴脑室扩大。IV 级：脑室内出血合并脑实质出血或脑室周围出血性梗死。

2. CT 检查 对硬膜下出血、颅后窝出血、蛛网膜下隙出血和某些脑实质的损害，CT 的诊断价值优于超声。CT 检查可确定出血的部位和程度，但 CT 不能床旁进行，还有使患儿暴露于放射线的缺点。

3. 磁共振（MR）检查 对颅后窝硬膜下出血和小脑出血，MR 的诊断价值优于 CT。

4. 脑脊液检查 IVH 的脑脊液表现为出血早期脑脊液红细胞数量和蛋白含量增高，部分病例白细胞增高，然后脑脊液黄变和葡萄糖降低。但是有些病例脑脊液不呈血性，因此不能将腰穿作为 IVH 的确诊手段。

血性脑脊液是提示蛛网膜下隙或脑室内出血的一个线索，但需与腰穿损伤鉴别。颅内出血的脑脊液特征为脑脊液黄变、红细胞数量增多和蛋白含量增高，脑脊液糖常常降低（< 30mg/dl），甚至可低达于 10mg/dl，并可持续数周甚至数月。

四、治疗

1. 止血 可用维生素 K_1、酚磺乙胺、氨甲苯酸等。

2. 降低颅内压 如颅内压很高，瞳孔不等大、呼吸不规则，发生脑疝，可适当使用 20% 甘露醇，每次 0.25 ~ 0.5g/kg，2 ~ 3 次/d，静脉注射。

3. 抗惊厥 出现惊厥者应及时止惊，可用地西泮或苯巴比妥。

4. 支持疗法 维持正常的通气,维持水电解质和酸碱平衡,维持体温和正常代谢等。

5. 外科治疗 急诊手术指征取决于出血病灶的大小、颅压增高的体征和是否存在脑疝。大脑表面硬膜下出血伴中线移位,特别是临床症状恶化伴小脑幕切迹疝时,均是急诊硬膜下穿刺或切开引流的指征。位于颅后窝的大量硬膜下出血也可外科手术。对于无明显症状的硬膜下出血患儿,外科手术并不能改善其远期预后。

6. 出血后脑积水的处理 急性期过后,应随访颅脑超声检查评估脑室大小,根据超声检查脑室扩张的进展速率和严重程度,可进行脑室穿刺引流、脑积水分流术等相应处理。

五、预后

新生儿颅内出血的预后较难确定,与出血的原因、出血类型、严重程度及部位有关,如出血仅限于生发基质或伴少量 IVH 者预后较好,很少发生脑室扩张。中度出血者,病死率略为增高,存活者中 20%~30% 发生脑积水。严重出血病例病死率 20%~30%,存活者常发生脑积水。重度 IVH 伴脑室周围出血性梗死者,病死率和脑积水发生率均较高,分别为 40% 和 70%。

六、预防

(1)预防早产,预防宫内窘迫。
(2)出生时要预防产伤,正确进行窒息复苏。
(3)避免使脑血流发生较大波动,避免快速过多补液,避免使用高渗液体。

(黄园园)

第八节 新生儿败血症

新生儿败血症(neonatal sepsis)是指新生儿期致病细菌侵入血循环并繁殖、产生毒素引起全身性症状,可导致全身炎症反应、感染性休克及多脏器功能不全综合征(MODS)。近年其他学科,将败血症的名称改为脓毒症,但新生儿专业还习惯称为败血症。仅血细菌培养阳性,无临床症状者则为菌血症。

一、病因及发病机制

新生儿较易患败血症,主要与免疫功能不完善及围生期环境特点有关。

1. 新生儿免疫功能不完善 具体如下。

(1)屏障功能差:如皮肤角化层和真皮层薄嫩,易损伤,通透性高,呼吸道、消化道的黏膜通透性高,分泌型 IgA 缺乏。

(2)多形核白细胞功能差:趋化性差,黏附、趋化能力弱,杀伤力弱。重症感染时易致中性白细胞减少。

(3)补体含量低:经典补体途径及替代补体途径部分成分含量低,使新生儿对细菌抗原的调理作用弱。

(4)免疫球蛋白水平低:IgG 主要在孕最后 3 个月自母体经胎盘入胎儿,早产儿 IgG 水平较低,并且 IgG 半衰期短,生后水平迅速下降。IgM、IgA 不能通过胎盘屏障。

(5)T 细胞免疫功能较差:其介导的细胞因子产生水平、对 B 细胞的辅助功能均较低下,对特异性抗原反应较成年人差。NK 细胞较少,且干扰素对其激活后作用较弱。

2. 围生期的环境 新生儿败血症感染可以发生在宫内、产时或出生后。病原菌进入胎儿或新生儿的方式有 4 种。

(1)血流:某些细菌(如李斯特菌)可经母血流,通过胎盘入侵胎儿。

(2)宫颈或阴道:细菌在临分娩前通过羊膜(不论是否破膜),引起羊膜炎或胎儿肺炎,早发型 B

族溶血性链球菌感染可经此方式感染。

（3）娩出时：经产道娩出时细菌定植于口腔、咽部、消化道等。大部分大肠埃希菌感染、晚发型 B 族溶血性链球菌感染与此有关。

（4）出生后环境：医院或家中若有衣着用具、医疗器械或护理人员等污染病原菌，可经皮肤黏膜、脐部、呼吸道及消化道引起发病。

3. 病原菌　引起新生儿败血症的主要病原菌随不同地区、不同年代而有不同。在我国大部分地区大肠埃希菌和葡萄球菌为主要致病菌，但肺炎克雷伯杆菌、铜绿假单胞菌、不动杆菌、变形杆菌亦占重要地位。B 族溶血性链球菌，是西方国家新生儿的重要病原菌，我国报告并不多。李斯特菌败血症在某些国家发病率较高，我国仅零星报告。厌氧菌、真菌亦能致新生儿败血症。

二、临床表现

新生儿败血症临床表现不典型，部分患儿尤其是早产儿可无明显临床表现，一旦发现临床表现病情已非常危重。多数患儿表现为反应差，精神较萎靡，吃奶减少或不吃，皮肤颜色灰，体温异常（体温过低或体温波动）。随着病情加重，常出现病理性黄疸，腹胀（合并坏死性小肠结肠炎），呼吸异常（急促、暂停、呻吟）。早产儿 B 族链球菌败血症有时主要表现为呼吸窘迫，酷似肺透明膜病。

若病情未有效控制可发展到感染性休克和多脏器功能不全，出现低血压、脑水肿、呼吸衰竭、肾功能不全、肝功能损害、骨髓抑制、凝血机制紊乱、皮肤花纹等，亦有少数患儿起病即表现全身情况急骤恶化，出现循环衰竭、重度酸中毒、弥散性血管内凝血、坏死性肠炎、硬肿症等。少数患儿则表现为重症黄疸并可致胆红素脑病。起病急骤、病情严重者大多为革兰阴性杆菌（大肠埃希菌、克雷伯肺炎杆菌、铜绿假单胞菌等）所致。

新生儿败血症较易并发化脓性脑膜炎，国外有报道败血症并发细菌性脑膜炎可达 25% ~ 50%，其他并发症有肺炎、骨髓炎、肝脓肿等。

三、实验室检查

1. 血培养　对怀疑败血症的患儿，应做细菌学检查，抽血培养时，要严格无菌操作，最好同时做厌氧菌培养，尤其是母亲胎膜早破，伴羊膜炎，羊水有臭味或患儿有消化道穿孔者，若有其他病灶亦应做相应的培养（如尿、脓液）。影响血培养阳性率的因素较多，需注意避免。

2. 病原菌抗原检测　利用抗原抗体免疫反应，用已知抗体检测体液中相应病原菌抗原，主要用于流感杆菌、肺炎双球菌、B 族溶血性链球菌、大肠埃希菌的感染的诊断，但敏感性与特异性并不高。

3. 细菌 DNA 检测　用细菌 16S rRNA 高度保守区引物，PCR 检测有较高的敏感性与特异性，且 6h 内即可取得结果，但这只能说明是细菌感染，要明确细菌种类则需特异的引物。

4. 直接涂片找细菌　取血离心吸取白细胞层涂片找细菌，阳性者表明感染严重。

5. 外周血白细胞计数　新生儿败血症时外周血白细胞计数可以正常或升高亦可以减少，白细胞减少或未成熟白细胞（杆状核白细胞）与中性白细胞之比（I/T）≥0.2 提示存在感染对诊断有参考价值。白细胞计数减少常表明病情严重且多见于革兰阴性杆菌感染。

6. C 反应蛋白（CRP）　一般在感染后 12 ~ 24h 升高，2 ~ 3d 达峰值，但围生期窒息、脑室内出血等非感染性疾病亦可升高。

7. 前降钙素原（PCT）　是降钙素的前肽，正常人 PCT 水平极低（<0.1ng/ml），细菌全身感染时 PCT 明显升高。细菌引起局部感染时 PCT 水平并不增加或轻度增加。而全身性感染 PCT 增高的程度与感染的严重程度有关，PCT 是细菌感染引起全身炎症反应比较敏感的标志物。

四、治疗

新生儿败血症的治疗措施视病情而异，应强调综合措施。基本治疗包括：

（1）抗生素治疗：对疑似新生儿败血症的患儿在抽血做培养等项检查后应即开始抗菌治疗，在细菌学结果未报告前，根据病史和临床特点，先开始经验治疗。考虑革兰阳性细菌感染，主要选用青霉素类和头孢第一、二代抗生素，对 B 族溶血性链球菌和肺炎球菌感染，可选用青霉素，但耐药率在上升，也可选用头孢唑林；对表皮葡萄球菌感染首选头孢唑林；对金黄色葡萄球菌可选用苯唑西林；对耐甲氧西林的金黄色葡萄球菌（MRSA）和耐药肺炎球菌的严重感染，则宜用万古霉素，对早产儿和肾功能不好者要慎重，需监测血药浓度。考虑革兰阴性细菌感染，主要抗生素有哌拉西林、阿莫西林、头孢第三代等，对铜绿假单胞菌感染选用头孢他啶。

近年由于抗生素的不合理使用，细菌耐药率增加，尤其是医院内感染，新生儿 ICU 获得的感染，细菌耐药率比较高，如克雷伯杆菌、大肠埃希菌、铜绿假单胞菌、不动杆菌、变形杆菌等革兰阴性细菌感染，可产生超广谱 β 内酰胺酶（ESBLs），对青霉素类和头孢类抗生素的耐药率非常高，可选用碳青霉烯类，如亚胺培南、美洛培南、帕尼培南等。

一旦血培养得到阳性结果根据药物敏感试验及已有的治疗效果，决定是否调整抗生素。根据临床疗效及有无并发症决定抗菌药物的疗程：①若血培养阴性，其他实验室检查亦不提示感染，入院后症状很快消失则可停用抗菌药物。②血培养虽然阴性，但有感染的临床症状或其他实验室检查提示感染，抗菌治疗 7～10d。③血培养阳性并有其他感染灶或临床好转慢，抗菌治疗不应少于 14d，并发革兰阴性杆菌脑膜炎疗程应在 3 周以上。

（2）生物免疫治疗：对一些重症感染患儿，尤其是早产儿严重感染，除使用抗感染药物外，还可以使用免疫辅助治疗，以增强机体抗感染能力。可用人血静脉丙种球蛋白（IVIG），每天 400mg/kg，静脉滴注，用 3d。一些严重革兰阴性杆菌感染患儿，中性粒细胞减少（<1 500/mm^3），可使用粒细胞集落刺激因子（G-CSF），每 d 5～10μg/kg，皮下注射，用 1 次，用 2～3d。

（3）保持循环稳定：维持正常血压，病情严重者往往需要抗休克治疗。

（4）保持机体酸碱、水、电解质平衡。

（5）对症治疗：呼吸困难者给予呼吸支持，严重黄疸需光照疗法甚至换血，发生坏死性小肠结肠炎者给予相应治疗。

（黄园园）

第九节　新生儿溶血病

新生儿溶血病又称母子血型不合溶血病，是母亲对胎儿红细胞发生同种免疫反应引起的溶血性疾病，Rh 血型和 ABO 血型不符都能引起这种疾病，但前者引起的比较严重，是新生儿病理性黄疸最常见的原因，也是引起新生儿胆红素的最重疾病，目前已发现 26 个血型系统，160 种血型抗原，在我国以 ABO 血型不合溶血病发生率最高，Rh 血型不合溶血病发生较少，但 Rh 溶血临床表现比 ABO 血型不合溶血病重。MN 溶血最为罕见。例如：上海 1959—1977 年 18 年内共检测 835 例新生儿溶血病，其中 A、B、O 溶血病 712 例（85.3%），Rh 溶血病 122 例（14.6%），MN 溶血病 1 例（0.1%）。

一、病因病理

（一）发病原因

母亲的血型与胎儿（或婴儿）的血型不合。

1. ABO 血型不合　最多见的是母亲为 O 型，胎儿（或婴儿）为 A 型或 B 型。

第一胎即可发病，分娩次数越多，发病率越高，症状越严重。

胎儿（或婴儿）为 O 型者，可排除本病。

2. Rh 血型不合　通常是母亲为 Rh 阴性，胎儿为 Rh 阳性而血型不合，并引起溶血。

一般第一胎不发病，从第二胎起发病。但 Rh 阴性的母亲在第一胎前曾接受过 Rh 阳性的输血，则第一胎也可发病。

（二）发病机制

胎儿血因某种原因进入母体，由父亲方面遗传来的显性抗原导致母体产生相应的 IgM 抗体。当胎儿血再次进入母体，母体发生次发免疫反应，产生大量 IgG 抗体，通过胎盘进入胎儿，使胎儿、新生儿发生溶血。

1. ABO 血型不合溶血病 A 或 B 型母亲的天然抗 A 或抗 B 抗体主要为不能通过胎盘的 IgM 抗体，而存在于 O 型母亲中的同种抗体以 IgG 为主，因此 ABO 溶血病主要见于 O 型母亲、A 或 B 型胎儿。

食物、革兰阴性细菌、肠道寄生虫、疫苗等具有 A 或 B 血型物质，持续的免疫刺激使此病可发生在第一胎。

抗 A 或抗 B 抗体大部分被其他组织和血浆中的可溶性 A 和 B 血型物质的中和吸收，发病者仅占少数。

2. Rh 血型不合溶血病 多数是母亲为 Rh 阴性，但 Rh 阳性母亲的婴儿同样也可以发病。

初次免疫反应产生 IgM 抗体需要 2~6 个月，且较弱不能通过胎盘进入胎儿体内，而胎儿红细胞进入母体多数发生在妊娠末期或临产时，故第一胎常处于初次免疫反应的潜伏阶段。

再次妊娠第 2 次发生免疫反应时，仅需数天就可出现，主要为 IgG 能通过胎盘的抗体，并能迅速增多，故往往第二胎才发病。

Rh 系统的抗体只能由人类红细胞引起，若母亲有过输血史，且 Rh 血型又不合，或外祖母为 Rh 阳性，母亲出生前已被致敏，则第一胎也可发病。

二、临床表现与诊断

（一）临床表现

新生儿溶血病的临床表现取决于抗原性的强弱、个体的免疫反应、胎儿的代偿能力和产前的干预措施等因素。

Rh 溶血病临床表现较为严重，进展快，一般不发生在第一胎。

ABO 溶血病临床表现多数较轻，可发生在第一胎。

1. 胎儿水肿 主要发生在 Rh 溶血病。

原因：胎儿期有大量红细胞破坏。与严重贫血所致的心力衰竭、肝功能障碍所致的低蛋白血症和继发于组织缺氧的毛细血管通透性增高等因素有关。

症状：全身水肿、苍白，皮肤瘀斑，有胸腔积液、腹水，心音低、心率快、呼吸困难、肝脾肿大。胎盘明显水肿，严重者可发生死胎。

2. 胆红素脑病（bilirubin cerebritis） 早产儿胆红素超过 12~15mg/dl，足月儿胆红素超过 18mg/dl 时须注意。

症状：初期神萎，吸吮反射和拥抱反射减弱，肌张力低下，历时半天到 1 天。

严重时出现发热、两眼凝视、肌张力增高、抽搐、角弓反张等，可因呼吸衰竭或肺出血死亡。

3. 黄疸 一般在生后 24h 内出现黄疸，并很快发展，血清胆红素以未结合胆红素为主。少数在病程恢复期结合胆红素明显升高，出现胆汁黏稠综合征。

4. 贫血 以 Rh 溶血病较为明显。血型抗体持续存在可导致溶血继续发生。晚期贫血：在生后 3~5 周发生明显贫血（Hb <80g/L）。多见于未换血者和已接受换血的早产儿。

5. 肝、脾肿大 原因：严重贫血，需髓外造血。

（二）诊断

1. 病史 有原因不明的死胎、流产、输血史、新生儿重症黄疸史的孕妇或生后早期出现进行性黄疸加深，即应作特异性抗体检查。

2. 特异性抗体检查 包括母、婴、父血型、抗体效价、抗人球蛋白试验（产前做间接法、生后做直接法）、释放试验和游离试验，这是诊断本病的主依据。

（1）送检标本要求：①试管应清洁干燥。②产前血型抗体检查：送产妇和其丈夫的血样。新生儿血型抗体检查：送新生儿血样为主，父、母血样为辅。③新生儿抽血 3ml（不抗凝），产妇抽血 5ml（不抗凝），丈夫抽血 2ml（抗凝，使用一般抗凝剂）。④不能当地检验，可将产妇血清分离后及另外 2ml 抗凝血寄至附近检验单位。天气炎热时将血样瓶放入有冰块的大口瓶中，航空邮寄。

（2）血型

a. 孕期由羊水测定胎儿 ABO 血型。

证实母胎同型者不换此病。

新生儿 O 型者不能排除其他血型系统的溶血病。

b. 取胎儿血测定 Rh 血型。

（3）抗人球蛋白试验：直接试验阳性表明婴儿已被血型抗体致敏，间接试验阳性表明有血型抗体存在。

ABO 溶血：直接试验阳性或弱阳性，间接试验常阳性。

Rh 溶血：直接试验常强阳性。

（4）抗体试验：释放试验阳性：致敏红细胞通过加热将抗体释放出来。游离试验阳性：血清中发现有不配合的抗体，然而尚未致敏红细胞。

3. 羊水检查胆红素含量　对估计病情和考虑终止妊娠时间有指导意义。正常羊水透明无色，重症溶血病时凌晨水呈黄色。

4. 影像检查　X 光摄片：可见软组织增宽的透明带四肢弯曲度较差。B 超检查：症状更为清晰，并可见肝脾肿大，胸腹腔积液。

三、实验室与辅助检查

1. 血型检查　注意事项：母婴 Rh 血型不合时用马血清来鉴定 ABO 血型会出现错定 ABO 血型的可能。因此，发现有不可解释的疑问时应想到本病可能而改用人血清来鉴定 ABO 血型。

2. 特异性抗体检查　具体如下。

（1）抗人球蛋白试验：直接试验阳性表明婴儿已被血型抗体致敏，间接试验阳性表明有血型抗体存在。

ABO 溶血：直接试验阳性或弱阳性，间接试验常阳性。

Rh 溶血：直接试验常强阳性。

（2）抗体试验：释放试验阳性：致敏红细胞通过加热将抗体释放出来。

游离试验阳性：血清中发现有不配合的抗体，然而尚未致敏红细胞。

（3）抗体效价检验：怀疑患本病的孕妇，在妊娠 6 个月内每月检验抗体效价一次，7～8 个月每半月一次，8 个月以后每周一次或根据需要决定。

抗体效价起伏大：病情不稳定，有加重可能。

效价维持不变：病情稳定或母婴血型相合，该抗体仅属以前遗留所致。

3. 血清胆红素　主要为未结合胆红素升高。患儿生后黄疸逐渐加深，胆红素水平呈动态变化，需每 d 随访 2～3 次。

4. 血液生化检查　患儿红细胞减少，血红蛋白降低，网织红细胞显著增加，涂片中见有核红细胞。因连同有核红细胞一起算，白细胞计数可有较大增高。

四、其他检查

1. X 线检查　可见胎头颅骨外软组织晕轮形成透明带。胎儿体形变胖，手足不能屈曲或有胎盘阴影增大。

2. 羊水检查　测定羊水胆红素水平，估计胎儿溶血程度。羊水中胆红素的增加，特别是结合超声证实肝脾肿大或水肿，提示预后危重。

3. 超声检查　诊断胎儿重度水肿并发腹水。胎儿水肿：皮肤厚度超过 5mm。也可见肝脾肿大和周围水肿。

五、并发病

（1）高胆红素血症：血液胆红素浓度增高，使巩膜、黏膜、皮肤以及其他组织和体液发生黄染。

（2）黄疸：血清中胆红素升高致使皮肤、黏膜和巩膜发黄的症状和体征。

（3）胆红素脑病：高非结合胆红素血症时，游离胆红素通过血脑屏障，沉积于基底神经核脊髓等神经系统部位，抑制脑组织对氧的利用，导致脑损伤。

（4）胆汁黏稠综合征。

（5）溶血性贫血：红细胞破坏加速，而骨髓造血功能代偿不足，导致贫血。

（6）其他：呼吸循环衰竭等。

六、治疗

（一）胎儿治疗

1. 西药综合治疗　在妊娠早、中、末期各进行 10d。维生素 K 2mg，每天 1 次。维生素 C 500mg 加 25% 葡萄糖 40ml 每天静脉注射 1 次。氧气吸入 2 次/d，每次 20min。维生素 E 30mg 3 次/d。

2. 药物治疗　方法：预产期前 1~2 周，口服苯巴比妥（10~30mg 3 次/d）。作用：减少 RDS 和增加胎儿肝细胞酶的活力，减轻生后黄疸。

3. 孕期转换血浆治疗　目的：换出抗体、降低效价、减少溶血、提高胎儿存活率。方法：胎龄 20 周后每周换一次或视病情而定，每次换 100ml 左右。副作用：可能出现皮肤瘙痒蛋白过敏，经对症处理后即可恢复正常。

4. 宫内输血　适应证：羊水光密度检查提示有胎儿死亡可能的重症病例。方法：怀孕 1 周起将血注入胎儿腹腔，隔周再输，以后每 3~4 周一次。输血量按胎龄减 20 乘 10 计算。副作用：进血量过多、腹压超过脐静脉压力可致循环停止，胎儿死亡。有引起感染、出血、早产可能。刺激胎盘可导致更多胎儿血液流入母体，加重病情。因此，一般不用。

（二）临产时的处理

尽可能准备好献血员、器械和接生人员。需防范出生时出现窒息。胎儿娩出应即钳住脐带，以免脐血流入儿体过多，加重病情。断脐时残端留 5~6cm，远端结扎，裹以无菌纱布，涂上 1:5 000 呋喃西林液，保持湿润，以备换血。胎盘端的脐带揩清表面母血后，任脐带血自动流入消毒试管 3~5ml 送特异性抗体及血清胆红素测定，同时作血常规、血型、有核红细胞计数。胎盘需清理后送病理检验。

（三）新生儿治疗

防治贫血和心衰。

1. 对症治疗　贫血、全身水肿、腹水、心衰在抽腹水、脐静脉放血 30~50ml 后、立即换浓缩血。

2. 黄疸和高胆红素血症　具体如下。

（1）光疗法：通过光照使皮肤 2 毫米深度的胆红素氧化为无毒水溶性产物从胆汁及尿中排出。

（2）药物疗法：①肝酶诱导剂：苯巴比妥。用法：出生后 24h 后口服，每 d 5mg/kg，分 2~3 次，共 4~5d。特点：作用慢，黄疸发生后应用，效果较差。②输注白蛋白或血浆：作用：提高血中白蛋白浓度，增加白蛋白与胆红素的结合，降低血清中游离胆红素的含量，减少核黄疸的发生。用法：静滴白蛋白 1g/（kg·次）或静滴血浆 20~30ml/次。③静脉输注丙种球蛋白：特点：早期使用效果较好。用法：按 1g/kg 给予，于 6~8h 内静脉滴注。④纠正缺氧和酸中毒：用法：5% 碳酸氢钠 3~5ml/（kg·次）稀释后静滴。

（3）换血：优点：效果比光疗、药物好。缺点：人力、物力花费较大，并有血栓和空气栓塞、心脏停搏等危险和感染的可能

　　a. 换血指征：①有胆红素脑病症状者。②早产及前一胎病情严重者适当放宽指征。③新生儿出生时脐血血红蛋白低于 120g/L，伴水肿、肝脾肿大、充血性心力衰竭者。④血清胆红素达 342μmol/L（20mg/dl）或情况良好无嗜睡拒食症状的较大体重儿可达 427.5μmol/L（25mg/dl）或以上换血。

　　b. 血型选择：Rh 溶血病：用 ABO 同型（或 O 型）Rh 阴性的肝素化血。ABO 溶血病：用 AB 型血浆加 O 型红细胞混合后的血。

　　c. 抗凝剂：换血时：每 100ml 血加肝素 3~4mg。并应缓注 10% 葡萄糖酸钙 1ml，换血结束时再缓注 2~3ml。换血后：用肝素半量的鱼精蛋白中和。

　　d. 换血准备：换血前可静注白蛋白或血浆，停喂一次或抽出胃内容物。必要时可肌注苯巴比妥钠、口服水合氯醛使镇静。手术室室温维持 25℃ 左右，换入的血液先置室内预温，有螺旋加温管使血液达 37℃ 再进入体内更佳。新生儿仰卧、暴露腹部、手脚分别用夹板棉垫绷带固定于手术台上，皮肤消毒后覆以无菌巾，静脉切开者要局麻。

　　术前须将涂过硅油的注射器、大字形五能或叁能活塞、塑料管装配就绪后，先在肝素等渗盐水内（200ml 等渗盐水 +0.1ml 肝素）抽注润滑检查，接好出入橡皮管，放好废血盆。

　　e. 换血方法：①脐静脉换血：保留脐带者：剩 5cm 左右后，断面可见壁薄、腔大的脐静脉，导管插入时稍偏向右上方约 30 度角，插时有困难者，可选用探针试插通顺后更换导管。脐带脱落者：去除痂盖后试插，或在脐轮上 1cm 处局麻后切 1.5cm 长的半圆形口，分离软组织，剪开筋膜，在正中线稍偏右处找到宽约 0.5cm 的灰白色脐静脉，切开外面包被的胶质膜，在腹膜外游离脐静脉、挑出切开、插入导管 4~6cm，边插边抽，抽血通畅后结扎固定导管。换血开始及终末一次抽出的血，分别留送胆红素等化验。当换入等量有抗凝剂的血后，即把导管提起垂直于腹部测静脉压，之后每换 100ml 测一次，静脉压超过 8cmH_2O 者，宜多抽少注，一般出入差不超过 30~50ml。换血量：以 150~180ml/kg 计算，总量约 400~600ml。每次抽、注血量 20ml，速度要均匀，每分钟约 10ml。体重小、病情重有明显贫血和心衰者：每次抽注量减半，以减少静脉压波动，换血总量亦可酌减，并用血浆减半的浓缩血。换血过程中切忌随时更换，在肝素生理盐水中冲洗。若系导管因素则稍变更其插入深度，有阻塞可能时应换管重插。换血结束，拔出导管检查各通道有无凝血现象，脐带远端两道结扎，继续包以无菌纱布，浇上 1:5 000 呋喃西林保持湿润。如作脐上切口者，则结扎脐静脉，缝合筋膜及皮肤，作无菌包扎。②同步换血：须先插脐动脉，方向向下，与腹壁呈 45° 角，并处理好导管经脐环（约 2cm）、膀胱壁附着处（约 4cm）和髂内动脉入口处（约 7cm）三个生理性转折。遇到阻力可轻旋推进或稍退再进，失败时可改插另一根脐动脉。要求管端进入约 14cm 达第 4 腰椎水平（可由 X 线证实）。脐静脉管插入方法与脐静脉换血相同，约插入 6cm，回血通畅即可。结束时若防备再次换血，可用肝素液维持通畅保留导管，但需严防感染。脐动脉拔管时拔至距管口 2cm 处稍停片刻，以刺激前段收缩，而后拔出，以减轻出血。优点：静脉压波动减少，避免每次注抽时浪费管的新鲜血，缩短了换血时间。缺点：增加穿破出血和感染机会。

　　f. 换血后处理：继续光疗，重点护理。每 4h 测心跳呼吸，注意黄疸程度及嗜睡、拒食、烦躁、抽搐、拥抱反射等情况，黄疸减轻即可解除。使用抗生素 3d 预防感染，拆线后改一般护理，继续母乳喂养。血常规、有核红细胞计数等每 1~3d 化验一次，胆红素 1 次/d，至黄疸退后停止。出生二个月内出院后每 2 周复查一次红细胞和血红蛋白：血红蛋白低于 70g/L（7g/dl）时小量输血纠正贫血，康复期中给足量铁剂口服一次换血后血清胆红素再次上升，按指征考虑再次换血。

七、预防

　　1. 胎儿期　具体如下。

　　（1）提前分娩：适应证：Rh 阴性孕妇抗体阳性，Rh 抗体效价升至 1:32 或 1:64 以上，羊水胆红素值增高，且羊水磷脂酰胆碱/鞘磷脂比值 >2 者。

　　（2）宫内输血：适应证：胎儿水肿，或胎儿 Hb <80g/L 而肺尚未成熟者方法：直接将与孕妇血清不凝集的浓缩红细胞在 B 超监护下注入脐血管。

（3）反复血浆置换：适应证：重症 Rh 溶血病孕妇产前监测血 Rh 抗体滴定不断增高者作用：换出抗体，减轻胎儿溶血。

（4）药物：妊娠 4 个月：可开始口服中药益母草、当归、白芍、广木香，每天一剂，直至分娩。预产期前 1～2 周：口服苯巴比妥 90mg/d，诱导胎儿产生葡萄糖醛酸转移酶。对 ABO 血型不合溶血病的孕妇可用茵陈等中药如预防。

（5）终止妊娠：必要时应终止妊娠。

2. 出生后　Rh 阴性妇女：娩出 Rh 阳性婴儿 72h 内，尽早肌注抗 RhD IgG 300μg，以避免被致敏。下次妊娠 29 周时再肌注 300μg。

Rh 阴性妇女的流产者：产前出血、羊膜穿刺后或宫外孕输过 Rh 阳性血时，注抗 RhD IgG 300μg。

（高伟霞）

第十节　新生儿低钙血症

新生儿低钙血症（neonatal hypocalcemia）指血清总钙 < 1.75mmol/L（7mg/dl），血清游离钙 < 1mmol/L（4mg/dl），是新生儿惊厥的常见原因之一。

一、病因和发病机制

胎盘能主动向胎儿转运钙，妊娠晚期母血甲状旁腺激素（PTH）水平高，分娩时脐血总钙和游离钙均高于母血水平，使新生儿甲状旁腺功能暂时受到抑制。出生后因母亲来源的钙供应停止，外源性钙供应不足，而新生儿 PTH 水平较低，骨钙不能动入血，导致低钙血症。

1. 早期低血钙　发生于生后 72h 内，常见于早产儿，小样儿、糖尿病及妊娠高血压综合征母亲所生婴儿。有难产、窒息、感染及产伤史者也易发生低钙血症，可能是由于细胞破坏，其中的磷与血钙结合所致。

2. 晚期低血钙　指出生 72h 后发生的低血钙，常发生于牛乳喂养的足月儿，主要是因为牛乳中磷含量高（900～1 000mg/L，人乳 150mg/L），钙/磷比不适宜（1.35：1，人乳 2.25：1）导致钙吸收差，同时新生儿肾小球滤过率低，肾小管对磷再吸收能力强，导致血磷过高，血钙沉积于骨，发生低钙血症。

3. 其他　因碳酸氢钠等碱性药物可使血中游离钙变为结合钙，换血时血液抗凝剂枸橼酸钠可结合血中游离钙，故二者均可使血中游离钙降低。若低血钙持续时间长或反复出现，应注意有无下述疾病。

（1）母甲状旁腺功能亢进：多见于母亲甲状旁腺瘤。由于母血（PTH）水平持续增高，孕妇和胎儿高血钙，使胎儿甲状旁腺被严重抑制，从而生后发生顽固而持久的低钙血症，可伴发低镁血症，血磷一般高于 2.6mmol/L，（8.0mg/dl），应用钙剂可使抽搐缓解，疗程常需持续数周之久。

（2）暂时性先天性特发性甲状旁腺功能不全：是良性自限性疾病，母甲状旁腺功能正常，除用钙剂治疗外，还须用适量的维生素 D 治疗数月。

（3）先天性永久性甲状旁腺功能不全：系由于新生儿甲状旁腺先天缺如或发育不全所致，为 X 连锁隐性遗传。具有持久的甲状旁腺功能低下和高磷酸盐血症。如合并胸腺缺如、免疫缺陷、小颌畸形和主动脉弓异常则为 DiGeorge 综合征。

二、临床表现

症状多出现于生后 5～10d。低钙血症使细胞膜兴奋性增加，主要表现为呼吸暂停、烦躁不安、肌肉抽动及震颤，惊跳及惊厥等，手足搐搦和喉痉挛在新生儿少见。抽搐发作时常伴有呼吸暂停和发绀；发作间期一般情况良好，但肌张力稍高，腱反射增强，踝阵挛可呈阳性。早产儿生后 3d 内易出现血钙降低，其降低程度一般与胎龄成反比，通常无明显症状体征，可能与其发育不完善、血浆蛋白低和酸中毒时血清游离钙相对较高等有关。

三、辅助检查

血清总钙 <1.75mmol/L（7mg/dl），血清游离钙 <0.9mmol/L（3.5mg/dl），血清磷常 >2.6mmol/L，（8mg/dl），碱性磷酸酶多正常。必要时还应检测母亲血钙、磷和 PTH 水平。心电图 QT 间期延长（早产儿 >0.2d，足月儿 >0.19s）提示低钙血症。胸片上看不到胸腺影可能提示 DiGeorge 综合征。

四、治疗

1. 补充钙剂　伴有惊厥发作时应立即静脉缓慢推注（10~15min）10% 葡萄糖酸钙溶液 1~2ml/kg，必要时间隔 10min 再给药 1 次。若惊厥仍不能缓解，应加用镇静剂。注意静脉内快速推注钙剂可使血钙浓度迅速升高而抑制窦房结引起心动过缓，甚至心脏停搏，故静脉推注时应密切监测心率变化。同时应防止钙剂外溢至血管外造成严重的组织坏死和皮下钙化。惊厥停止后可口服补充元素钙 50~60mg/（kg·d），病程长者可持续 2~4 周，以维持血钙在 2~2.3mmol/L（8.0~9.0mg/dl）为宜。不伴惊厥但血清游离钙 <1mmol/L（4mg/dl）时应该静脉持续补充元素钙 40~50mg/（kg·d）（10% 葡萄糖酸钙溶液含元素钙 9mg/ml），以维持游离钙水平在 1.2~1.5mmol/L。

2. 补充镁剂　若使用钙剂后惊厥仍不能控制，应检查血镁。若血镁 <0.6mmol/L（1.4mg/dl），可肌肉注射 25% 硫酸镁每次 0.4ml/kg。

3. 调整饮食　停喂含磷过高的牛乳，改用母乳或钙磷比例适当的配方乳。

4. 甲状旁腺功能不全者长期口服钙剂　同时还应给予维生素 D_2 10 000~25 000IU/d 或二氢速变固醇 0.05~0.1mg/d 或 1,25 - $(OH)_2D_3$ 0.25~0.5μg/d。治疗过程中应定期监测血钙水平，调整维生素 D 的剂量。

（赵　清）

第十一节　新生儿代谢紊乱

一、新生儿高血糖症

新生儿高血糖症（neonatal hyperglycemia）是各种原因引起全血血糖值 >7.0mmol/L（125mg/dl）可诊断为高血糖症。本病病因为：①应激性高血糖症：发生于窒息缺氧、颅内出血、休克或低血压、重症感染及寒冷损伤综合征的新生儿。②医源性高血糖症：发生于静脉输注葡萄糖浓度过高、速度过快或不耐受的早产儿（特别是接受胃肠外营养的低出生体重儿和早产儿）。③药物性高血糖症：母亲分娩前或新生儿应用糖皮质激素、肾上腺素、氨茶碱、苯巴比妥、咖啡因使新生儿血糖升高。④先天性糖尿病：新生儿期罕见。新生儿肾糖阈值低，当血糖 >6.7mmol/L（120mg/dl）时，尿糖阳性。血糖每增加 1mmol/L（18mg/dl），可提高血浆渗透压 1mmol/L，当血渗透压 >300mmol/L 时产生利尿；血糖达 25~40mmol/L（450~720mg/dl）时可致颅内出血。

（一）病因

1. 医源性高血糖症　较其他病因发生为高。常见于早产儿，多由于输注葡萄糖溶液的速度过快或不能耐受所致。引起高血糖的静脉用糖剂量个体差异很大，与新生儿出生体重、胎龄及应激状态有关。医源性引起血糖增高的因素较多，主要原因如下。

（1）血糖调节功能不成熟：对糖耐受差的新生儿，尤其是早产儿和 SGA 儿，缺乏成人所具有的 Staub - Traugott 效应（即重复输糖后血糖水平递降和葡萄糖的消失率加快），此与胰岛 β 细胞功能不完善、对输入葡萄糖反应不灵敏和胰岛素活性较差有关。胎龄小、体重低和日龄越小则越明显。生后第 1 天对糖的耐受力最低。体重 <1kg 者甚至不能耐受 5~6mg/（kg·min）的葡萄糖输注速度。某些新生儿在持续的外源性葡萄糖输入时，尽管胰岛素水平提高，但内源性肝糖异生并未受到抑制，提示体内胰岛素相对不足，静脉输入脂类可导致新生儿高血糖。需要限制液体治疗的婴儿，脂肪乳剂的使用增加了

婴儿的营养，但脂类的输入使脂肪酸氧化增加，通过糖异生作用使血糖升高。

（2）疾病影响：在应激状态下，如处于窒息、感染或寒冷的新生儿易发生高血糖。如硬肿症低体温组新生儿与正常体温组和恢复期组的新生儿比较，前者葡萄糖的清除率更为低下，糖耐量下降，组织葡萄糖的利用减少。此与胰岛反应差、胰岛素分泌减少或受体对胰岛素的敏感性下降有关。也可能与儿茶酚胺分泌增加使糖原分解加快，或与血中高血糖素、皮质醇类物质水平增高使糖原异生的作用增强有关。有报道患严重低体温、感染、硬肿症的新生儿血浆中的皮质醇水平显著增高，易合并新生儿高血糖症。

（3）其他：补液时输糖量过多、速度过快，母亲分娩前短时间用过葡萄糖和糖皮质激素，婴儿在产房复苏时应用过高渗葡萄糖、肾上腺素及长期应用糖皮质激素等药，对血糖水平均有影响。甲基黄嘌呤类药物（氨茶碱）广泛应用于早产儿呼吸暂停，但会使小儿血糖升高。其作用机制可能与抑制磷酸二酯酶有关，使 cAMP 升高，抑制糖原合成，促进糖原分解。

2. 新生儿暂时性糖尿病　又称新生儿假性糖尿病。其病因和发病机制尚不十分清楚，可能与胰岛 β 细胞功能暂时性低下有关。有人报道暂时性糖尿病时血中胰岛素水平低下，恢复后则上升。约 1/3 患儿中有糖尿病家族史。多见于 SGA 儿，多数在生后 6 周内发病，病程呈暂时性，血糖常高于 14mmol/L（250mg/dl），出现消瘦、脱水和尿糖阳性。尿糖一般 1～2 周内消失，很少超过 18 个月，尿酮体常为阴性或弱阳性，很少有酮症酸中毒。大多数只需口服补液，无需静脉补液，对胰岛素反应良好，小剂量间隔使用胰岛素（1～2U/kg）皮下注射，症状消失后不再复发。有暂时性糖尿病发展成永久性糖尿病的报道，因此新生儿暂时性糖尿病需长期随访。本病病因可能与胰岛 β 细胞发育不够成熟有关，亦有人认为与染色体异常有关。

3. 真性糖尿病　新生儿少见。

（二）临床表现

轻者无症状，重者临床表现为烦渴、多尿、脱水面容、眼闭不全、体重不增或下降。

（三）诊断

1. 查体要点　患儿有窒息、缺氧、寒冷或感染的原发病体征。颅内出血时出现惊厥、呼吸暂停。

2. 辅助检查　具体如下。

1）常规检查

（1）全血血糖 > 7.0mmol/L 或血浆血糖 > 8.12mmol/L。

（2）尿糖阳性，尿酮体阴性或弱阳性。

2）其他检查：严重者头颅 CT 可有颅内出血表现。

3. 鉴别诊断　具体如下。

（1）新生儿暂时性糖尿病：又称新生儿假性糖尿病，可能与胰岛素 β 细胞暂时性功能低下有关。多见于小于胎龄儿，约 1/3 患儿有糖尿病家族史，血糖升高明显达 13.3～127.7mmol/L（240～2 300mg/dl），可伴酸中毒、酮尿，血胰岛素降低。

（2）真性糖尿病：新生儿罕见，临床与暂时性糖尿病相同，但治疗后亦不会出现完全缓解。

（3）尿糖阳性的疾病：Fanconi 综合征、肾小管疾病、肾性糖尿等，均具备各病的特点，多无高血糖。

（四）治疗

治疗原则：减慢葡萄糖输入速度，去除病因，控制感染，纠正缺氧。

1. 一般治疗　具体如下。

（1）加强护理、保暖，定期监测血糖和尿糖。

（2）病因治疗：去除病因，控制感染，纠正缺氧，抗休克，恢复体温，停用糖皮质激素等引起高血糖的药物。

2. 药物治疗 具体如下。

（1）调整葡萄糖输注速度和浓度：减慢葡萄糖输入速度至每分钟 4~6mg/kg，但葡萄糖浓度不要低于5%，并监测血糖加以调整。全肠道外营养者开始应以葡萄糖基础量为准进行补充，每 d < 0.4~0.5g/kg，逐步增加，同时加用氨基酸和脂肪乳，以减少葡萄糖用量。

（2）纠正高渗血症或脱水：重症高血糖症伴明显脱水表现，应及时补液，纠正水、电解质紊乱和酮症酸中毒。

（3）胰岛素：虽经上述处理，空腹血糖仍 > 14mmol/L（250mg/dl）时可试用正规胰岛素每小时0.05~0.1U/kg 静脉滴注，也可皮下注射胰岛素 0.1~0.2U/kg，6h 一次，每小时测血糖及尿糖，正常后停用。同时监测血钾。用药过程中血糖下降的速度个体差异较大，应严密监测血糖，血糖降至8.4mmol/L 以下应及时停药，并适当上调输液、输注葡萄糖速度，避免低血糖发生。

二、新生儿低血糖症

新生儿低血糖症（neonatal hypoglycemia）是指由于各种原因导致全血血糖 < 2.2mmol/L 的新生儿疾病，不论胎龄和出生体重。根据病因与低血糖持续时间，本病分为 2 类：①暂时性低血糖症：较常见，多发生于糖原储存不足（早产儿、小于胎龄儿、双胎之小者）、新生儿窒息、缺氧、感染、寒冷损伤综合征、饥饿、静脉输注葡萄糖突然中止者、胎儿高胰岛素血症（糖尿病母亲的婴儿、巨大儿、Rh 溶血病）、胎儿应激状态、有核红细胞增多症、先天性心脏病等。②持续性低血糖症：见于内分泌疾病、先天性代谢缺陷病如垂体发育不良、胰岛细胞瘤、甲状腺功能减低症、半乳糖血症、糖原累积病、枫糖尿症、肉毒碱代谢缺陷、Beckwith 综合征等。

（一）病因

新生儿低血糖的病因是多方面的，主要包括以下几方面：

1. 糖原和脂肪贮存不足 胎儿肝糖原的贮备主要发生在胎龄最后的 4~8 周，胎儿棕色脂肪的分化从胎龄 26~30 周开始，一直延续至生后 2~3 周。一方面，低出生体重儿［包括早产儿和小于胎龄（SGA）儿］的糖原和脂肪贮存量少；另一方面，生后代谢所需的能量相对又高，因而易发生低血糖症。有资料证实 SGA 儿的糖原合成酶活性较低，因而糖原合成较少，且糖异生的限速酶磷酸烯醇丙酮酸羧激酶发育延迟，摄取糖异生所需的特殊氨基酸的能力低下，导致糖异生障碍而引发低血糖，而一些重要器官组织代谢的需糖量却相对较大。SGA 儿的脑对葡萄糖需要量和利用率明显增高，其脑重与肝重之比由正常的 3:1 增大至 7:1，脑对糖的利用为肝脏的 2 倍。尤其要指出的是，双胎儿多同时具早产、低出生体重、低于胎龄等高危因素，因此发生低血糖的危险特别高，有报道高达 40%。

2. 耗糖过多 新生儿患严重疾病（如窒息、RDS、硬肿症等）均容易发生血糖低下。这些应激状态常伴有代谢率增加、缺氧、体温和摄入减少。缺氧可促使低血糖症发生。缺氧对足月儿和早产儿糖代谢的影响不同，在 Apgar 评分1~3 分的新生儿中发生低血糖症的都是足月儿，因为应激状态下足月儿利用葡萄糖迅速，而早产儿利用葡萄糖的能力差。国内学者证实处于寒冷或低体温状态下的新生儿低血糖发生率高，与低体温儿的产热能力不能满足体温调节的需要有关。新生儿感染时糖代谢率增加，平均葡萄糖消耗率比正常儿增加 3 倍左右。新生儿糖原异生酶活性低，而感染则加重了糖原异生功能的不足，氨基酸不易转化成葡萄糖。新生儿糖原异生主要靠棕色脂肪释出甘油进行，感染严重时，棕色脂肪耗竭，糖原异生的来源中断，从而使血糖低下。此外，感染时患者的摄入减少、消化吸收功能减弱，也容易导致低血糖症。

3. 高胰岛素血症 暂时性高胰岛素血症常见于母亲患糖尿病的婴儿。因孕妇血糖高，胎儿血糖也随之增高，胎儿胰岛 β 细胞代偿性增生；出生后来自母亲的葡萄糖中断而发生低血糖。新生儿低血糖主要见于妊娠期血糖控制不理想的患者，这些产妇即使产程中血糖维持在正常范围内，新生儿的低血糖发生率仍较高，可能与胎儿在孕期高血糖的刺激下 β 细胞已发生增生，出生后胎儿体内高胰岛素血症导致低血糖有关。产程中血糖的波动与妊娠期糖尿病的病情及妊娠期的血糖控制有关，妊娠期仅需饮食控制就能使血糖维持正常水平的产妇，临产后一般也不需要胰岛素，而病情较重、妊娠期胰岛素用量较大的患者，产程中血糖波动较大、变化快、胰岛素用量不易控制，所以，即使孕期血糖控制良好，但分娩期血糖波动较大也易导致新生儿的低血糖。严重溶血病的胎儿由于红细胞破坏，红细胞内谷胱甘肽游离在血浆中可对抗胰岛素的作用，也可使胎儿的胰岛 β 细胞代偿性增生而发生高胰岛素血症。红细胞增多症患儿经用枸橼酸葡萄糖作保养液的血换血后可出现低血糖，因保养液中葡萄糖浓度较高，刺激胰岛素分泌，换血后短时间血中胰岛素水平仍较高。持续性的高胰岛素血症包括胰岛细胞腺瘤、胰岛细胞增殖症和 Beckwith 综合征（特征是体重大、舌大、脐疝和某些畸形伴高胰岛素血症）。

4. 内分泌和代谢性疾病　患半乳糖血症的新生儿因血中半乳糖增加，葡萄糖相应减少。糖原累积病的患儿糖原分解减少，致血中葡萄糖量低。患亮氨酸过敏症的新生儿，母乳中的亮氨酸可使其胰岛素分泌增加。其他如脑垂体、甲状腺或肾上腺等先天性功能不全也可影响血糖含量。

（二）临床表现

（1）新生儿低血糖时常为无症状型。

（2）出现症状的患儿早期多发生在生后 6~12h，晚期发生在出生后 2~3d。症状表现为神萎、嗜睡、多汗、苍白、反应差、喂养困难，也可表现为烦躁、震颤、惊厥、呼吸暂停和阵发性发绀。

（三）诊断

1. 查体要点　注意有无反应差、易激惹、面色青紫或苍白、多汗、屏气或呼吸暂停、肌张力下降等体征。注意是否为巨大儿、巨舌、脐膨出及其他畸形，心前区有无杂音等。

2. 辅助检查　具体如下。

1）常规检查

（1）全血血糖 <2.2mmol/L，应每 4~6h 测一次微量血糖，直至血糖稳定。

（2）经皮测血氧饱和度（TcSO$_2$）：因低血糖常可致呼吸暂停和发绀，故应每 4~6h 测一次 TcSO$_2$。

（3）心肌酶、肝功、肾功：低血糖持续时间长可导致心肌酶的异常。

2）其他检查

（1）血气分析：有时呈低氧血症及代谢性酸中毒，血氧饱和度（SaO$_2$）可能下降。

（2）甲状腺功能：吃奶少，反应差时需与先天性甲状腺功能减低鉴别，后者 FT$_3$、FT$_4$ 降低，TSH升高。

（3）血酮体、血胰岛素、胰高糖素、生长激素和皮质醇：如低血糖持续存在，可能为胰岛细胞瘤、Beckwith 综合征，应做上述检查。必要时查血、尿氨基酸和有机酸测定，以明确病因。

3. 鉴别诊断　具体如下。

（1）新生儿低钙血症：低出生体重儿、感染、缺氧时易发生低钙血症，同时可伴低血糖。表现惊跳、惊厥、喉痉挛、阵发性青紫，或呼吸暂停、肌张力增强。血清钙 <1.8mmol/L，血清游离钙 <0.9mmol/L。

（2）新生儿缺氧缺血性脑病：有围生期缺氧缺血史，出生后 72h 内出现意识障碍，原始反射减弱、易激惹、惊厥，重者昏迷。头颅超声波示回声增强，头颅 CT 有低密度影。

（3）新生儿化脓性脑膜炎：常有胎膜早破、产程延长、吸入综合征或脐炎病史，多为败血症的并发症，表现为惊厥、前囟紧张饱满。脑脊液压力增高，细胞数及蛋白均增高，涂片、培养可呈阳性。

（四）治疗

治疗原则：尽快使血糖恢复正常，治疗原发病。

1. 一般治疗　具体如下。

（1）凡易发生低血糖的新生儿，条件许可应尽早开奶。不能进食者可静脉滴注葡萄糖，剂量 4~6mg/（kg·min），以预防低血糖的发生，保持中性温度，减少热能消耗。

（2）对症治疗：积极治疗各种原发病，如抗感染、供氧、纠酸等。

2. 药物治疗　具体如下。

（1）不论有无症状凡是血糖低于 2.2mmol/L（40mg/dl）均应治疗：无症状者滴注 10% 葡萄糖 6 ～ 8mg/（kg·min），无效可增至 8 ～ 10mg/（kg·min）。有症状者可静脉推注 10% 葡萄糖液 2ml/kg，继之以 6 ～ 8mg/（kg·min）[3 ～ 5ml/（kg·h）]维持。若低血糖不能纠正，可增加葡萄糖滴注剂量，每次增加 2mg/（kg·min），直至 12 ～ 16mg/（kg·min）（周围静脉滴注葡萄糖浓度不宜 >13%，高浓度葡萄糖应从中心静脉供给）。每 4 ～ 6h 根据血糖进行调整，24h 后可逐渐减慢静脉滴注速度。葡萄糖输液不应骤停以防再现低血糖。

（2）升血糖激素：经上述治疗仍不能维持血糖水平，可加用氢化可的松静脉滴注，每 d 5 ～ 10mg/kg，或泼尼松口服，每 d 1 ～ 2mg/kg 至症状消失，血糖恢复后 1 ～ 2d 停止。顽固低血糖症也可试用胰高糖素（glucagon），每次 0.1 ～ 0.3mg/kg，肌内或皮下注射，6 ～ 12h 后可重复。

（3）高胰岛素血症患儿：可试用二氮嗪（diazoxide），10 ～ 25mg/（kg·d），分 3 次口服。胰岛细胞增生或胰岛腺瘤者须作胰腺次全切除或腺瘤摘除术。

（五）预防

（1）预防比治疗更重要，对可能发生低血糖的高危儿应从出生后 1h 即开始喂（或鼻饲）10% 葡萄糖，每次 5 ～ 10ml/kg，每 h 一次，连续 3 ～ 4 次。出生后 2 ～ 3h 提早喂奶，24h 内每 2h 喂一次。

（2）体重低于 2kg 或窒息复苏困难或延长时，尽快静脉输注 5% ～ 10% 葡萄糖 2 ～ 6ml/kg。

（3）注意保暖，减少热量消耗。

（刘丽芳）

第十二节　新生儿呕吐

呕吐通常是指由于某种原因，胃内容物甚至部分肠内容物在消化道内逆行而上，自口腔排出的反射性动作，是消化道功能障碍的一种表现。新生儿由于宫内外环境的巨大变化、器官发育不完全成熟、对外界抵抗力差以及可能存在的各种畸形，更加容易出现呕吐症状。

一、病因

新生儿比儿童更容易发生呕吐，主要与新生儿的特点有关，其常见原因如下。

（1）新生儿食管较松弛，胃容量小，呈水平位，幽门括约肌发育较好而贲门括约肌发育差，肠道蠕动的神经调节功能较差，腹腔压力较高等，均为新生儿容易出现呕吐的解剖生理原因。

（2）胚胎时期各脏器分化和发育的异常，尤其是前、中、后肠的异常，容易造成消化道的畸形，使摄入的食物或消化道分泌物不能顺利通过肠道，逆行从口腔排出，形成呕吐。

（3）胎儿出生时的刺激，如吞咽了大量的羊水、血液，以及出生后内外环境的急剧变化，也容易诱发新生儿呕吐。

（4）新生儿呕吐中枢发育不完善，容易受全身炎症或代谢障碍产生的毒素刺激引起呕吐。

二、临床表现

1. 窒息与猝死　新生儿呕吐会使呕吐物进入呼吸道，发生窒息，如呕吐物多、没有及时发现可导致猝死。

2. 吸入综合征　呕吐物进入气道可发生吸入性肺炎，出现咳嗽、呼吸困难，长时间反复吸入可使吸入性肺炎迁延不愈。

3. 呼吸暂停　早产儿呕吐可发生呼吸暂停。

4. 出血　剧烈呕吐可导致胃黏膜损伤，发生出血，呕吐物呈血性。

5. 水、电解质紊乱　呕吐较频繁者，因丧失大量水分和电解质，导致水、电解质平衡紊乱，患儿出现脱水、酸中毒、低钠血症等。

三、诊断

新生儿呕吐的诊断主要是病因诊断，确定有无急需手术治疗的消化道畸形。根据呕吐的频率、性状、量的多少、发病时间、发展趋势、伴随症状以及有无并发症等，结合 X 线摄片，消化道造影等辅助检查作出诊断。

1. 症状　呕吐发作的频率较低，呕吐量较少且以胃内容为主，不含胆汁或粪样物，无明显的营养不良和发育障碍，不伴有腹胀以及便秘等，随着时间推移和内科治疗逐渐好转的多为内科原因所致，常见的生理性胃食管反流、喂养不当、胃黏膜受刺激、胃肠道功能失调、肠道内外感染性疾病、中枢神经系统疾病等。发作频繁、呕吐物量多影响营养状态和生长发育，胆汁性、咖啡样或粪样呕吐，伴有腹胀、便秘、腹痛，经内科和体位治疗并正确喂养仍不见好转者，多为消化道畸形所致，常见原因有先天性食管闭锁、膈疝、幽门肥厚性狭窄、幽门瓣膜或闭锁、环状胰腺、肠旋转不良、肠闭锁或狭窄、先天性巨结肠、肛门直肠畸形等，少见的还有新生儿坏死性小肠结肠炎、胎粪性腹膜炎、胃肌层发育不良胃破裂等。

2. 辅助检查　以 X 线摄片和消化道造影为主。X 线摄片提示肠梗阻或消化道结构异常并经消化道造影证实梗阻存在的位置可以作出相应诊断。

四、鉴别诊断

1. 溢乳　溢乳在出生后不久即可出现，主要表现为喂奶后即有 1～2 口乳水反流入口腔或吐出，喂奶后改变体位也容易引起溢乳。溢出的成分主要为白色奶水，如果奶水在胃内停留时间较长，可以含有乳凝块。溢乳不影响新生儿的生长发育，随着年龄的增长逐渐减少，出生后 6 个月左右消失。

2. 吞咽动作不协调　主要见于早产儿，或见于有颅脑和脑神经病变的患儿，是咽部神经肌肉功能障碍，吞咽动作不协调所致，表现为经常有分泌物在咽部潴留，吞咽时部分乳汁进入食管，部分从鼻腔和口腔流出，部分流入呼吸道，引起新生儿肺炎。早产儿数周或数月后功能逐渐成熟，可以自行恢复，神经系统损伤引起者的预后，取决于神经系统本身的恢复。

3. 喂养不当　约占新生儿呕吐的 1/4。喂奶次数过频、喂奶量过多；乳头孔过大或过小、乳头下陷，致使吸入大量空气；奶头放入口腔过多，刺激了咽部；牛奶太热或太凉，奶方变更和浓度不合适；喂奶后剧烈哭闹，喂奶后过多过早地翻动小儿等，都容易引起新生儿呕吐。呕吐可以时轻时重，并非每次奶后都吐。呕吐物为奶水或奶块，不含胆汁。改进喂养方法则可防止呕吐。

4. 咽下综合征　约占新生儿呕吐的 1/6。正常情况下，胎龄 4 个月时消化道已经完全形成，胎儿吞咽羊水到胃肠道，对胎儿胃黏膜没有明显的刺激。在分娩过程中，如有过期产、难产、宫内窘迫或窒息，胎儿吞入过多的羊水、污染的羊水、产道中的分泌物或血液，可以刺激胃黏膜引起呕吐。呕吐可以表现为生后即吐，喂奶后呕吐加重，为非喷射性呕吐。呕吐物为泡沫黏液样，含血液者则为咖啡色液体。多发生于出生后 1～2d，将吞入的羊水及产道内容物吐尽后，呕吐即消失。如无其他并发症，小儿一般情况正常，不伴有发绀和呛咳，轻者不需特殊处理，重者用 1% 碳酸氢钠洗胃 1～2 次即可痊愈。

5. 胃内出血　新生儿出血症、应激性消化道溃疡、弥散性血管内凝血等引起的胃肠道出血时，血液刺激胃黏膜可以引起新生儿呕吐。呕吐时往往伴有原发病的症状和体征，选择适当的实验室检查，可以做出明确诊断。

6. 药物作用　苦味药物可以刺激胃黏膜引起新生儿呕吐，如某些中药制剂。有些药物如红霉素、氯霉素、两性霉素 B、吐根糖浆、氯化钙等本身就可以引起呕吐，一般停用后自然缓解。孕妇或乳母应用洋地黄、依米丁等时，药物可以通过胎盘血行或乳汁进入新生儿体内，引起新生儿呕吐。

7. 感染　感染引起的呕吐是新生儿内科最常遇到的情况，感染可以来自胃肠道内或胃肠道外，以胃肠道内感染多见。胃肠道内的几乎所有感染都可以引起新生儿肠炎，呕吐为新生儿肠炎的早期症状，呕吐物为胃内容物，少数含有胆汁。随后出现腹泻，容易合并水、电解质紊乱。经治疗后呕吐多先消失。胃肠道外感染引起的呕吐也很常见，凡上呼吸道感染，支气管炎，肺炎，脐炎，皮肤、黏膜、软组织感染，心肌炎，脑膜炎，泌尿系统感染和败血症等都可以引起呕吐。呕吐轻重不等，呕吐物为胃内容物，一般无胆汁，感染被控制后呕吐即消失。

8. 新生儿坏死性小肠结肠炎　目前认为感染在本病发病过程中起主要作用。多见于早产儿和低出生体重儿，以腹胀、腹泻、呕吐和便血为主要表现，感染中毒症状严重，重者常并发败血症、休克、腹膜炎、肠穿孔等。X 线平片检查可见肠道普遍胀气、肠管外形僵硬、肠壁囊样积气、门静脉积气等特征征象。近年认为超声检查对门静脉积气、肝内血管积气、腹水、气腹等都比 X 线敏感，已经成为本病的重要诊断手段。

9. 胃食管反流　很多新生儿都出现过反流现象，但有明显征象的占 1/（300 ~ 1 000），其原因可能与食管神经肌肉发育不全有关，有时和食管裂孔疝并存。90% 以上的患儿出生后第 1 周内即可出现呕吐，常在平卧时发生，呕吐物为乳汁，不含胆汁，呕吐物内可混有血液。长期胃食管反流，可以引起反流性食管炎和食管溃疡。如果没有解剖结构上的异常，出生后数月可以自愈。

10. 幽门痉挛　为幽门的暂时性功能失调所致。多在生后 1 周内发病，呈间歇性喷射性呕吐，并非每次奶后都吐。呕吐物为奶水，可有奶块，不含胆汁。对全身营养影响较小。查体较少见到胃型和蠕动液，触诊摸不到增大的幽门括约肌。用阿托品治疗有效。

11. 胎粪性便秘　正常新生儿 98% 在生后 24h 内开始排胎粪，约 48h 后排尽，如出生后数日内不排便或排便很少，就会引起烦躁不安、腹胀、拒奶和呕吐，呕吐物含有胆汁。全腹膨隆，有时可见肠型，可触及到干硬的粪块，肠鸣音活跃。腹部 X 线片全腹肠管扩张，可见液平和颗粒状胎粪影。肛查时可触及干结的胎粪，生理盐水灌肠使大量黏稠的胎粪排出后，症状即可缓解。

12. 新生儿便秘　多为肠道蠕动功能不良所致。少数新生儿 3 ~ 5d 才排便 1 次，以牛奶喂养儿多见。便秘时间延长，则出现腹胀和呕吐，呕吐特点与胎粪性便秘相似，通便后症状解除，不久后又出现，大多数于满月后自然缓解。

13. 颅内压升高　新生儿较多见，新生儿颅内出血、颅内血肿、缺氧缺血性脑病、各种感染引起的脑膜炎、脑炎等，均可以引起颅内压增高。颅内压增高时的呕吐呈喷射状，呕吐物为乳汁或乳块，一般不含胆汁，有时带咖啡色血样物。患儿往往伴有烦躁不安或嗜睡、昏迷、尖叫、前囟饱满、颅缝开裂等神经系统症状和体征。给予脱水降颅压后呕吐减轻。

14. 遗传代谢病　大多数有家族史。

（1）氨基酸代谢障碍：包括许多疾病，如苯丙酮酸尿症、胱氨酸血症、先天性赖氨酸不耐受症、甘氨酸血症、缬氨酸血症等均有呕吐现象，另外还有各种疾病特有的症状，如皮肤毛发颜色淡、尿有特殊霉味、生长不良、昏迷、酸中毒、眼球震颤等，做血液检查可以确诊。

（2）糖代谢障碍：如半乳糖血症、枫糖血症等，出生时正常，进食后不久出现呕吐、腹泻等，以后出现黄疸、肝大、白内障等。

（3）先天性肾上腺皮质增生症有很多种类型，如 21 - 羟化酶缺乏、11β - 羟化酶缺乏、18 - 羟化酶缺乏、18 - 氧化酶缺乏、3β - 羟脱氢酶缺乏、17α - 羟化酶缺乏、17、20 裂解酶缺乏等。其中以 21 - 羟化酶缺乏最为典型。出生后不久出现嗜睡、呕吐、脱水、电解质紊乱、酸中毒等。外生殖器性别不清，男性阴茎大或尿道下裂、隐睾，女婴出现阴蒂肥大，大阴唇部分融合似男婴尿道下裂或隐睾的阴囊等。检查血浆皮质激素及其前体类固醇，如皮质醇、17 - 羟孕酮、脱氢异雄酮、雄烯二酮可以协助诊断。

15. 过敏性疾病　小儿对药物、牛奶蛋白、豆类蛋白过敏时可以出现呕吐，新生儿比较常见的是对牛奶蛋白过敏，常在生后 2 ~ 6 周发病，主要表现为喂给牛奶后 24 ~ 48h 出现呕吐、腹胀、腹泻，大便中含有大量奶块和少量黏液，可以出现脱水、营养不良等。停用牛奶后呕吐消失。

16. 食管闭锁及食管气管瘘　由于胎儿食管闭锁，不能吞咽羊水，母亲孕期常有羊水过多，患儿常有呛咳、青紫及吸入性肺炎，甚至发生窒息。下鼻胃管时受阻或由口腔内折回，X 线检查可以清楚观察到鼻胃管受阻情况，同时可以了解盲端位置。进一步检查可经导管注入 1 ~ 2ml 碘油造影，可以更清楚地显示闭锁部位，同时观察有无瘘管。

17. 膈疝　临床分为后外侧膈疝、胸骨后疝和食管裂孔疝。后外侧膈疝又称胸腹裂孔疝，占所有膈疝的 70%～90%，多发生在左侧。出生后出现阵发性呼吸急促和发绀，如伴有肠旋转不良或进入胸腔的肠曲发生嵌顿，表现为剧烈呕吐，重者全身状况迅速恶化，病死率很高。查体上腹部凹陷呈舟状，可见到反常呼吸。X 线检查可以确诊，胸腔内见到充气的肠曲和胃泡影、肺不张、纵隔向对侧移位，腹部充气影减少或缺如。

18. 食管裂孔疝　它是一种先天性膈肌发育缺陷，使部分胃通过食管裂孔进入胸腔。食管裂孔疝分为食管裂孔滑动疝、食管旁疝和混合型。85% 患儿出生后第 1 周内出现呕吐，10% 在出生后 6 周内发病。立位时不吐，卧位时呕吐明显，可呈喷射状呕吐，呕吐物为乳汁，可含有棕色或咖啡色血液。有的患儿可引起继发性幽门痉挛，临床极似幽门肥厚性狭窄。1/3 婴儿可以出现吸入性肺炎。食管旁疝可发生胃溃疡，偶尔可以出现胃坏死，需要急诊手术处理。呕吐可持续 12～18 个月，多数患儿待身体直立时可以消失。诊断主要依靠 X 线检查，钡剂发现膈上胃泡影或胃黏膜影可以诊断。

19. 肥厚性幽门狭窄　男婴发病高，男女之比 4：1，多见于足月儿。呕吐始于生后第 2 周左右，呕吐呈持续性、进行性，逐渐发展为喷射性呕吐。呕吐物为奶水和奶块，量多，有酸臭味。每次喂奶后不久或喂奶过程中呕吐，患儿食欲好。饥饿感强，反复呕吐后，患儿体重不增，大小便减少。腹部检查可见到明显的胃型和顺、逆两个方向的胃蠕动波。在右肋缘下腹直肌外侧可触橄榄大小的坚硬肿物，为肥厚的幽门括约肌。钡剂检查可见胃扩大、胃排空时间延长、幽门部呈典型的鸟嘴样改变及狭窄而延长的幽门管。超声检查可以直接看到肥厚的幽门括约肌，诊断的标准为幽门肌厚度超过 4mm 或幽门管的长度超过 14mm 即可诊断。

20. 幽门前瓣膜致闭锁或狭窄　为较少的先天发育异常，多数瓣膜中央有孔。无孔瓣膜生后即出现上消化道完全梗阻的症状，瓣膜孔较小时在新生儿期就可发病，表现为进食后呕吐，常呈喷射状，呕吐性状和内容物类似肥厚性幽门狭窄，但腹部触诊摸不到肿物。钡剂检查见不到幽门管延长、弯曲及十二指肠球压迹等肥厚性幽门狭窄的特点，可以幽门前 1～2cm 处见到狭窄处的缺损。本病需手术切除隔膜。

21. 胃扭转　胃扭转分为两型：器官轴型扭转和系膜轴型扭转。以器官轴型多见，约占 85%。新生儿因胃的韧带松弛，胃呈水平位，故容易发生胃扭转。多于出生后即有吐奶或溢奶史，也可以在生后数周内开始呕吐，呕吐轻重不一，呈喷射状呕吐或非喷射状呕吐，多在奶后呕吐，奶后移动患儿时更为明显，呕吐物不含胆汁。钡剂造影可以确诊。

22. 先天性肠闭锁和肠狭窄　闭锁可发生于肠管的任何部位，以回肠最多，占 50%，十二指肠占 25%，空肠较少，结肠罕见。发生在十二指肠和空肠上段的称为高位肠闭锁。高位时常常有羊水过多史，闭锁部位越高，呕吐出现得越早，十二指肠闭锁时生后第 1 次喂奶即发生呕吐，呕吐物为胃内容物及十二指肠分泌液，除少数闭锁发生在壶腹部近端者外，大多数呕吐物内均含有胆汁，随着喂奶次数的增多，患儿呕吐逐渐加重，呈持续性反复呕吐。可有少量的胎便排出，腹不胀或轻度膨隆。发生于空肠下段、回肠和结肠时称为低位肠闭锁。低位肠闭锁主要表现为腹胀，常在出生后 1～2d 开始呕吐，呕吐物呈粪便样，带臭味，无胎粪或仅有黏液样胎粪。高位肠闭锁时，腹部立位 X 线透视或摄片可见 2～3 个液平面，称为二泡征或三泡征，低位肠闭锁时可见多个扩大的肠襻和液平面，闭锁下端肠道不充气，钡灌肠可见胎儿型结肠。

23. 肠旋转不良　一般在出生后 3～5d 开始呕吐，呕吐可为间歇性，时轻时重，呕吐物为乳汁，含有胆汁，生后有胎便排出。如发生胃肠道出血，提示肠坏死，继之可出现肠穿孔和腹膜炎，腹膜刺激征阳性，中毒性休克等。X 线立位片可见胃和十二指肠扩张，有双泡征，空肠、回肠内少气或无气，钡灌肠显示大部分结肠位于左腹部，盲肠位于左上腹或中腹即可确诊。

24. 胎粪性腹膜炎　胎儿时期肠道穿孔导致胎粪流入腹腔，引起腹膜无菌性、化学性炎症，称为胎粪性腹膜炎。临床表现因肠穿孔发生的时间不同而异，结合 X 线特点，通常分为 3 型。①肠梗阻型，出生后即可见到梗阻症状，如呕吐、拒奶、腹胀、便秘等，X 线立位片可见肠曲扩大，伴有多个液平面，可见明显的钙化斑片影。②腹膜炎型，由于肠穿孔到出生时仍然开放，出生后迅速引起化脓性腹膜炎或气腹，根据气腹的类型有可分为两种，一种是游离气腹，肠穿孔为开放性，患儿一般状况差，可伴有呼吸困难和发绀，腹胀显著，腹壁发红，发亮，腹壁静脉曲张，有时腹腔积液可引流到阴囊，引起阴囊红肿。腹部叩诊呈鼓音和移动性浊音。肠鸣音减少或消失。腹部X线片可见钙化影，有时阴囊内也见钙化点。另一种是局限性气腹，肠穿孔被纤维素粘连包裹，形成假面具性囊肿，囊内含有积液和气体，假性囊肿的壁上或腹腔内其他部位可见钙化点。此型可以发展为弥漫性腹膜炎或局限性腹腔脓肿。③潜伏性肠梗阻型，出生时肠穿孔已经闭合，但腹腔内存在着肠粘连，表现为出生后反复发作的肠梗阻，腹部X线片可见钙化影。轻症经禁食、胃肠减压、灌肠等处理，可以缓解。如果已经有气腹或肠梗阻症状不能缓解，应尽早手术治疗。

25. 先天性巨结肠　是一种常见的消化道畸形，是由于结肠末端肠壁肌间神经丛发育不全，无神经节细胞，受累肠段经常处于痉挛状态而狭窄，近端结肠粪便堆积继发肠壁扩张、增厚，造成巨大结肠。本病主要症状包括胎粪排出延迟、便秘，约90%病例生后24h内无胎便排出。逐渐加重的低位肠梗阻症状，出现呕吐，次数逐渐增多，呕吐物含胆汁或粪便样物质，腹部膨隆，皮肤发亮，静脉怒张，可见肠型及蠕动波，肠鸣音亢进。肛门指检直肠壶腹部空虚，并能感到一缩窄环，拔指后有大量粪便和气体爆破式排出，腹胀症状随之缓解。此后便秘、呕吐、腹胀反复出现。晚期可并发小肠结肠炎、肠穿孔等。X线立位腹部检查可见肠腔普遍胀气，直肠不充气。钡灌肠是主要的诊断方法，可见到直肠、乙状结肠远端细窄，乙状结肠近端和降结肠明显扩张，蠕动减弱。24h后复查，结肠内常有钡剂存留。直肠测压检查显示直肠肛管抑制反射阴性。直肠活检和肌电图检查也有助于临床诊断，但在新生儿使用较少。

26. 肛门及直肠畸形　主要指肛门及直肠的闭锁或狭窄，是新生儿期发生率最高的消化道畸形。临床可分为①肛门狭窄。②肛门闭锁。③直肠闭锁。肛门直肠闭锁者生后无胎便排出，以后逐渐出现低位肠梗阻的症状，如腹胀、呕吐、呕吐物含胆汁和粪便样物质，症状逐渐加重。大多数患儿通过仔细查体都可以发现无肛门或肛门异常，临床可疑病例可以在出生24h以后，将患儿进行倒立位侧位摄片检查，可以确定闭锁的类型和闭锁位置的高低，超声检查也可以准确测出直肠盲端与肛门皮肤的距离。

五、治疗

新生儿呕吐的诊断和治疗过程是相互交叉的，其治疗原则主要包括防止并发症和病因治疗两个方面。包括防止误吸，改善喂养习惯，控制感染，手术纠正消化道畸形等。

（罗艳妮）

第十三节　新生儿流行性腹泻

新生儿流行性腹泻（epidemic diarrhea of the newborn）是指在产科婴儿室或医院新生儿病房中暴发流行的腹泻。由于新生儿免疫功能不完善及环境因素，易发生感染。病原以细菌、病毒、真菌、寄生虫较为常见，主要通过孕母产道、被污染的乳品、水、乳头、食具、成人带菌者等传播。

一、病因及流行病学

（一）细菌

以大肠埃希菌较为常见，致病性大肠埃希杆菌（EPEC）、产毒性大肠埃希菌（ETEC）和出血性大肠埃希菌（EHEC）都曾发生过新生儿流行性腹泻，尤以EPEC是常见的病因，流行性强，有时可引起整个病区婴儿腹泻的流行，甚至传至院外，引起整个地区婴儿的流行。流行开始的第一例，多来自孕母分娩前后的腹泻，或宫颈存在大肠埃希杆菌，新生儿在分娩过程中得到感染。也可能在分娩后从母亲处得到感染，于生后1~6d发病，先传给婴儿室中附近的新生儿，范围逐渐扩大成为流行。另一种传播方式是曾与流行性腹泻的新生儿有过直接或间接接触，或从工作人员的手或带菌者间接感染到疾病，但尚在潜伏期，作为正常婴儿出院，回家后不久发生腹泻，被送至另一医院的新生儿病室，引起该病室的腹泻流行。

鼠伤寒沙门菌也是流行性腹泻的重要病原，鼠伤寒菌分布广泛，对人和某些动物都可引起疾病，病愈后带菌率又高，因此细菌来源多，发病率高。腹泻的流行常来自孕妇或工作人员的带菌者或患者。有报道工作人员的鼻腔也可带菌，经手的媒介传给新生儿，因此在鼠伤寒发病率高的地方要特别注意新生儿腹泻的流行。新生儿感染沙门菌后带菌率比儿童或成人要高，因此新生儿患者腹泻控制后要多次作大便培养，至少连续 3 次阴性后方可出院。

其他一些细菌，如空肠弯曲菌、耶尔森菌、产气单胞菌、铜绿假单胞菌、金黄色葡萄球菌、志贺菌、产气杆菌、嗜盐菌等也可引起新生儿腹泻。

（二）病毒

轮状病毒是引起新生儿流行性腹泻的最常见病原之一，主要经粪口途径传播，健康成人可作为带毒者，已感染的新生儿也是重要感染源。轮状病毒在环境中较稳定，不易自然灭活，可通过护理人员传播。也有报道轮状病毒可经过呼吸道、胎盘传播。但大便中找到轮状病毒，不可认为是腹泻的病原，因正常大便中也可找到该病毒。在流行中，如大部分患儿大便中轮状病毒的核苷酸或基因构型相同，方可认为是流行的病因。柯萨奇病毒、埃可病毒、肠道腺病毒等也可引起新生儿流行性腹泻。

（三）真菌

长时间使用抗生素可继发真菌感染，以白假丝酵母较多见。

（四）寄生虫

滴虫、梨形鞭毛虫、隐形孢子虫等也可引起新生儿流行性腹泻。

二、临床表现

（一）消化道症状

腹泻每天数次或十多次，大便性状与病原有关，可呈稀水样便、黏液便、血样便，患儿常有食欲缺乏、腹胀、呕吐。

（二）全身症状

常有发热、精神萎靡、哭吵不安，严重者出现嗜睡、面色苍白、唇周发绀。

（三）水、电解质平衡紊乱

新生儿腹泻常在短时间内发生脱水、酸中毒、低钠血症、低钾血症等并发症，严重者面色发灰、皮肤花纹、四肢发凉、尿少，出现休克。

（四）其他

有些患儿同时伴有其他部位感染，如肺炎、中耳炎、尿路感染、鹅口疮、败血症等。

不同病原所致的新生儿流行性腹泻各有一定特点：

1. 大肠埃希菌肠炎　致病性大肠埃希菌肠炎的大便为水样、蛋花汤样，有腥臭味；产毒性大肠埃希菌肠炎的大便为稀水样；侵袭性大肠埃希菌肠炎的大便呈黏液脓血样，有腥臭味，大便量不多。

2. 鼠伤寒沙门菌肠炎　大便性状多变，可呈水样、黏冻样、黑绿色或灰白色，有明显的腥臭味。

3. 轮状病毒肠炎　起病急，常发热，大便稀水样，量多，腥臭味可不明显。

4. 金黄色葡萄球菌肠炎　大便多为黄绿色、暗绿色、水样，有腥臭味。

5. 真菌性肠炎　大便呈黄绿色稀水样，或豆腐渣样，泡沫多。

三、诊断

（一）病史及流行情况

要详细询问病史，了解流行病学情况，有助于诊断。

（二）临床表现

要详细观察大便性状。同时要密切观察病情发展，新生儿脱水程度较难估计，尤其对早产儿，皮下脂肪少，用皮肤弹性估计脱水并不准确，最好根据连续的体重记录、尿量测量。

（三）病原学检查

要及时留取标本做细菌培养。如怀疑轮状病毒感染，要同时查病毒抗原。如怀疑真菌感染，大便镜检可见真菌孢子和菌丝。

（四）血气分析和电解质检查

新生儿腹泻易发生酸中毒和电解质紊乱，应及时做血气分析和电解质检查，做到及时治疗。

四、治疗

（一）控制感染

根据病原及药敏结果，选用抗生素，对革兰阴性杆菌，可选用头孢第三代抗生素或安美汀。病毒性腹泻不必使用抗生素。真菌性肠炎应停用抗生素，用制霉菌素口服。

（二）纠正水电解质紊乱

对新生儿腹泻要随时观察是否有脱水、酸中毒和电解质紊乱，要及时予以纠正。

1. 补液量　新生儿个体差异较大，不同出生体重，不同日龄，需要量均不同，要个体化，对轻、中度脱水补液量不宜过多。对重度脱水，有循环衰竭者，先给 2：1 等张液 20ml/kg，静脉滴注。

2. 补液性质　等渗脱水补 1/2 张，低渗脱水补 2/3 张，高渗脱水补 1/3 张。

3. 补液速度　输液总量的 1/2，以 $8 \sim 10$ml/（kg·h）速度静脉滴注，约需 8h，另 1/2 以 $5 \sim 6$ml/（kg·h）速度静脉滴注。早产儿补液速度应 <7ml/（kg·h）。

4. 纠正酸中毒　用碳酸氢钠，根据血气分析 BE 值计算，5% 碳酸氢钠（ml）= $-$Be×体重（kg）×0.5，先用计算量的 1/2，用 5% 葡萄糖等量稀释静脉滴注。纠正酸中毒的目标是使 pH 不低于 7.25。

5. 纠正电解质紊乱　新生儿腹泻易发生低钠血症和低钾血症。补钾不宜操之过急，如血钾 < 3.5mmol/L，可给氯化钾 $1.5 \sim 3$mmol/（kg·d），用 10% 氯化钾 $1 \sim 2$ml/（kg·d），稀释成 $0.15\% \sim 0.2\%$，持续静脉滴注。

（三）其他治疗

可用十六角蒙脱石，每次 0.5g，$2 \sim 3$ 次/d。腹泻时间较长者需用微生态调节剂，如丽珠肠乐口服。

五、预防

新生儿流行性腹泻的预防主要是消毒隔离和治疗患者，以切断感染源。一旦发现新生儿腹泻就应立即隔离患儿及其父母，并积极治疗患者。如发现流行已难避免，立即将直接或间接接触过的婴儿集中在一个病房，每天做大便培养，严密观察腹泻的发生。对大便培养阳性者再另集中隔离。

有作者认为，凡大便培养阳性者，不论有无腹泻都给予抗生素预防，疗程 5d。但也有反对药物预防，因为药物预防后带菌率更高，症状可能推迟出现，有时还可能使症状反复发作，延长流行时间。

腹泻流行的婴儿室都应检疫，不收新婴儿或新患者，将已康复的婴儿集中在一起，大便培养阴性 3 次后出院，未发生腹泻的新生儿也另集中在一间，经过潜伏期（$1 \sim 6$d）后大便培养阴性 3 次后方可出院。任何患儿出院后，原床位上的用品（如被褥、被单、枕头）及病床都应消毒。

婴儿室和病室在流行期间应每天消毒，地板湿拖，家具湿揩，不让灰尘飞扬，定时作空气、地板、墙壁和家具拭子培养。

工作人员应特别注意手的刷洗，每接触一患儿后应再洗手，方可接触另一婴儿，定时作手拭子、鼻腔拭子和大便培养，阳性者暂脱离病室或婴儿室。喂奶前需戴消毒手套，然后装奶头。对有粪便污染的尿布和床单需集中在一起，消毒后才可送出病室。

（李　静）

第十四节　新生儿病毒感染

一、巨细胞病毒感染

巨细胞病毒感染（cytomegalo virus infection）是人巨细胞病毒（human cytomegalo virus，HCMV）引起的一种全身性感染综合征。因受染细胞的典型改变是细胞变大，核内和胞质内出现包涵体，故本病又名巨细胞包涵体病（cytomegalic inclusion disease，CID）。由于人对此病毒普遍易感，HCMV 的感染非常普遍，近年来在世界范围内的感染和发病率有增加的趋势，也是引起先天性畸形的重要原因之一。

（一）临床流行病学

1. 发病率　人是 HCMV 的唯一传染源和宿主。本病属非流行性传染，无明显季节性，感染率与社会经济条件明显相关。欧美 20 世纪 80 年代孕妇的感染率（血清抗 HCMV - IgG）为 40% ~ 80%，日本为 95%，一些发展中国家及地区的感染率甚至可达 100%。巨细胞病毒感染在我国广泛流行，2009 年数据显示孕妇血清抗 CMV - IgG 阳性率高达 94.6%。孕妇的原发或重复感染均可引起胎儿的宫内感染、围生期感染或产后水平感染，武汉观察组的总感染率达 85%。产妇与新生儿的抗 HCMV - IgM 检出情况与感染密切相关，胎儿可从抗 HCMV - IgM 阳性的母亲获得感染。

2. 病原学　HCMV 属疱疹病毒科乙组疱疹亚科，系线状双链 DNA（dsDNA）病毒。本病毒对宿主或组织培养有明显的种属特性，复制周期为 48 ~ 72h，产生感染细胞病变需要 6 ~ 7d。在感染急性期，HCMV 的 B 基因表达产物可诱发机体免疫反应与 HCMV - IgM 起抗原 - 抗体反应；研究证实，HCMV 150kD 磷蛋白是 HCMV 蛋白结构中抗原性最强的蛋白，与其他疱疹病毒无同源性，能被 HCMV 感染患者血清中抗 HCMV - IgG 特异性抗体识别。HCMV 目前暂定为 1 个血清型，又分为 3 个亚型，即 1、2、3 亚型。HCMV 具有潜伏活动的生物学特性，侵入宿主后 4h 开始合成宿主特异性 DNA，继而合成特异型病毒 DNA；它可引起体液免疫反应和细胞免疫反应，前者以抗体反应为主，可用各种血清学方法测定。抗体形成较容易，即使在严重免疫抑制者中也可产生，但它不能防止再感染和发病。在防御感染中起重要作用的是细胞免疫，主要是 NK 细胞和 CTL 细胞。

3. 传染源与传播途径　由于 HCMV 感染多呈亚临床型或隐性发病及潜伏感染，故 HCMV 携带者是最广泛的传染源。病毒存在于宿主咽部、唾液腺、子宫颈、阴道分泌物、尿液、精液、乳汁及血液中。先天性感染、围生期感染以及出生后早期感染的婴儿持续排放病毒，迁延可达数年，但在第一年中排毒量最多。美国每年新生儿的先天性 HCMV 感染率为 1%。我国一项研究发现，HCMV 感染率随年龄增大而升高，新生儿及 3、6 和 12 月龄婴儿的 HCMV 排毒率分别为 1.41%、14.0%、37.7% 和 35.3%。在传播途径中，围生期母婴传播的意义最大，包括经胎盘感染、经宫颈逆行感染、经产道感染和产后水平感染，后者主要是经哺乳而感染，通过母乳感染 CMV 的婴儿可达 58% ~ 76%。病婴从口腔、呼吸道及尿液中排放病毒是造成本病在婴儿中间进行水平传播的重要方式，人群对于 HCMV 的易感性是普遍的，而且可以重复感染。

（二）发病机制与病理生理

HCMV 具有潜伏活动的生物学特性，侵入人体后主要引起两种变化：①进行病毒复制产生典型的巨细胞包涵体，称为产毒性感染（productive infection）。②没有子代病毒复制，不引起细胞病变称为非产毒性感染或潜伏感染（nonproductive 或 latent infection）。内源性潜伏病毒在一定条件下可被激活引起再发感染（recurrent infection）。受 HCMV 感染的细胞明显增大，直径可达 20μm 以上，细胞核也增大，常偏于细胞一侧，包涵体偏于核内一侧，当中有不染色的晕环将其与核膜隔开，使细胞呈典型的"猫头鹰眼样"改变。在巨细胞附近常有浆细胞、淋巴细胞浸润。孕妇感染 HCMV 后，HCMV 潜伏于胎盘绒毛膜组织中，引起胎盘形态学改变，使胎儿生长发育的环境和条件恶化，造成胎儿反复感染。HCMV 还会影响绒毛膜促性腺激素、胎盘生乳素等的分泌，造成胎儿宫内发育迟缓、死胎、早产和死产等。孕早期感染可导致胚胎正常发育受影响、胎儿畸形、死胎等。HCMV 感染引起的病变是多系统、多脏器的。有资料显示，脑部是典型的受侵犯部位，表现为脑积水、脑室周围钙化、局部软化及出血、星状细胞增生、血管周围炎性浸润以及硬脑膜结节化。肾脏受累时主要累及肾小管近端，常有间质细胞浸润；肺泡和支气管上皮也可见巨细胞，并有单核细胞浸润。在新生儿病例中，可发现有髓外血细胞生成和圆形细胞浸润或亦可见巨细胞；肝脏病理改变可见肝细胞水肿和类似慢性肝炎样改变，又可引起重型肝炎改变。包涵体累及肝内胆管上皮细胞，引起胆管炎、胆汁瘀积和黄疸。

（三）临床表现

本病的临床表现依患者的感染方式、年龄、免疫状态以及并发症不同而各异。

1. 先天性感染　受感染的胎儿除流产、死产外，活婴中约有 5% 表现为典型全身 CID，即多系统、多脏器受累。另有 5% 表现为非典型的临床表现，其余 90% 均呈亚临床型。新生儿 CID 的特征是单核，巨噬细胞系统和中枢神经系统受侵犯，如小于胎龄儿、小头畸形、黄疸、肝脾大、皮肤瘀斑、脑积水、脑组织钙化等。据 Boppana 等（1992）106 例的分析，本病的主要体征及症状为紫癜（76%）、黄疸（67%）、肝脾大（60%）、小头畸形（53%）、体重过轻（50%）、早产（34%）以及脉络膜视网膜炎、脑积水、脑组织钙化和低钙惊厥等，严重者多在生后数天或数周内死亡；幸存者 90% 留有后遗症，如生长迟缓、智力障碍、运动障碍、癫痫、视力减退（视神经萎缩）、听力障碍（神经性耳聋）等。

2. 围生期感染　主要通过分娩时的产道感染或经宫颈逆行感染及产后喂乳感染等，出生时多无感染症状，2~4 个月后发病，多为亚临床型，以呼吸道和消化道系统症状为主，如刺激样咳嗽（呈百日咳样）、气促、发绀、间质性肺炎表现、黄疸、肝脾大、血小板减少性紫癜。本病的病死率可达 30%，肺炎合并呼吸衰竭为主要的直接死因。有研究发现孕早期 HCMV 原发感染对胎儿神经系统的损害较孕中期和孕晚期再发性感染及继发性感染者重。

（四）诊断

本病的诊断标准（试行，1994 年 10 月，武汉）包括临床与实验室两个方面的依据：

1. 临床诊断依据　能证实宿主体内有 HCMV 侵入，无论有无症状或病变均称为 CMV 感染。

1）根据获得感染的方式分类

（1）先天性感染（congenital infection）：由 HCMV 感染的母亲所生育的子女于出生 14d 内（含 14 天）证实有 HCMV 感染，为宫内感染所致。

（2）围生期感染（perinatal infection）：由 HCMV 感染的母亲所生育的子女于出生 14d 内没有 HCMV 感染，而于生后第 3~12 周内证实有 HCMV 感染；为婴儿于出生过程或吸吮母乳感染。

（3）生后感染（postnatal infection）或获得性感染（acquired infection）：由产后水平感染，主要是经哺乳而感染和由患婴造成的水平传播感染。

在新生儿中以前 2 种方式为最重要。

2）根据临床征象分类

（1）症状性感染（symptomatic infection）：出现 HCMV 感染相关的症状体征，损害宿主 2 个或 2 个以上器官或系统时称全身性感染（systemic infection），多见于先天性感染；主要集中于宿主的某一器官或系统如肝脏或肺部时，则称为 CMV 肝炎或 CMV 肺炎。

（2）亚临床型感染（subclinical infection）：无任何临床症状与体征，在新生儿中为非主要类型。

2. 实验室诊断依据（具有下列任何 1 项即可诊断）　具体如下。

1）从受检材料（尿、血、唾液、乳汁等组织）中分离出 HCMV。

2）在受检组织细胞中见到典型的巨细胞包涵体（除外其他病毒感染）。

3) 血清特异抗体检测

（1）血清抗 CMV IgG：从阴性转为阳性表明原发性感染。

（2）血清抗 CMV IgM：阳性结果表明 HCMV 感染；如同时有抗体 CMV - IgG 阴性，表明原发性感染；但新生儿产生 IgM 能力差，因此，即使感染了 HCMV 仍可出现假阴性。

4）用特异的单克隆抗体从受检组织或细胞中检测到 CMV 抗原表示 HCMV 活动，从周围血细胞中查得 CMV 抗原又称为 CMV 抗原血症（CMV antigenemia）。

5）用分子杂交或聚合酶链反应法从受检材料中检出 CMV - DNA 特异片段，表明 CMV 感染（潜伏感染或活动性感染均可）。

（五）治疗

对本病目前尚无特效治疗，以对症处理支持治疗为主。目前，更昔洛韦、缬更昔洛韦、膦甲酸、西多福韦等抗病毒药得到上市许可，用于治疗 HCMV。有证据表明更昔洛韦在治疗新生儿有症状性先天性 CMV 感染中有一定的效果，特别对防治听力损伤有一定的效果。重症感染者用 7.5 ~ 10mg/（kg·d），分 2 ~ 3 次静滴，14d 后继以 5mg/（kg·d）维持治疗 1 ~ 2 个月，对先天性感染又可用 12mg/（kg·d）连续治疗 6 周疗法。不良反应有白细胞及血小板下降、肝功能异常，但停药后可迅速恢复正常，偶可致不可逆性无精症。

大量的多中心试验正在对缬更昔洛韦（更昔洛韦前体）糖浆治疗有症状的先天性 CMV 患儿的安全性及有效性进行评估。口服成分虽可避免静脉给药的缺点，但血清学和重新激活的毒性仍存在，这些缺点限制了其使用。而膦甲酸、西多福韦应用于先天性 CMV 感染新生儿的经验则非常有限。

（六）预防

治疗即使有效，也难免留下后遗症，所以预防特别重要。鉴于传染源广泛而且多为隐性，传播途径复杂而不易控制，加之易感性普遍存在，预防措施的重点在于开发疫苗。

二、弓形虫感染

弓形虫病（toxoplasmosis）是由刚地弓形虫引起的人畜共患寄生虫病。先天性感染多可致胎儿畸形、早产、死产等。

（一）临床流行病学

1. 发病率　本病呈世界性分布，具有广泛的自然疫源性。各国感染率高低不一，为 0.6% ~ 94%，在 25% ~ 50% 左右，我国人群感染率为 0.1% ~ 47.3%，多数报道在 10% 左右。2008 年，李伟等报道我国孕妇弓形虫 IgM 抗体阳性率达 3.6%，随着获得性免疫缺陷综合征的感染率增加和宠物的饲养，此感染率近年有增长趋势。

2. 传染源与传播途径　凡体内带有弓形虫的哺乳类、鸟类等动物均可为传染源，其中受感染的猫及猫科动物为主要传染源。猪和羊肉中含有弓形虫包囊，食肉动物可经口感染。初次感染弓形虫的孕妇可经胎盘传染给胎儿，是先天性致畸的重要传染源。

3. 易感性　人群对弓形虫普遍易感。胎儿及婴儿比成人易感。

4. 病原学　刚地弓形虫是一种双宿主（终末宿主和中间宿主）生活史周期、双相发育的球虫。弓形虫是严格的细胞内寄生虫。猫及猫科动物是其唯一的终宿主，也是中间宿主，弓形虫在其体内完成无性生殖和有性生殖过程；人是其中间宿主，弓形虫在体内只能完成无性生殖过程。弓形虫的生活史分为 2 个相：为在猫科动物的小肠黏膜上皮内进行裂体增殖和有性生殖阶段的孢子球虫相；在人等中间宿主和终宿主体内有核细胞进行无性生殖的弓形虫期。

（二）发病机制

人食入弓形虫卵囊或包囊后，弓形虫先侵入小肠上皮细胞，再经血液或淋巴系统播散至全身各器官，侵入除红细胞外的任何有核细胞内繁殖直至细胞破裂，弓形虫逸出后再侵入新的细胞，如此反复循环，引起全身组织细胞的广泛损害。病变以坏死和炎症为主，亦可见血管栓塞和肉芽肿。当人体特异性免疫形成后，血中的虫体被清除，组织中的滋养体发育受到抑制形成包囊而成隐性感染，一旦人体免疫功能降低时，包囊内虫体活化、逸出造成复发。

（三）临床表现

弓形虫可侵犯全身各器官，但以中枢神经系统、眼、淋巴结、心肺、肝脾和骨骼肌为主，新生儿的显性感染多为先天性获得。初次感染弓形虫的孕妇约 1/2 滋养体可通过胎盘感染胎儿。先天性感染病情的轻重与感染时的孕周呈负相关。妊娠 3 个月内引起先天性感染症状较重，常出现流产及死胎。妊娠中晚期感染的胎儿出生后症状较轻，可表现为隐性感染。出生时有显性感染的常见有脑和眼受损表现，脑部症状有小头畸形、脑积水、脑钙化、脑膜脑炎、精神障碍、惊厥、肢体强直、脑神经麻痹等。眼部表现最常见脉络膜视网膜炎，其次为眼肌麻痹、虹膜睫状体炎、白内障、视神经萎缩等。此外，尚有发热、肝脾大、淋巴结肿大、皮疹、黄疸等。出生后发病愈晚，其病变愈轻。出生后因体内包囊活动化而不断损伤组织细胞，可出现智力低下、癫痫发作、视力减退、斜视、失明等症状。

（四）诊断

本病临床表现复杂，诊断较难。临床上若出生后呈现小头畸形、小眼症等，在新生儿或婴儿期出现黄疸持续不退、肝脾大、视网膜脉络膜炎等，再结合流行病学资料，如母有流产、早产、死产史、与猫密切接触史或进食未熟的肉类、蛋类、奶类史，临床要考虑本病，确诊须靠实验室检查。

（五）实验室检查

1. 病原学检查　取患者的血、脑脊液、尿、痰、羊水、肿大淋巴结及尸体的脏器组织等检查滋养体和假包囊。

（1）直接涂片检查取上述材料直接涂片在高倍镜下找滋养体；或用吉姆萨染色或瑞特染色后在油镜下找滋养体和假包囊，此法阳性率较低。

（2）分离弓形虫取待检材料接种于小鼠腹腔、鸡胚卵黄囊或猴肾细胞分离弓形虫。

（3）DNA 杂交及 PCR 技术两者均有较高的敏感性和特异性。

2. 免疫学检查　具体如下。

（1）血清抗体检查：检测患儿血清中的弓形虫 IgM 和 IgG 抗体，抗体效价高或病程中有 4 倍以上升高或 IgM 抗体阳性均提示近期感染，新生儿血清中 IgM 阳性提示为先天性感染。检测方法如染色试验、补体结合试验、间接凝血试验、间接免疫荧光试验、酶联免疫吸附试验和间接乳胶凝集试验。

（2）循环抗体检查：检测弓形虫循环抗体可以作为早期特异性诊断方法，此法灵敏度和特异性高，可作为早期及急性期的诊断。

（3）近几年，国外弓形虫 IgG 亲和力测定正在兴起，患者出现症状后 5 个月内亲和力低（通常 < 25%），高亲和力（ > 30%）被认为是慢性感染，其是已发现的慢性感染的最有用指标之一，可排除急性感染。

（六）治疗

对确诊为先天性弓形虫病，不管有无症状，获得性感染有症状者均应给予治疗。目前首选乙胺嘧啶和磺胺嘧啶联合用药。乙胺嘧啶是二氢叶酸还原酶抑制剂，磺胺嘧啶能竞争二氢叶酸合成酶使二氢叶酸合成减少，两药均使虫体核酸合成障碍而抑制其生长，故两药联用具有协同作用。①乙胺嘧啶第 1 天剂量 0.5mg/kg，分 2 次口服，第 2d 起剂量减半，1 次口服。②磺胺嘧啶 100mg/（kg·d），分 4 次口服，以上两药联用疗程最短 1 个月，超过 4 个月疗效较佳。乙胺嘧啶有骨髓抑制作用，故应同时加服叶酸 5mg/次，3 次/d 口服。③阿奇霉素与干扰素联合治疗弓形虫病安全有效，近年来临床应用治疗脑、视网膜等部位弓形虫感染的疗效受到肯定。阿奇霉素 7 ~ 10mg/（kg·d），饭后 2h 顿服，服药 10d 停 10d 为 1 个疗程。干扰素 3 岁以上 100 万 U 肌注 1 次为 1 个疗程；3 岁以下 10 万 U 肌注，1 次/d，每疗程连用 4 次。两种药物均用 6 个疗程。④克林霉素可渗入眼组织中，浓度较高，治疗眼弓形虫病疗效较好，10 ~ 25mg/（kg·d），分 3 ~ 4 次口服，疗程 4 ~ 6 周，可间隔 2 周后再重复 1 个疗程。

（七）预防

对孕妇应常规作弓形虫血清学检查，若妊娠早期发现感染应终止妊娠，妊娠中晚期应积极治疗。

三、风疹病毒感染

风疹（rubella，German measles）是由风疹病毒引起的急性出疹性呼吸道传染病，孕早期感染风疹病毒易导致胎儿的先天性畸形。

（一）临床流行病学

1. 病率　母亲在妊娠早期若感染风疹病毒可导致婴儿患先天性风疹综合征（congenital rubella syn-drome，CRS）。CRS 患儿多患有严重缺陷，估计全球每年平均有 10 万名 CRS。风疹病毒抗体（RV - IgG）阴性及抗体低水平（<15U/ml）的育龄妇女是生育出 CRS 患儿的高危人群。根据国内 6 个省的 10 412 名孕妇血清标本报道，妊娠早期血清风疹 IgM 阳性率为 0.46%，按此计算我国每年至少有 4 万名因风疹宫内感染引起的先天缺陷儿。

2. 病原学　风疹病毒（rubella virus，RV）属披盖病毒科，为单链 RNA 病毒，只有一个血清型。风疹只对人和猴有致病力，能在胎盘和胎儿体内长期生存繁殖，造成多系统的慢性进行性感染。病毒在体外生活力较弱，紫外线、加热 56℃维持 30min、酸类（pH < 3.0）、脂溶剂均可将其杀灭。

3. 传染源与传播途径　风疹患者、无症状带毒者和先天性风疹患者都是传染源。在风疹患儿出疹前 7 天和出疹后 5d 内可从患儿的鼻咽分泌物、血液、粪和尿中分离出风疹病毒。先天性风疹患儿出生后长期排毒可达数周至数月之久。风疹病毒主要通过空气飞沫传播。病毒存在于患儿和带毒者的呼吸道分泌物中，通过咳嗽、喷嚏、说话等方式产生飞沫被易感者吸入而传染。易感者亦可通过接触被风疹患儿的粪便、尿液中病毒污染的食具、衣物等用品而发生接触传染。风疹病毒亦可通过胎盘传给胎儿，这是造成新生儿 CRS 的重要途径。

（二）发病机制与病理生理

风疹病毒侵入上呼吸道后，先在局部黏膜和颈淋巴结内复制繁殖，然后侵入血循环引起第一次病毒血症。病毒通过白细胞到达单核细胞系统复制后再次进入血液循环引起第二次病毒血症。皮疹主要是由风疹病毒引起的真皮上层的毛细血管炎症，表现为毛细血管充血和轻微炎症渗出。

孕妇妊娠期感染风疹可将风疹经胎盘传给胎儿。胎儿致畸的危险性与感染风疹的妊娠月份密切相关，孕妇在头 3 个月感染风疹病毒，胎儿受感染的机会较大，胎儿发生先天性畸形的几率较高。这主要是由于胎盘屏障尚未发育完善，病毒能通过胎盘绒毛膜产生持续感染；孕 3 个月正值胎儿三个胚层分化、各器官形成的重要时期，细胞分化受到抑制，器官的形成受到影响，因此产生各种先天性畸形。

（三）临床表现

先天性风疹综合征表现按时间分为三类：①新生儿先天性风疹综合征，包括新生儿期明显的损害。②延迟性先天性风疹综合征，包括新生儿期不明显而后来才显著的损害。③先天性风疹晚期表现，包括新出现的损害。以上各类之间有些重叠。

先天感染风疹病毒后可发生死产、流产、先天性风疹、正常活产新生儿等情况。先天性风疹综合征的临床表现复杂，多累及全身各系统。

1. 低出生体重　约 1/2 患儿出生体重不足 2 500g。

2. 耳聋　占 66%，多为双侧性感觉神经性耳聋或伴有传导性障碍，继而导致语言发育障碍。耳聋是耳蜗和 Corti 器变性引起发育不良所致。听力于出生第一年后可进行性变坏，也有突然发展为听力丧失。

3. 眼损害　占 78%，多为双侧性，以白内障发生率最高，常合并小眼球，其次为先天性青光眼。

4. 心血管畸形　在妊娠头 2 个月感染风疹病毒发生先天性风疹综合征的儿童中约 58%合并心脏损害，最常见为动脉导管未闭，依次为房、室间隔缺损，肺动脉狭窄，法洛四联症等。

5. 中枢神经系统病变　占 62%，主要表现为精神发育迟缓，小头畸形，严重的运动损害和典型的痉挛性双侧瘫痪均可见到。

6. 其他 如血小板减少症、肝脾大、肝炎、黄疸、骨损害、脑膜脑炎、溶血性贫血、全身性淋巴瘤、皮肤斑疹、皮纹异常、腹股沟疝、风疹肺炎等等。

（四）实验室检查

1. 血象 白细胞总数减少，分类中淋巴细胞相对增多。

2. 血清学检查 可用 ELISA 检测患儿血清中的特异性 IgM 和 IgG 抗体。新生儿血清特异性 IgM 阳性可诊断为先天性风疹，IgG 抗体阳性表示有免疫力。

3. 分离病毒 出疹前后 7d，可直接从咽拭子或尿液中分离出病毒，孕妇可从绒毛组织或羊水中检测风疹病毒。除此之外，还可用单克隆抗体和 PCR 技术检测病毒。

（五）治疗

目前尚无特效治疗，主要以对症支持治疗以及并发症治疗为主。对于先天性心脏病等先天畸形主要采取手术治疗。

（六）预防

1. 妊娠初期 3 个月应尽量避免与风疹患者接触，如接触风疹患者后，应于接触后 3 天内肌内注射高效价免疫球蛋白 20ml，可有一定保护作用。对于确诊有风疹病毒感染的早期孕妇一般应终止妊娠。

2. 疫苗接种 风疹疫苗接种是目前预防、控制风疹流行和先天性风疹综合征发生的最有效措施，英、美、法等发达国家已常规对易感者接种疫苗，且提倡女性青春期前接种，这些措施使 CRS 的发生率明显下降。我国风疹疫苗已自行生产，并已列入免费计划疫苗接种程序。妇女婚前或孕前血清风疹特异性 IgG 抗体阴性者应给予接种。目前已有麻疹 - 风疹 - 流行性腮腺炎、麻疹 - 风疹、风疹 - 流行性腮腺炎等联合疫苗，接种后 95% 产生抗体，目前无明显不良反应。

3. 对孕妇进行检测 孕妇产前进行风疹病毒检测，防止 CRS 婴儿的出生。

四、乙型病毒性肝炎

我国为乙型病毒性肝炎的高发地区。据估计全国约有 1 亿人口感染乙肝。流行病学证实 HBV 存在着母婴间传播，在我国患乙肝或携带 HBsAg 母亲的婴儿，1 年内 HBV 感染率为 51.8% ~ 85.3%。儿童感染乙型肝炎以后，常可持续不愈，成为慢性携带者或慢性肝炎，严重影响儿童的健康。

（一）临床流行病学

1. 病原学 乙型肝炎病毒（hepatitis B virus, HBV）属嗜肝 DNA 病毒。HBV 感染者血清中常存在三种病毒颗粒：小球形颗粒、柱状颗粒和大球形颗粒。前两种颗粒是在肝细胞质内合成后释放入血的病毒囊膜蛋白，即乙肝表面抗原（HBsAg）；后一种又称为 Dane 颗粒，是完整的 HBV 病毒体，直径 42nm，脂蛋白包膜（HBsAg）厚 7nm，核心直径 28nm，内含乙型肝炎核心抗原 HBcAg、环状双股 HBV - DNA 和 HBV - DNA 多聚酶。环状双股 HBV - DNA 是 HBV 基因组，负链 DNA 有 S、C、P 和 X4 个开放读码区（open reading frame, ORF）。S 基因区由 s 基因、前 s1 基因和 s2 基因组成，分别编码 s 蛋白、前 s1 蛋白和前 s2 蛋白，这些蛋白均属于 HbsAg。HBV 复制时，HBsAg 出现于受染的肝细胞质、膜和血循环中，还存在于许多体液和分泌物中，如唾液、乳汁、精液等。由于 HBsAg 与 Dane 颗粒常同时存在，故 HBsAg 常作为是否具有传染性的标志。抗 HBs 为保护性抗体，是 HBV 感染终止及有免疫力的标志。C 基因由前 c 基因和 c 基因组成，前 e 基因编码功能性多肽，c 基因编码核心蛋白 HBcAg。如前 c 基因和 c 基因连续编码后产生 HBeAg 前体蛋白，HBeAg 前体蛋白经修饰后形成 HBeAg。HBcAg 仅表达于肝细胞内，血清中检测不到。但其特异性抗体抗 HBc 可在血清中检测到，如抗 HBc - IgM 阳性间接表示 HBV 复制，具有传染性。低滴度抗 HBc - IgG 阳性表示既往感染。HBeAg 既表达于肝细胞内，也表达于血清中。HBeAg 阳性表示 HBV 复制活跃，是传染性强的标志。抗 HBe 抗体阳性表示 HBV 复制减弱，传染性降低。P 基因区编码 HBV - DNA 合成所必需的多聚酶。X 基因区编码 HBxAg，HBxAg 有反式激活功能，可激活肝细胞内的原癌基因，与原发性肝癌有关。

近年来，随着 HBV 全基因组序列的积累，逐步发现 A~H 八种基因型，各基因型具有一定的地理分布区域。据调查，在中国儿童慢性乙肝感染人群中，基因型 C 占 70.5%，基因型 B 占 24.5%，中国不同地区基因型分布各有差异。研究发现 HBV 基因型是影响慢性乙肝的临床表现和转归的主要决定因素之一。

HBV 对外界环境的抵抗力较强，能耐受干燥、60℃达 4h、紫外线及一般消毒剂。100℃煮沸 10min、高压蒸汽灭菌法及 2% 过氧乙酸浸泡 2min 可灭活。

2. 传染源与传播途径　新生儿感染 HBV 主要有母婴垂直传播和水平传播两种途径。

（1）母婴传播：为小儿感染的主要途径，传播率为 40%~60%，如母亲为 HBsAg 和 HBeAg 双阳性，则传播率更高。母婴垂直传播具体有：①经胎盘传播：母亲在妊娠时感染 HBV 或者是慢性 HBV 携带者，均可将病毒传给胎儿，但此时一般不影响胎儿发育，亦不致畸。②经产道感染：是发生母婴传播的主要方式，新生儿娩出时吞入带有 HBV 的阴道液而感染，约占母婴传播的 40%。③经母乳传播：HBsAg 阳性母亲的乳汁中 70% 可检测到 HBV，在 24h 内的初乳检出率更高。④生后密切接触：由于感染母亲的唾液、初乳、汗液、血性分泌物中均可检测到病毒，故此方式为重要的传播途径。

（2）水平传播：主要是注射、输注血液制品和生活密切接触传播。

3. 易感性　自然感染或主动免疫后机体产生抗 HBs，对一种 HBsAg 亚型具有持久免疫力，但对其他亚型免疫力不完全，偶可再感染其他亚型。

（二）发病机制

乙型肝炎的发病机制十分复杂，目前认为宿主免疫系统功能紊乱是其病理损伤的主要机制，大量证据表明，细胞免疫机制是乙型肝炎感染的发病机制之一。HBV 感染时，先由单核 - 巨噬细胞摄取病毒抗原，加工并呈递给 Th 细胞，Th 细胞活化增殖并释放白细胞介素 -2（IL-2），IL-2 刺激被 HBV 抗原致敏的 Tc 细胞发生克隆性增殖，形成大量效应性 T 细胞，攻击受 HBV 感染的肝细胞，导致肝细胞的变性坏死。Tc 细胞攻击的靶抗原主要是肝细胞膜上的 HBcAg 和 HBeAg。只有同时表达靶抗原和 I 类 MHC 抗原的肝细胞才被 Tc 细胞识别、攻击和破坏。α、β、γ 干扰素均能增强肝细胞表达 I 类 MHC 抗原。Tc 细胞对靶肝细胞的识别与结合还有黏附分子的参与。受染的肝细胞表面表达 Fas 抗原，而活化 Tc 细胞表面则表达 FasL，两者相结合时启动肝细胞核内程序死亡基因，引起细胞凋亡。HBV 感染可使肝细胞膜特异脂蛋白（LSP）变性形成"自身抗原"，刺激 B 细胞产生相应 IgG 抗体。IgG 抗体其 Fab 端与肝细胞膜 LSP 结合，其 Fc 端与自然杀伤细胞（NK 细胞）Fc 受体结合，激活 NK 细胞杀伤肝细胞，即抗体依赖的细胞介导的细胞毒反应（ADCC），属自身免疫反应。各型肝炎的发病取决于机体的免疫状况和乙肝病毒的消长关系。一般认为，机体免疫反应正常者感染 HBV 后，功能健全的 Tc 细胞攻击受染的肝细胞，特异性抗体清除从肝细胞溶解释放出的 HBV，病毒清除，感染终止，临床表现为急性肝炎；免疫亢进者由于抗 HBs 产生过早、过多，迅速破坏大量肝细胞，形成抗体过剩的免疫复合物，导致局部过敏坏死反应，而引起急性或亚急性肝炎；免疫力低下时，由于抗 HBs 产生不足，不能有效清除体内 HBV，使得 HBV 继续侵犯新的肝细胞形成慢性肝炎或慢性 HBV 携带状态。小儿多由于免疫系统尚未成熟，往往成为慢性乙肝和慢性 HBV 携带者。

（三）临床表现

新生儿乙型肝炎主要表现为黄疸；可表现为生后黄疸消退延迟或退而复现，部分患者可伴有发热、摄入奶量减少等临床表现。也有表现为持续性阻塞性黄疸，巩膜与皮肤黄染，尿色加深如茶色，大便颜色减退或呈陶土色，肝、脾大，多数患者在出生时可完全没有其他临床症状和肝功能及血清学的改变。

（四）实验室检查

1. 肝功能检查　新生儿肝炎时，肝功能可能表现正常或仅有轻度异常。血清丙氨酸氨基转移酶（ALT，即 GPT）于黄疸前期开始升高，高峰在血清胆红素高峰之前，一直持续至黄疸消退后数周，血清胆红素在黄疸前期末开始升高，凡登白试验多为双相阳性。黄疸前期末尿胆原及尿胆红素开始呈现阳性反应，是早期诊断的重要依据。

2. 乙肝血清标记物检测 其结果与临床意义见表 5-2。

表 5-2 乙型肝炎血清病毒标志及其临床意义

HBsAg	HBeAg	抗-HBc	抗-HBc IgM	抗-HBe	抗-HBs	临床意义
+	+	-	-	-	-	急性 HBV 感染早期，HBV 复制活跃
+	+	+	+	-	-	急慢性 HBV 感染，HBV 复制活跃
+	-	+	+	-	-	急慢性 HBV 感染，HBV 复制中度
+	-	+	+	+	-	急慢性 HBV 感染，HBV 复制低度，异型慢性乙型肝炎
+	-	-	-	+	-	HBV 复制停止或极低
-	-	+	+	-	-	HBV 携带状态，HBsAg 极低测不出，HBsAg/抗 HBs 空白期
-	-	+	-	-	-	HBV 既往感染，未产生抗-HBs
-	-	+	+	+	-	抗 HBs 出现前阶段，HBV 复制低
-	-	+	+	+	+	HBV 感染恢复阶段
-	-	+	-	+	+	HBV 感染恢复阶段
+	+	+	+	-	+	不同亚型 HBV 再感染
+	-	-	-	-	+	HBV-DNA 整合
-	-	-	-	-	+	病后或接种疫苗后获得免疫

（五）治疗

肝炎患儿用药宜简不宜繁，避免药物对肝脏的损害。

1. 退黄治疗 退黄主要用茵栀黄。

2. 免疫调节药物 具体如下。

（1）胸腺素：通过影响 cAMP 而增强 T 细胞活化。国内广泛用于治疗慢性 HBV 感染。

（2）白细胞介素：系活化 Th 细胞产生的细胞因子能与免疫效应细胞表面 IL-2 受体特异结合，刺激这些细胞增殖及诱生 IFN-γ 增强免疫反应。有报道部分患者 HBeAg 转阴。

3. 抗病毒药物 具体如下。

（1）高价免疫球蛋白：注射从人血清中提取的高价乙肝免疫球蛋白能有效清除乙肝病毒保护暴露人群。

（2）干扰素（IFN）：目前多采用 IFN-α 100 万 U 皮下注射，连用一周后改为隔天一次，疗程 3~6 个月，抑制 HBV 的复制较肯定。HBeAg 及 HBV-DNA 转阴率可达 30%~60%。IFN-β 和 IFN-γ 抗 HBV 疗效不如 IFN-α。IFN 治疗过程中可能产生 IFN 抗体，此抗体出现率因 IFN 品种而异，天然 IFN-α 少于基因重组 IFN-α。

（3）拉米夫定（lamivudine）：作为新一代的核苷类抗病毒药，它主要能抑制 HBV 反转录酶的活性并与脱氧胞嘧啶核苷竞争结合于延伸中的 DNA 链，造成病毒 DNA 链的复制终止；临床资料显示它对乙肝病毒有较强的抑制作用，但不能清除肝细胞内病毒的超螺旋形 DNA，短期服用停药后易造成反跳。

目前多主张二联或三联用药，如选用干扰素、胸腺素、乙肝疫苗三联用药。

重型肝炎是肝细胞发生大量坏死而陷入肝衰竭的过程，肝衰竭能否逆转取决于肝细胞存活的数量。治疗酌情每天或 2~3d 输注新鲜血浆、全血或清蛋白加强支持治疗。

（六）预防

1. 乙肝疫苗 出生时、1 个月末、6 个月末各接种一次，剂量根据不同产品而定。所产生的抗 HBs 可持续 3 年以上，以后每 5 年加强一次。

2. 乙肝免疫球蛋白（HBIG） 属于被动免疫，保护作用迅速，HBeAg 或 HBsAg 阳性母亲的新生儿出生后应立即（不迟于 24h）肌内注射 HBIG 为 1ml，于 1、2、3 个月各接种乙肝疫苗一次。

3. 早产和低体重儿　对 HBV 疫苗的反应率低于足月儿和正常体重儿，推迟对早产、低体重儿（尤其是对于出生体重小于 1 700g 的婴儿）接种乙肝疫苗，待其免疫系统较健全时再予接种，可显著提高抗 – HBs 阳性率及 GMT 水平。但在乙肝病毒的流行地区，不管出生体重如何，早产儿出生时就接种乙肝疫苗也许有利于预防母婴垂直传播。

五、人类免疫缺陷病毒感染

艾滋病（AIDS）也称获得性免疫缺陷综合征（acquired immuno deficiency syndrome，AIDS）是由人类免疫缺陷病毒（human immuno deficiency virus，HIV）引起的严重传染病，主要使体内 CD_4 淋巴细胞受损，导致全身免疫功能缺陷，继发各种机会感染和肿瘤而致死。

（一）临床流行病学

自从 1981 年发现首例 HIV 感染者以来，据联合国艾滋病规划署（United Nations Programmeon HIV/AIDS，UNAIDS）的 HIV/AIDS 流行报告，截至 2007 年 11 月，全世界有 3 320 万例 HIV 感染者，其中女性 1 540 万例，15 岁以下儿童 250 万例。2007 年，全球新增 HIV 感染者 250 万例，其中 15 岁以下儿童 42 万例。2007 年，HIV 感染者死亡 210 万例，其中 27 万例是儿童。

据卫生部统计，中国自 1985 年出现第一例艾滋病患者以来，截至 2009 年 10 月底，累计报告艾滋病病毒感染者和患者 31.9 万例，其中艾滋病患者 10.2 万例；报告死亡 4.9 万例。估计 2009 年当年新发 HIV 感染者 4.8 万人。我国目前尚无确切的儿童艾滋病患者人数报告。

1. 病原学　HIV 是一种反转录 RNA 病毒，属慢病毒，目前已鉴定的引起人类 AIDS 的病毒有 2 种，即人类免疫缺陷病毒 HIV – 1 和 HIV – 2 两型。HIV – 1 遍布全球；HIV – 2 常见于西非和印度，致病力较 HIV – 1 弱。HIV – 1 又分 A、B、C、D、E、F、G、H、O 等 9 种亚型，其中以 B 型最常见。

HIV 呈椭圆形或圆柱形，由病毒核心和外膜组成，外膜为类脂双分子层，当中有与病毒进入宿主细胞有关的两种蛋白 gp120 和 gp41。病毒核心由核心蛋白、单股 RNA、Mg^{2+} 依赖的反转录酶组成。其中反转录酶能把病毒 RNA 转录成 DNA。核心蛋白 p24 能引起细胞免疫。病毒对外界抵抗力较弱，加热 56℃ 30 分钟和一般消毒剂均可将其杀灭。

2. 传染源与传播途径　患者及无症状的带毒者为传染源，对于婴幼儿来说，感染了 HIV 的母亲是最大的传染源。HIV 病毒存在于血液、精液、子宫及阴道分泌物、唾液、泪液和乳汁中。成人 HIV 主要通过性接触和输血传播，而婴幼儿主要通过母婴传播。目前，我国艾滋病母婴传播疫情日趋严峻，2008 年卫生部通报在新发艾滋病病毒感染中，高发区孕产妇 HIV 阳性检出率 0.3% ~ 1.8%，部分 HIV 高流行区的 HIV 母婴传播率为 33% ~ 35% 左右，婴儿和儿童 HIV 感染约 90% 是通过母婴传播获得。胎儿在感染 HIV 的母亲宫内时，HIV 可通过胎盘传染给胎儿，胎儿在娩出时可吞入含有 HIV 的阴道、子宫颈分泌物或母血而被感染，因为感染的母亲母乳中或乳头皲裂后渗出的血中均含有 HIV 病毒，故哺乳也是母婴传播的一大途径。

3. 高危因素　孕妇 HIV 感染的程度和其他相关因素是围产期 HIV 母婴传播的危险因素。孕妇血中 CD_4^+T 细胞数量减少，血中 HIV 多，p24 抗原增多者母婴传播率高；绒毛膜羊膜炎、阴道分娩、破膜时间长、会阴侧切术、产钳术、吸毒、吸烟等均使母婴传播率升高。

（二）发病机制

已知 CD_4 是 HIV 外膜糖蛋白的受体。HIV 病毒通过表面的糖蛋白 gp120 在同是糖蛋白的 gp41 的参与下与宿主细胞受体 CD_4 结合入侵靶细胞，故表面表达 CD_4 抗原的细胞均是 HIV 的靶细胞。Th 细胞高表达 CD_4 分子，因此 Th 细胞是 HIV 的主要靶细胞，巨噬细胞、树突细胞和小胶质细胞也低表达 CD_4 分子，所以这些细胞也对 HIV 易感。淋巴结内巨噬细胞、滤泡树突细胞是 AIDS 潜伏期 HIV 繁殖的主要场所，是 HIV 的储藏库，也是感染 CD_4T 细胞的源泉。树突细胞的大量死亡造成外周淋巴细胞的毁坏。HIV 侵入 CD_4 细胞后，在细胞质中经病毒的反转录酶作用将病毒 RNA 转为 DNA。病毒 DNA 与病毒整合酶进入细胞核，在后者的作用下，整合入宿主细胞基因组内，整合的病毒可潜伏数月甚至数年不复发，这就是 AIDS 潜伏期长的原因。HIV 如何杀伤 CD_4 细胞的机制尚不十分清楚。由于 Th 细胞被大量破坏，从而丧失调控其他淋巴细胞（如 B 细胞分化）亚群的能力，机体的免疫网络遭到破坏，免疫调节失去平衡，导致免疫缺陷。HIV 病毒攻击大量 CD_4 细胞，使细胞免疫功能低下或丧失，引起各种机会感染致死。另由于 B 细胞调节失控，多克隆 B 细胞被活化大量表达免疫球蛋白，患者发生自身免疫性疾病以及对新的抗原反应性降低而发生感染，如小儿易患严重化脓性感染。某些单核 – 巨噬细胞（表达 CD_4 抗原）也可被 HIV 侵袭，使其趋化能力降低，使白细胞介素 – 1 和肿瘤坏死因子释放增加，致机体发热、消耗增加、消瘦等。由于 HIV 对靶细胞（主要是 CD_4 细胞）的不断破坏，致使 CD_4T 细胞消耗殆尽和外周免疫器官毁损，免疫严重缺陷，最终招致各种感染和恶性肿瘤而致死。

（三）临床表现

新生儿由于免疫系统尚不成熟，很少接触外来抗原，生成的免疫记忆细胞数量少，HIV 感染后免疫系统损害较成人严重，潜伏期短，出现症状早，病情进展快，发生淋巴细胞样间质性肺炎和继发细菌感染较多。从母婴传播所致感染的患儿可早在出生后几个月就出现临床征象，潜伏期数月至数年不等。

1. 一般临床表现　有持续发热、消瘦、低出生体重、出生后体重不增、黄疸不退、肝脾大、多部位浅表淋巴结肿大等。

2. 细菌感染　严重的反复的细菌感染，如败血症、肺炎、腹泻、尿路感染、皮肤感染、中枢神经系统感染等成为婴儿死亡的重要原因之一。

3. 机会感染　持续性或反复性鹅口疮。

4. 肿瘤　在成人患者中见到的 Kaposi 肉瘤，在儿童患者中少见。

5. 围生期和新生儿　HIV 感染者先天畸形的发生率较高，尤其是先天性心脏病的发生率高于正常的 4 倍。

综合文献报告新生儿 HIV 感染各种症状发生频率见表 5 – 3。

表 5 – 3　HIV 感染各种症状发生的频率

临床征象	阳性征象发生率（%）
体重不增	64.81
生长发育障碍	64.8
细菌感染	81.48
肺炎	55.56
腹泻	20.31
发热	51.85
鹅口疮	42.5
病理性黄疸	40.74
皮疹	29.63

（四）实验室检查

1. 免疫学检查　患者外周血象中 CD_4 细胞明显下降，早期 CD_4^+ 可 $> 500/\mu l$，晚期 $< 200/\mu l$ 直至降到 0。CD_8^+ 细胞变化不明显，因此 CD_4^+/CD_8^+ 比例逐步降低或倒置，正常儿童比例为 2.0。血清免疫球蛋白 IgG、IgM、IgA 常升高。

2. 血清学检查　HIV 感染后 1~4 周内可测得 HIV 抗原（核心抗原 p24），以后逐步消失，直至 AIDS 阶段又重现阳性。在 HIV 感染后 3~12 周可测得核心抗 gp41 抗体，抗 gp41 IgG 可持续终身。由于年龄在 15 个月以内的小婴儿抗体有可能反映来自母亲的抗体，故新生儿应行 HIV 培养或 PCR 检查以确诊。

3. 病毒学检查　以体外淋巴细胞培养再以 Nonhern 吸印法测淋巴细胞中的 HIV – RNA，或取血清以

Westem blot 测 HIV 各抗原蛋白，或以 PCR 法直接检测 HIV – DNA。

（五）诊断

HIV 感染急性期常无症状或症状轻微，易被忽视，因此必须依赖血清学检查，可以用 ELISA 法测血清抗 HIV 抗体，如阳性再作 Western blot 测 HIV 抗原以确诊，若上述检查均阳性即可诊断 HIV 感染。

美国疾病控制中心认为，儿童在患有其他原因不能解释的免疫缺陷时，除了 HIV 抗体阳性外，至少还需要下列症状才可诊断为 AIDS：①机会性感染。②淋巴性间质性肺炎。③反复侵袭性细菌感染（每 2 年在 2 次以上）。④脑病。⑤消瘦综合征。⑥恶性疾病如肿瘤等。

（六）治疗

现有治疗包括：抗 HIV 治疗；预防和治疗机会感染；调节机体免疫功能；支持疗法和心理关怀。但目前尚无特效根治疾病的方法。

抗 HIV 药物可使病毒负荷减少，CD_4^+ T 淋巴细胞增多，延缓 AIDS 发病，改善患儿生活质量并延长生命，这是治疗的关键。但现有药物尚不能根除病毒。根据中华医学会儿科学分会感染学组、中华医学会儿科学分会免疫学组关于小儿 HIV 感染和艾滋病诊断及处理建议，年龄在 1 岁以内的患儿，无论其临床、免疫学或病毒负荷状况如何，均应予抗病毒治疗。

抗 HIV 药物可分为 3 类：①核苷酸类反转录酶抑制剂（NRT1）：如叠氮胸腺嘧啶（齐多夫定，zidovudine）等。②非核苷酸类反转录酶抑制剂（NNRT1）：如奈韦拉平（nevirapine）等。此类药物易产生耐药性，但与核苷酸类药物联合应用可增强抗病毒作用。③蛋白酶抑制剂：如茚地那韦（indinavirl，DV）及 rifonavir 等。

HIV 感染/AIDS 孕妇及新生儿应联合服用以下抗 HIV 药物，以降低母婴传播：①维乐命：对 HIV 阳性母亲给予以下处理：分娩开始时服 1 片（200mg）；新生儿：出生后 24h 内（不得超过 72h），2mg/kg，口服。②齐多夫定：长程方案：母亲（妊娠 14 ~ 34 周），500mg/d 至分娩；新生儿：2mg/kg，4 次/d × 6 周。短程方案：母亲分娩启动时服用 600mg，然后 300mg，3h 1 次，至分娩结束；新生儿：出生后 4mg/kg，2 次/d × 7d，口服。

（七）预防

如何预防 HIV 感染，安全、有效的疫苗是人们一直研究的方向。但由于 HIV 基因的高度变异、病毒基因有很多亚型、病毒体外存活时间太短、疫苗研制成本高昂等原因，AIDS 的疫苗研究一直未能取得实质性突破。

主要防止育龄妇女感染 HIV，严格筛查输血源。对于抗 HIV 阳性的孕妇，应禁止生育或生后严密随访。

（刘秀梅）

第十五节　新生儿破伤风

新生儿破伤风（neonatal tetanus）是由破伤风厌氧芽孢梭状杆菌由脐部侵入引起的一种急性感染性疾病。常在生后 7d 左右发病，临床上以全身骨骼肌的强直性痉挛、牙关紧闭为特征，故有"脐风"、"七日风"、"锁口风"之称。

一、临床流行病学

（一）发病率和病死率

新生儿破伤风在世界各国的发病率有很大差异，自 19 世纪 80 年代无菌接生法和妊娠期破伤风免疫预防的推广，其发病率和死亡率已有所下降。据 WHO 调查，在 1994 年每年有约 51 万名新生儿死于破伤风，其中约 80% 发生于东南亚和非洲的国家。全球有 83 个国家的发病率低于 1‰，57 个国家为 1‰ ~ 50‰，24 个国家大于 5‰，与 1985 年相比，病死率下降了 29%。最近又有报道在某些地区通过改变一些传统的接生方法，其发病率又有所下降。我国新中国成立前每年约100万新生儿死于破伤风，建国后发病率和死亡率显著下降，但在边远农村、山区及私自接生者新生儿破伤风仍不罕见。

（二）病原学

1. 病原菌特点　破伤风杆菌为革兰染色阳性、产芽孢的、梭形厌氧菌，长 2~5μm，宽 0.3~0.5μm，无荚膜，有周身鞭毛，能运动。本菌广泛分布于自然界各地的土壤、尘埃和各种动物的消化道内。它的一端形成芽孢，形似鼓槌状或网球拍状，抵抗力极强，在无阳光照射的土壤中可几十年不死，能耐煮沸 60min、干热 150℃ 1h、5% 苯酚 10~15h，需高压消毒，用碘酒等含碘的消毒剂或气体消毒剂环氧乙炔才能将其杀灭。破伤风杆菌不是组织侵袭性细菌，仅通过破伤风痉挛毒素致病；破伤风毒素是已知毒素中排位第二的毒素，仅次于肉毒毒素，其致死量约 10^{-6}mg/kg。

2. 感染方式　用未消毒的剪刀、线绳来断脐、结扎脐带；接生者的手或包盖脐带残端的棉花纱布未严格消毒时，破伤风梭菌即可由此侵入。新生儿破伤风偶可发生于预防接种消毒不严之后。

二、发病机制

坏死的脐残端及其上的覆盖物使该处氧化还原电势降低，有利于破伤风梭菌出芽繁殖并产生破伤风痉挛毒素而致病。随着毒素的释放，产生毒素的细菌死亡、溶解。破伤风毒素经淋巴液中淋巴细胞入血，附在球蛋白到达中枢神经系统；也可由肌肉神经结合处吸收，通过外周神经的内膜和外膜间隙或运动神经轴上行至脊髓和脑干。此毒素一旦与中枢神经组织中的神经节苷脂结合，抗毒素也不能中和。毒素与灰质中突触小体膜的神经节苷脂结合后，使它不能释放抑制性神经介质（甘氨酸、氨基丁酸），以致运动神经系统对传入刺激的反射强化，导致屈肌与伸肌同时强烈地持续收缩。活动越频繁的肌群，越先受累，故咀嚼肌痉挛使牙关紧闭，面肌痉挛而呈苦笑面容，腹背肌当痉挛较强后，形成角弓反张。此毒素亦可兴奋交感神经，导致心动过速、高血压、多汗等表现。

三、临床表现

潜伏期大多 4~8d（3~14d）。潜伏期与出现症状到首次抽搐的时间越短，预后越差。一般以哭吵不安起病，患儿想吃，但口张不大，吸吮困难。随后牙关紧闭，眉举额皱，口角上牵，出现"苦笑"面容，双拳紧握，上肢过度屈曲，下肢伸直，成角弓反张状。强直性痉挛阵阵发作，间歇期肌肉收缩仍继续存在，轻微刺激（声、光、轻触、饮水、轻刺等）常诱发痉挛发作。呼吸肌与喉肌痉挛引起呼吸困难、青紫、窒息；咽肌痉挛使唾液充满口腔；膀胱及直肠括约肌痉挛可导致尿潴留和便秘。

患儿神志清醒，早期多不发热，以后体温升高可因全身肌肉反复强直痉挛引起，亦可因肺炎等继发感染所致。经及时处理能渡过痉挛期者，其发作逐渐减少、减轻，数周后痊愈。否则，因越发越频，缺氧窒息或继发感染而死亡。

四、实验室检查

常规实验室检查多正常，周围血象中白细胞可因脐带继发感染或持续痉挛引起的应激反应而升高。脐部分泌物培养仅部分患儿阳性。

五、诊断

破伤风的症状最有特征性，根据消毒不严的接生史、出生后典型发作表现，一般容易诊断；早期尚无典型表现时，可用压舌板检查患儿咽部，若越用力下压，压舌板反被咬得越紧，也可确诊。

六、预防

（1）大力推广新法接生和在医院内出生。

（2）如遇紧急情况，应将剪刀用火烧红、冷却后或用2%碘酒涂剪刀待干后断脐，线绳也应用2%碘酒消毒后结扎脐带，并多留脐带残端数厘米，争取在24h内脐带按严密消毒方法重新处理。剪去残留脐带的远端再重新结扎。同时，肌注青霉素 3~4d 及破伤风抗毒素 1 500~3 000U 或人体破伤风免疫球蛋白 75~250U。

（3）对不能保证无菌接生的孕妇，于妊娠晚期可注射 2 次破伤风类毒素 0.5ml，相隔 1 个月，第二次至少在产前 2 周（最好 1 个月时）肌注。

七、治疗

（一）一般治疗

1. 护理 保持室内安静、避光，减少刺激，避免扰动，必需的操作（如测体温、翻身等）尽量集中同时进行。及时清除痰液，保持呼吸道通畅及口腔、皮肤清洁。

2. 保证营养和水分供给 后期可鼻饲乳品，如痉挛频繁不能鼻饲，可用静脉营养。

3. 有缺氧及青紫时给氧 如窒息、呼吸衰竭者应用呼吸机辅助通气。气管切开在新生儿一般不如气管插管使用呼吸机安全。有脑水肿者应用甘露醇等脱水剂。

（二）控制痉挛

1. 地西泮 有松弛肌肉及抗惊厥作用，每次 0.2~0.3mg/kg，缓慢静注，4~6h 1 次，若止痉效果不佳，可逐渐增加至每次 1mg/kg，痉挛好转后再鼻饲给药，可每次 0.5~1mg/kg，必要时还可加大剂量，口服地西泮的半衰期长达 10 余 h~3d。近年来，国内有报道应用大剂量地西泮治疗重症新生儿破伤风有较好疗效，即患儿入院后先用地西泮 3~5mg 注射，15min 后未达"地西泮化"者加用 7.5mg，静脉缓推，最大量每次 10mg，达"地西泮化"后每 2~3h 给地西泮化量的地西泮 1 次维持，一般要求用量达到"地西泮化"标准，即患儿浅睡，咳嗽吞咽反射存在，体检时无抽搐，仅在注射、穿刺或吸痰时出现短暂肌强硬，下次给药前可有轻微而短暂的抽搐，但无明显发绀。

2. 苯巴比妥（鲁米那） 负荷量 10~20mg/kg，静脉或肌内注射，12h 后维持量 5mg/（kg·d）。

3. 氯丙嗪 每次 0.5~1mg/kg，稀释后静滴，每 6~8h 可重复一次。但剂量过大或持续时间过长可出现软瘫或体温下降，故不宜多用。

4. 水合氯醛 止痉作用快，作为痉挛发作时临时性增加药物。常用 10% 溶液每次 0.5ml/kg，灌肠或鼻饲注入。

5. 副醛 止惊效果快而安全，但主要由肺排出刺激呼吸道黏膜，有肺炎时不宜采用。多为临时使用一次，每次 0.1~0.2ml/kg（稀释成 5% 溶液）静注或 0.2~0.3ml/kg 每次肌注或灌肠。

6. 泮库溴铵（pavulon，pancuronium） 神经肌肉阻滞药或肌松药，每次 0.05~1mg/kg，静脉注射，2~3h 1 次，对重症患儿在使用人工呼吸机的情况下可以采用。

一般认为，大剂量地西泮和鲁苯巴比妥交替鼻饲，止痉效果确切，可作为新生儿破伤风止痉的首选搭配，临时可增加水合氯醛或副醛，以上治疗无效时，可给予普鲁卡因 6~8mg/（kg·d），稀释后缓慢静脉滴入。

（三）破伤风抗毒素的应用

只能中和尚未与神经组织结合的毒素。精制破伤风抗毒素（TAT）1 万~2 万 U 肌内注射或静脉注射，用前须作皮试。人体破伤风免疫球蛋白（TIG）不会产生血清病等过敏反应，其血浓度较高，半衰期长达 24 天，故更理想，但其价格昂贵不易获得，新生儿肌注 500~1 500U 即可。

（四）抗生素

青霉素：能杀灭破伤风梭菌，10 万~20 万 U/（kg·d），每天分 2 次，疗程 10d 左右。甲硝唑：首剂 15mg/kg，然后 15mg/（kg·d）或 30mg/（kg·d），分 2 次静滴，1 个疗程 7d，有报告其疗效略优于青霉素。

（五）脐部处理

用氧化消毒剂（3%过氧化氢或 1：4 000 高锰酸钾溶液）清洗脐部，再涂以碘酒以消灭残余破伤风梭菌。

（姜华强）

第十六节　新生儿心力衰竭

新生儿心力衰竭（heart failure of newborn）是指由于心肌收缩力减弱，不能正常地排出由静脉回流的血液，以致动脉系统血液供应不足，静脉系统发生内脏淤血所出现的一系列临床症状。是新生儿期常见的急症之一，其病因及临床表现与其他年龄小儿有所不同，并易与其他疾病混淆，一旦发生，如不及早处理，常危及生命。

一、病因

1. 循环系统　具体如下。

（1）前负荷增加：前负荷即心脏收缩前所面临的负荷，又称容量负荷。前负荷增加见于存在左向右分流的先天性心脏病（房间隔或室间隔缺损、动脉导管未闭、二尖瓣或三尖瓣反流等），医源性输血，输液过多等。

（2）后负荷增加：后负荷即心室肌开始收缩后才遇到的负荷，又称压力负荷。后负荷增加见于主动脉瓣狭窄、主动脉或肺动脉狭窄、肺动脉高压等。

（3）心肌收缩力减弱：心肌收缩力指与心室负荷无关的、心肌本身的收缩力。影响心肌收缩力的疾病有心肌病、心肌炎、心内膜弹力纤维增生症等。

（4）严重心律失常：阵发性室上性或室性心动过速、心房扑动、心房颤动，二、三度房室传导阻滞等，均影响心排出量。心率过快或过慢，亦可影响心室充盈而影响心排出量。

（5）心室舒、缩运动失调：心肌炎症或缺血性心脏病，可引起室壁运动失调；严重心律失常亦可因心肌收缩紊乱而影响心脏功能。

2. 呼吸系统　窒息、呼吸窘迫综合征、胎粪吸入、肺不张、肺出血、持续肺动脉高压等，可引起心肌缺氧缺血，导致心内膜下心肌坏死而致心力衰竭。

3. 感染　肺炎、败血症、感染性休克等，可影响心肌收缩力而致心力衰竭。

4. 中枢神经系统　颅内出血、缺氧缺血性脑病、脑水肿等。

5. 其他　低血糖、低血钙、低血镁、严重贫血、红细胞增多症等。

二、发病机制

正常心脏的泵功能主要依靠前负荷、后负荷、心肌收缩力及心率等四个主要环节来统一和调节，使每搏输出量及心排血量均维持在正常生理范围。而心力衰竭不论病因为何，其血流动力学改变均可归纳为：负荷过重、心肌收缩力减弱、心室充盈时阻力增加及心律失常，而心肌收缩力减弱是发生心力衰竭的主要病理基础。炎症、缺氧、缺血、酸中毒等可使心肌结构（心肌收缩蛋白）、心肌细胞膜完整性或心脏传导系统受损；或致心脏负荷过重，但心脏通过心率加快、收缩力加强、心脏扩大及心肌肥厚等机械能作用仍不能代偿；或缺氧、缺血等使心肌细胞内产能、贮能、用能三环节中任何一环节发生障碍，化学能作用下降，均最终导致心肌收缩力减弱。

目前更认为，心力衰竭是血流动力学和神经内分泌相互作用的结果，而不单是心脏功能的改变。心脏收缩力减弱，心排出量降低，可引起交感压肾上腺素系统、肾素压血管紧张素－醛固酮系统（RAAS）、利钠肽、细胞激素与免疫系统以及一系列旁分泌自分泌途径激活，从而导致心力衰竭时血管活性肽特别是血管紧张素Ⅱ（AⅡ）及血管内皮细胞、血管内皮素（ET）的升高。近 10 年来，随着分子生物学的发展，对心力衰竭发病机制已开展了基因突变、心肌蛋白磷酸化水平、心肌肥厚与心肌细胞凋亡以及心肌重构（心室结构变化致心肌重量、容量改变）的研究。

三、临床表现

新生儿左、右心衰竭不易截然分开，往往表现为全心衰竭。

1. 肺循环瘀血表现　呼吸急促，呼吸频率 50~60 次/min，为左心室衰竭的早期表现，严重者可出现呼吸表浅、不规则、呼吸困难，一般无明显鼻翼扇动及三凹征。双肺底可闻干湿啰音，甚或有肺出血表现。当 SpO_2 <80% 或 PaO_2 <40mmHg 时即可出现发绀。

2. 体循环淤血表现　肝大肋下（腋前线）2cm 以上，或短期内较原来增大 1.5cm 以上，为右心衰竭的早期表现。尿少或有轻度蛋白尿。周围性水肿多不明显，严重心力衰竭可见手背、足背及眼眶周围轻度水肿。

3. 心功能减退表现　①心动过速或心动过缓：新生儿安静时心率持续 >160 次/min，为心力衰竭早期表现之一，如心率 >180 次/min，提示为房性心动过速、严重心力衰竭或心力衰竭晚期。晚期心力衰竭亦可表现为心动过缓，心率 <100~120 次/min。②心脏扩大：尤见于有先天性心脏病者，是心脏泵血功能的代偿机制，但也是心功能受损的重要表现。③心律失常：心力衰竭晚期常可出现舒张早期奔马律，脉搏强、弱的交替脉或期前收缩等。

4. 其他　烦躁、拒奶、声嘶、出汗（儿茶酚胺分泌增加）、面色苍白、生长障碍等。

四、新生儿心力衰竭特点

1. 存在心力衰竭易发因素　具体如下。

（1）心肌结构发育不成熟：新生儿早期心室肌纤维单位体积内的肌节数量少，肌细胞较细，收缩力弱，心室顺应性差，代偿能力差。

（2）心肌中交感神经发育不成熟：心肌中交感神经纤维少，在心室内分布不完善，儿茶酚胺释放的生理效应低，去甲肾上腺素在心肌内贮存少，影响心肌收缩力。

（3）心肌储备力不足：胎儿循环期，右心输出量 330ml/（kg·min），左心输出量 170ml/（kg·min），至新生儿期，两心输出量均为 400ml/（kg·min），两心室尤为左心室负荷明显增加，而新生儿心肌储备力低，心脏功能代偿能力不足。

（4）心肌需氧量大：新生儿胎儿血红蛋白含量高，释氧能力仅为成人血红蛋白的 1/3，2,3-二磷酸甘油酸亦低下，故需增加心输出量以满足机体氧的需要，从而加重心脏负担。

（5）心肌耗氧量多：新生儿新陈代谢率比年长儿高，活动、啼哭、烦躁均可增加心肌耗氧。存在卵圆孔与动脉导管水平的右向左分流，加重心脏负担。

（6）其他：新生儿易发生低血糖、低血钙、代谢性酸中毒等，且难以限制钠盐进食量，从而亦加重心脏负担。

2. 心力衰竭表现与年长儿不同　具体如下。

（1）左心衰竭与右心衰竭不易明确区分，常表现为全心衰竭，故鉴别左、右心衰竭对治疗无指导意义。

（2）心脏储备力不足，易出现低心排出量而常并发周围循环衰竭。

（3）严重病例心率和呼吸可不增快。

（4）肝脏增大以腋前线较明显。

3. 心力衰竭类型与日龄有关　与国外新生儿心力衰竭多见于先天性心脏病不同，国内新生儿心力衰竭，发病日龄在 7d 以内者，病因以围生期因素为多；日龄在 7d 以上者，以感染因素为多。

（1）生后立即或于数小时内发病：多见于严重窒息，严重缺氧缺血导致心内膜下心肌、乳头肌坏死及急性二、三尖瓣关闭不全。

（2）生后 2 周内发病：多见于先天性心脏病中左或右心发育不良综合征，主动脉狭窄，大动脉转位，完全性肺静脉异位引流，新生儿心肌炎，严重心律失常。也可见于严重肺部疾病及严重贫血。

（3）生后 2 周~1 个月发病：可见于先天性心脏病中有大量分流的室间隔缺损，动脉导管未闭，房室通道等。亦可见于心肌炎，严重心律失常，严重感染等。

五、诊断

1. 病史　有产生心力衰竭的病因。

2. 临床诊断　自 1992 年 Ross 与 Benson 分别提出，及 1993 年我国全国新生儿学术会议制定过心力衰竭标准至今，国内外均未再提出或制定过新生儿新的心力衰竭临床诊断标准。

Benson 提出的标准与国内制定的标准无大差异，国内的标准如下：

（1）存在可能引起心力衰竭的病因。

（2）提示有心力衰竭：①安静时心率 >160 次/min、严重者可 <120 次/min。②呼吸增快 >60 次/min。③胸片或超声证实心脏扩大。④轻度肺水肿。

（3）确诊心力衰竭：①腋前线肝大肋下 ≥3cm，或短期内较原来增大 >1.5cm。②奔马律。③明显肺水肿。

具备以下条件者确诊心力衰竭：第（1）项 + 第（2）项中 4 条，多为左心衰竭早期表现；或第（2）项中 4 条 + 第（3）项中 1 条；或第（2）项中 2 条 + 第（3）项中 2 条；或第（1）项 + 第（2）项中 3 条 + 第（3）项中 1 条。

Ross 提出小于 6 个月大、非母乳喂养婴儿的心力衰竭分度标准见表 5-4，可供新生儿心力衰竭诊断参考。

表 5-4　Ross 心力衰竭评分标准

项　目		0 分	1 分	2 分
喂养	奶量（次）	>100ml	70~100ml	60ml
	时间	<40 分/次	>40 分/次	—
体检	呼吸	<50 次/分	50~60 次/分	>60 次/分
	心率	<160 次/分	160~170 次/分	>170 次/分
	呼吸形式	正常	异常	—
	末梢充盈	正常	异常	—
	第三心音	无	存在	
	肝脏增大	<2cm	2~3cm	>3cm

注：总分：0~2 分无心力衰竭；3~6 分轻度心力衰竭；7~9 分中度心力衰竭；10~12 分重度心力衰竭。

3. 辅助检查　具体如下。

（1）X 线胸片：新生儿胸廓狭小，心界不易叩出，可通过胸片协助诊断。胸片可明确心脏有否扩大（呼气时胸片无意义，吸气时胸片如第 10、11 后肋及心尖在膈肌以上，心力衰竭时心胸比 >0.60），有否肺充血（心力衰竭时肺血增多）等，以提示有否先天性心脏病及心力衰竭严重度。但新生儿肺部疾病导致心力衰竭，心影常可受肺脏影响而变小。

（2）心电图：有助于原发病的诊断，对心力衰竭诊断帮助不大。

（3）无创心功能检查：多普勒超声心动图，可根据射血分数了解心功能，并可了解心血管解剖变化、瓣膜功能、估测肺动脉压和心搏血量等，有助于了解心功能及原发病。

（4）心脏生物学标志物检测：除心肌酶谱升高外，心力衰竭时血浆去甲肾上腺素、利钠肽、内皮素、心肌蛋白（肌球蛋白、肌钙蛋白）均可升高，近年来认为心力衰竭时血浆脑利钠肽（BNP）和氨基末端脑利钠肽前体（NT-proBNP）水平升高，更能反映心力衰竭程度。

六、治疗

1. 病因治疗　是解除心力衰竭的重要措施，能去除病因的心力衰竭，治疗效果好；不能去除病因的心力衰竭，治疗效果差。对感染所致者宜用抗生素积极控制感染，其他病因亦可采取相应措施。对先天性心脏病，内科治疗仅能暂时控制症状，应选择适宜时机做手术根治。

2. 一般治疗　具体如下。

（1）体位：采用抬高上身 15°～30°体位，以减少回心血量。

（2）保温：保持腹壁皮肤温度 36～37℃，空气相对湿度 40%～50%。

（3）供氧：供氧浓度 0.3～0.4，呼吸障碍明显者，作气管插管机械通气。对动脉导管依赖性发绀型先天性心脏病，供氧应谨慎，因血氧浓度增加反而可使动脉导管关闭。

（4）营养：急性期禁食，急性期过后开始喂奶，最好喂含盐量低的母乳。

（5）输液：输液量限制在 60～80ml/（kg·d），其中 Na^+ 1～4mmol/（kg·d），K^+ 0～3mmol/（kg·d）。

（6）体液平衡：纠正电解质紊乱及酸中毒、低血糖及低血钙等。

（7）镇静：一般用地西泮或苯巴比妥，极度烦躁者用吗啡 0.05～0.1mg/kg 皮下注射，或 10～20min 静注，4～6h 可重复 1 次；但可抑制呼吸，对有呼吸衰竭者慎用。

（8）其他：Hct<0.30 者，可缓慢输血 5ml/kg；>0.70 者应放血 10ml/kg，并做部分换血。

3. 抗心力衰竭治疗　继 20 世纪 60 年代以前使用强心苷、60 年代用利尿剂、70 年代用血管扩张剂、80 年代用转换酶抑制剂以来，90 年代 β-肾上腺素能受体激动剂、磷酸二酯酶抑制剂、α-受体阻滞剂及钙拮抗剂的临床应用，为心力衰竭治疗领域开辟了新的途径。

1）增加心肌收缩力药物

（1）洋地黄类正性肌力药：本药用于临床已久，但其应用价值仍有争议，认为仅有中等强度正性肌力作用，对轻、中度心力衰竭疗效较好，因无降低心脏前、后负荷作用，对重度心力衰竭疗效较差。

地高辛（digoxin）特性：地高辛属洋地黄类中速强心苷，可抑制心肌细胞膜上 Na^+、K^+ 泵及 ATP 酶活性，使细胞内 Na^+ 增多，通过 Na^+、Ca^{2+} 交换，导致细胞内 Ca^{2+} 增多，后者作用于心肌收缩蛋白，增加心肌收缩力及心排出量。新生儿对本药反应稳定，疗效确切，作用及排泄均较快，不易积蓄中毒，且已建立有效血药浓度和中毒浓度值，是治疗新生儿心力衰竭的首选药物。本药一般不作肌肉注射，因肌注后血药浓度不稳定，且注射部位可发生炎症反应，心力衰竭早期口服又可因溢奶而致剂量不足，故治疗早期最好静脉注射。

用药剂量：过去应用剂量偏大，后来发现新生儿红细胞内有较多地高辛受体，新生儿尤其早产儿的药物半衰期较成人长（早产儿为 57～72h，足月儿为 35～70h），加上新生儿肾功能不成熟，肾脏廓清率低，故现已改为偏小剂量。对重症心力衰竭，地高辛 24h 静脉注射全效量（饱和量）为：早产儿 0.02mg/kg、足月儿 0.03mg/kg，首剂用全效量的 1/2，余量分 2 次，每 6～8h 给予 1 次。如需用维持量，则在用全效量后 12h 开始给予，剂量为全效量的 1/4，分 2 次，每 12h 给予 1 次。地高辛口服制剂除片剂外，尚有酊剂（50mg/L）。口服全效量较静脉注射全效量增加 20%。对轻症心力衰竭或大的左向右分流、肺动脉高压而有慢性心力衰竭者，可每日用全效量的 1/4 口服，口服后 1h 即可达血药浓度高峰，半衰期为 32.5h，经 5～7d 即可达全效量及稳定的血药浓度。如疗效不佳，可适当增量。地高辛用药维持时间视病情而定，一般可于心力衰竭纠正、病情稳定 24～48h 后停药。治疗过程中不宜静注钙剂，尤其当 K^+<3mmol/L 时。如血钾、血钙均低，应先纠正低血钾，再在心电图监测下用 10% 葡萄糖酸钙 0.5～1ml/kg 静脉缓注。

血药浓度监测：地高辛静脉注射后 3～4h，口服后 6～8h，心肌组织与血清内地高辛浓度呈恒定比例关系，血药浓度可反映心肌内药物浓度，应于此时抽血检查，有效血药浓度为 0.8～2.0ng/ml。由于新生儿血中往往存在地高辛样免疫反应物质（digoxin-like immuno reactive substance，DLIS），一般浓度为 0.2～0.4ng/ml，故血药浓度<3.5ng/ml，很少发生洋地黄中毒，若>4.0ng/ml 则可出现毒性反应，偶尔中毒量与有效量发生交叉，易致误诊，故用地高辛前最好先测其血清浓度以作日后对照。

中毒表现：新生儿洋地黄中毒症状不典型，主要表现为嗜睡、拒奶、心律失常、出现期前收缩或心率<100 次/min。此外，在早产儿、缺氧、心肌炎、低血钾、高血钙、严重肝肾疾病及使用某些药物如

奎尼丁、维拉帕米等情况下，易发生地高辛中毒，此时中毒症状与血中浓度不一定相关。

中毒处理：中毒轻者可停药观察，电解质紊乱或心律失常应予纠正。口服地高辛者可用药用炭洗胃；血中地高辛可通过换血以迅速排出体外，或用地高辛抗体片段（Fab）静脉注射予以中和，剂量为：所需 Fab 量（mg）＝体内地高辛量（mg）×67，体内地高辛量（mg）＝血药浓度（ng/ml）×5.6（地高辛分布容积为 5.6L/kg）×体重（kg）/1 000，30min 以上静脉缓注，注射后 20min 起效，80分钟达峰效。

（2）β-肾上腺素受体激动剂：为儿茶酚胺类正性肌力药，可增强心肌收缩力及心排出量，多用于治疗体循环减少（如主动脉缩窄），术后低排综合征及大量心脏左向右分流所致心力衰竭。但国外亦有认为，以增加心肌收缩力为目的的洋地黄类强心药，由于新生儿心肌贮备力不足而作用不大，主张所有心力衰竭均使用本类药物而不使用洋地黄类药物治疗，用药可从小剂量开始，逐渐加至适合量。

多巴胺（dopamine）：其正性肌力作用主要是兴奋心肌受体，多巴胺的药理学活性因剂量而定：小剂量〔<5μg（kg·min）〕可刺激 DA_1 及 DA_2 受体，导致肾、肠系膜及冠状动脉血管扩张；中剂量〔5~10μg/（kg·min）〕时，α、β-肾上腺素能均起作用，但以 $β_1$-肾上腺素能占优势，刺激心肌受体，导致心率加快及心肌收缩力增强、心输出量增加；大剂量〔>10μg/（kg·min）〕有显著的 α-肾上腺素能作用，可致血管收缩，血压升高。治疗心力衰竭常用剂量为 5~10μg/（kg·min）。本药缺点为可致心肌耗氧量增加及心律失常，且与碱性药合用可失去活性。

多巴酚丁胺（dobutamine）：其正性肌力作用主要亦是兴奋心肌受体，以 β-肾上腺素能作用为主，可增加心肌收缩力，而对心律、心率、肾血管均无影响。剂量为 2.5~10μg/（kg·min）。多巴胺与多巴酚丁胺作用迅速，滴注 2min 内即起效，15min 内达高峰，停药后 10~15min 作用消失。两药合用常有较好效果，既可扩张。肾血管、增加心肌收缩力，又不引起心率、心律上的变化。

异丙肾上腺素（isoprenaline）：仅有 β-肾上腺素能作用，可增强心肌收缩力及使心率增快，用于心率慢的心力衰竭。剂量为 0.05~0.5μg/（kg·min）。

去甲肾上腺素（noradrenaline）：心力衰竭合并休克可用去甲肾上腺素。

若为心力衰竭慢性期，既可于急性期用地高辛全效量后继续以儿茶酚胺类药物维持，亦可先用儿茶酚胺类药物，稳定后用地高辛维持。

（3）磷酸二酯酶抑制剂：属环磷腺苷（cAMP）依赖性正性肌力药，通过减少 cAMP 降解，增加心肌和血管平滑肌细胞内 cAMP 水平，使细胞内钙离子水平增加，心肌收缩力增强；亦可扩张周围血管，减轻心脏前、后负荷。主要用于严重或难治性心力衰竭，磷酸二酯酶抑制剂副作用较大，如低血压、心律不齐、血小板减少等，故仅应短期内用药，用药勿超过 1 周。

氨力农（amrinone）：0.25~0.75mg/kg 静注，2min 显效，10min 达高峰值效应，作用持续 1~1.5h。维持量为 5~10μg/（kg·min）。

米力农（milrinone）：药效是氨力农的 10~20 倍，首剂 25μg/kg 静注，10min 内给予，然后 0.25~0.5μg/（kg·min）维持。

2）降低后负荷药物

（1）血管扩张药：血管扩张药本身无正性肌力作用，主要通过扩张周围血管，包括静脉侧的容量血管及动脉侧的阻抗血管以减轻心脏的前、后负荷，增加心排出量，从而改善心功能。血管扩张药只有在积极应用洋地黄药物及利尿药的基础上才能更好地发挥其协同作用。适用于心力衰竭伴低血压或休克者，不适用于左向右分流型先天性心脏病所致心力衰竭。静脉滴注血管扩张药，宜从小剂量开始，逐渐加量，待病情稳定后渐减量并停用，以避免反跳作用。静滴期间宜监测动、静脉压或观察心率、尿量、面色、末梢循环等。血管扩张药按其作用于周围血管的部位不同而分 3 类：①主要扩张小静脉血管：有硝酸甘油、硝酸异山梨醇等。适用于肺瘀血严重、肺毛细血管嵌压增高、心排血量轻至中度下降者。②主要扩张小动脉，松弛动脉血管床，减少外周阻力，增加心排出量：有酚妥拉明、酚苄明、硝苯地平等。适用于心排血量明显下降、全身血管阻力增加而肺毛细血管嵌压正常或略高者。③扩张小动、静脉：有硝普钠、哌唑嗪等。适用于心排血量明显下降、全身血管阻力明显增加、肺毛细血管嵌压升高者。新生儿常用药物为硝普钠及酚妥拉明。

硝普钠（nitroprusside）：可同时扩张小动脉及小静脉，为首选扩血管药。剂量为 $0.5\sim5\mu g/$（kg·min），避光使用，从小剂量开始，逐渐加大到有效剂量，多在 $2\sim4\mu g/$（kg·min）时疗效即显著。持续使用48h以上时，应测血中硫氰酸盐浓度，如达 $5\sim10\mu g/dl$ 以上，可出现神经及消化系统中毒症状。

酚妥拉明（phentolamine）：主要扩张小动脉，降低心脏排血阻抗，剂量为 $0.3\sim0.5mg/kg$，15min内静脉缓注，每 $1\sim2h$ 一次，最大不超过6次；或用 $0.5\sim5.0\mu g/$（kg·min）静滴。副作用为心动过速、低血压及消化系统症状。本药可与地高辛合用。

（2）血管紧张素转化酶抑制剂（ACEI）：可抑制肾素-血管紧张素-醛固酮系统，刺激前列腺素合成和内源性NO释放，抑制内皮素，扩张小动、静脉，并有抗心律失常作用。适用于轻至重度心力衰竭及左向右分流型先天性心脏病所致心力衰竭，此类药可与地高辛合用。

卡托普利（captopril）：可扩张小动脉，减轻后负荷；亦可使醛固酮分泌减少，致水钠潴留减少而降低前负荷，对严重心力衰竭效果明显。用法：剂量为 $0.1mg/$（kg·d），分 $2\sim3$ 次口服，渐增至 $1mg/$（kg·d），最大量可达 $4mg/$（kg·d），不良反应为低血压、功能性肾衰竭及钾潴留。

依那普利（enalapril）：作用机制与卡托普利相似，副作用更少，但血压下降更明显。剂量为 $0.05\sim0.1mg/$（kg·d），分 $1\sim2$ 次口服，渐增至 $0.5mg/$（kg·d）；或以 $0.01\sim0.04mg/kg$ 静脉注射，2次/d。

上述药物可根据不同病理生理类型与血流动力学变化应用，如急性心力衰竭伴休克，可以硝普钠与儿茶酚胺类药物合用，血压回升后改用地高辛。

3）减轻前负荷药物：主要是利尿剂，可加速水钠排泄，减少血容量，从而减轻心脏前负荷，有利于心功能的恢复。本药须与强心药同时使用，如需长期使用，可用间歇疗法，即用4d、停3d。

（1）呋塞米（furosemide）：作用于肾脏Henle袢，可抑制钠、氯重吸收。静脉注射后1小时发生作用，持续6h，剂量为 $1mg/kg$，每 $8\sim12h$ 一次；口服剂量为 $2\sim3mg/$（kg·d），分2次给予。副作用为低血钾、低血钠、低氯性酸中毒及高尿酸血症。

（2）氢氯噻嗪（hydrochlorothiazide）：作用于肾脏远曲小管皮质稀释段，口服剂量为 $0.5\sim1.5mg/kg$，2次/d。

（3）螺内酯（antisterone）：作用于肾脏远曲小管远端，为保钾利尿剂，尚有抗醛固酮作用。剂量为 $1mg/kg$，每 $8\sim12h$ 一次，静脉注射；口服剂量为 $1\sim3mg/$（kg·d），分 $2\sim3$ 次给予。其作用为高血钾、低血钠，故与呋塞米（可排钾）合用更为合理。

（4）布美他尼（bumetanide）：作用于肾脏Henle袢，可抑制氯重吸收。作用迅速，疗效优于呋塞米，已广泛用于临床。可用 $0.015\sim0.1mg/kg$ 静注，$5\sim10min$ 起效；或 $0.01\sim0.025mg/$（kg·h）静滴。副作用为低血压、呕吐、低血糖等。

在小儿心力衰竭治疗方面，近年来出现了不少新疗法，包括采用介入疗法治疗左向右分流的先天性心脏病所致心力衰竭，血管紧张素受体拮抗剂（ARBs）、β受体阻滞剂、醛固酮拮抗剂、钙增敏剂、内皮素-1受体拮抗剂、基质金属蛋白酶抑制剂、生长激素药物等，均已试用于临床并取得较好疗效，但离实际应用，尤其在新生儿应用尚有一段距离。

4）其他辅助治疗措施

（1）心肌能量代谢赋活剂：如 $1,6$-二磷酸果糖（FDP），剂量为 $100\sim250mg/$（kg·d），静脉滴注，1次/d，$5\sim7d$ 为一疗程。

（2）其他动脉导管依赖性发绀型先天性心脏病如主动脉缩窄或闭锁、主动脉弓断离、大动脉移位、左心发育不良综合征、三尖瓣狭窄等，可用前列腺素 E_1（PGE_1）$0.02\sim0.05\mu g/$（kg·min）静脉滴注，本药可使动脉导管开放而使缺氧症状得以改善，从而争取了手术时机。副作用为呼吸暂停、心动过缓、低钙抽搐等。

未成熟儿动脉导管开放，可用吲哚美辛（indomethacin）促使其关闭，以改善肺动脉高压。剂量为 $0.2mg/kg$，静脉注射或口服，大多一次即能奏效，必要时每8h再给予一次，总量不超过3次。副作用为肾衰竭、骨髓抑制、胆红素代谢受干扰，对有胃肠道出血或血胆红素 >171mmol/L 者勿用。

有心律失常者用抗心律失常药；国外对难治性心力衰竭用体外膜肺（ECMO）。

亦有对心力衰竭伴甲状腺激素分泌失衡者（T_3 下降、T_4 下降或正常、rT_3 上升而 TSH 正常），采用甲状腺素钠片剂（Levothyroxine）口服治疗。少而降低前负荷，对严重心力衰竭效果明显。用法：剂量为 0.1mg/（kg·d），分 2~3 次口服，渐增至 1mg/（kg·d），最大量可达 4mg/（kg·d），不良反应为低血压、功能性肾衰竭及钾潴留。

依那普利（enalapril）：作用机制与卡托普利相似，副作用更少，但血压下降更明显。剂量为 0.05~0.1mg/（kg·d），分 1~2 次口服，渐增至 0.5mg/（kg·d）；或以 0.01~0.04mg/kg 静脉注射，2 次/d。

上述药物可根据不同病理生理类型与血流动力学变化应用，如急性心力衰竭伴休克，可以硝普钠与儿茶酚胺类药物合用，血压回升后改用地高辛。

（张　颖）

第十七节　胎粪吸入综合征

胎粪吸入综合征（meconium aspiration syndrome，MAS）也称为胎粪吸入性肺炎（meconium aspiration pneumonia），主要是胎儿在宫内或出生过程中吸入染有胎粪的羊水，发生气道阻塞、肺内炎症和一系列全身症状，严重者发展成呼吸衰竭或死亡。多见于足月儿和过期产儿，据统计，胎粪吸入综合征发病率占新生儿的 1.2%~2.2%。

一、病因病理

（一）胎粪吸入

当胎儿在宫内或分娩过程中发生窒息和急性或慢性低氧血症时，体血流重新分布，肠道与皮肤血流量减少，致使肠壁缺血痉挛、肛门括约肌松弛而排出胎粪。活产儿中胎粪污染羊水的发生率约为 12%~21.9%。缺氧对胎儿呼吸中枢的刺激使呼吸运动由不规则而逐渐发生强有力的喘息，将胎粪吸入鼻咽及气管内；而胎儿娩出后的有效呼吸，更使上呼吸道内的胎粪吸入肺内。过期产儿由于肠道神经系统成熟度和肠肽水平的提高以及胎盘功能不良，发生 MAS 可能性比足月儿增加。

（二）气道阻塞和肺内炎症

气道内的黏稠胎粪造成机械性梗阻，引起阻塞性肺气肿和肺不张，导致肺泡通气–血流灌注平衡失调；小气道内的活瓣性阻塞更易导致气胸、间质性肺气肿或纵隔气肿，加重通气障碍，产生急性呼吸衰竭。胎粪内胆酸、胆盐、胆绿素、胰酶、肠酸等的刺激作用，以及随后的继发感染均可引起肺组织化学性、感染性炎症反应，产生低氧血症和酸中毒。

（三）肺动脉高压与急性肺损伤

宫内低氧血症会引致肺血管肌层肥大，成为肺血管阻力增高的原因之一；围生期窒息、酸中毒、高碳酸血症和低氧血症则使肺血管收缩、发生持续肺动脉高压症（persistent pulmonary hypertension，PPH），出现心房或导管水平的右向左分流，进一步加重病情。近年研究证明 MAS 可引起肺血管内皮损伤，并可使肺泡 II 型细胞受损、肺表面活性物质减少，出现肺泡萎陷、肺透明膜形成等急性肺损伤表现，形成肺水肿、肺出血，使缺氧加重。

二、临床表现

患儿病情轻重差异很大，吸入较少者出生时可无症状；大量吸入胎粪可致死胎或生后不久死亡。多数患儿带在生后数小时出现呼吸急促（呼吸频率 >60 次/min）、呼吸困难、发绀、鼻翼扇动、呻吟、三凹征、胸廓前后径增加。两肺先常有鼾音、粗湿啰音，以后出现中、细湿啰音。如临床症状突然恶化则应怀疑发生气胸,其发生率在20%~50%,胸部摄片可确诊。持续性肺动脉高压因有大量右向左分流,除引起严重青紫外,还可出现心脏扩大、肝大等心衰表现。严重胎粪吸入和急性缺氧患儿常有意识障碍、颅压增高、惊厥等中枢神经系统症状以及红细胞增多症、低血糖、低钙血症和肺出血等。

三、诊断

1. 宫内窘迫史 有宫内窘迫或产时窒息者,可以在出生后1、5、10min进行Apgar评分,低于3分,为严重窒息可能。但严重MAS者Apgar评分可能在3~6分,与临床呼吸窘迫程度不成比例相关。

2. 分娩时有胎粪污染羊水 此为发生呼吸窘迫的重要临床诊断依据。如果在分娩时有大量胎粪在婴儿皮肤、指甲、脐带污染,或从口腔、气道吸引出胎粪,则对于呼吸窘迫的病因基本可以确定。

3. 临床出现呼吸困难症状 一般表现为进行性呼吸困难,有肋间凹陷征。在出生后12~24h,随胎粪进入外周肺而表现出呼吸困难加重,气道吸引出胎粪污染的液体。呼吸困难的原因可以是气道阻塞使肺泡扩张困难,但更由于窒息导致胎儿肺液不能排出和低氧性肺内血管痉挛。体格检查可以发现胸廓较饱满等,系肺气肿的缘故。

4. 放射学检查 有胎粪颗粒影、肺不张和肺气肿等征象。

5. 血气检查 重症MAS血气检查表现为低氧血症和高碳酸血症,可以有严重混合性酸中毒,必须依赖经气道插管和机械通气。

四、实验室及辅助检查

1. 血象 感染性血象。

2. 实验室检查 血常规、血糖、血钙和相应血生化检查,气管吸引物培养及血培养;血气分析可出现PaO_2降低,$PaCO_2$增高及酸中毒等。

3. 血气检查 pH下降,PaO_2降低、$PaCO_2$升高,表现为低氧血症和高碳酸血症,可以有严重混合性酸中毒。若颞动脉或右桡动脉血PaO_2高于股动脉血PaO_2 1.9kPa(15mmHg)以上,即表明动脉导管处有右向左分流。

4. X线检查 两肺透亮度增强伴有节段性或小叶肺不张,也可仅有弥漫浸润影或并发纵隔气肿、气胸等。

胸部X线片对诊断MAS有重要意义,吸入的胎粪一般在生后4h后到达肺泡,胸部X线才能出现特殊的表现。约85%MAS患儿X线征象在生后48h最为明显,但约70%MAS患儿胸部X线表现可与临床表现不相一致。根据胸部X线表现将MAS分为:

(1)轻度:肺纹理增粗,轻度肺气肿,膈肌轻度下降,心影正常,说明吸入较稀的胎粪。

(2)中度:肺野有密度增加的粗颗粒或片状团块,云絮状阴影或有节段性肺不张,伴轻度透亮的囊状气肿,心影偏小。

(3)重度:除上述中度表现外,伴有间质气肿,纵隔积气或气胸等气漏现象。

5. 彩色Doppler超声检查 可确定分流水平及方向,有助于PGHN诊断。

五、并发症

随梗阻程度不同而并发肺不张、肺气肿、纵隔气肿和气胸。缺氧酸中毒严重者可致颅内出血和肺出血。病程迁延者常有间质性肺炎及肺部纤维化。

1. 持续肺动脉高压 新生儿持续性肺动脉高压(persistent pulmonary hypertension of newborn,PPHN)是指生后肺血管阻力持续性增高,肺动脉压超过体循环动脉压,使由胎儿型循环过渡至正常"成人"型循环发生障碍,而引起的心房及(或)动脉导管水平血液的右向左分流,临床出现严重低氧血症等症状。

一般采用吸入一氧化氮治疗,可参见持续肺动脉高压。

2. 气漏和气胸 由于胎粪阻塞小气道导致气陷,使肺泡破裂,变成肺大疱,如果胸膜脏层破裂,可以出现气胸。如果气体沿肺泡间质小血管鞘漏出，可以造成纵隔气肿和心包积气。治疗上可以采用胸腔闭式引流治疗气胸，同时使用肌松剂等抑制患儿过强烈的自主呼吸活动。

3. 颅内出血　缺氧酸中毒严重者可致颅内出血和肺出血。

4. 肺部并发症　肺出血：病程迁延者常有间质性肺炎及肺部纤维化。

六、治疗

（一）产房复苏

所有产房都应备有吸引器、气管插管和立即复苏的设备。首先应建立通畅的呼吸道，凡羊水经胎粪污染的胎儿娩出时，在其头部一处于会阴外时，即应立即做口咽和鼻部吸引，新生儿娩出后，在建立呼吸之前，立即用喉镜进行气管内插管，并通过气管内导管进行吸引。

（二）对症治疗

置患儿于适中温度环境（<7d 的裸体足月婴儿为 33～31℃）；提供有湿度的氧，使其血 PaO_2 维持在 7.9～10.6kPa（60～80mmHg）。用 $NaHCO_3$ 纠正酸中毒，保持动脉血 pH >7.4，特别是并发 PPH 新生儿；维持正常血糖与血钙水平；如患儿出现低血压或灌注不良，应予以扩容并静脉注射多巴胺，每 min 5～10μg/kg；对并发脑水肿、肺水肿或心力衰竭者，应限制液体入量。

（三）气漏的治疗

并发气胸而又需要正压通气时应先作胸腔闭式引流；紧急状态下穿刺抽吸也是一种治疗方法，且能立即改善症状。合并纵隔气肿者，可从胸骨旁二、三肋间抽气做纵隔减压；如无改善，则可考虑胸骨上切开引流或剑突下闭式引流。

（四）持续肺动脉高压的治疗

在纠正酸中毒的基础上，可用血管扩张药妥拉唑啉 1mg/kg 静注，以降低肺动脉压力，如有效则皮肤发红、PaO_2 上升 1.9kPa（15mmHg）；然后每小时静滴 1～2mg/kg，当 PaO_2 上升至 ≥9.3kPa（70mmHg）时可停用，以避免其副作用如血压降低、胃肠出血等。重症可给予辅助呼吸，采用过度换气（吸气：呼气为 1：4～1：5）使血 PH 维持在 7.5～7.6，以降低肺动脉压力。一氧化氮是由血管内皮产生的内源性舒缓因子，吸入一氧化氮疗法已经被成功应用于治疗暴发型 PPH，且没有引起低血压的副作用，但对新生儿肺高压的作用机理尚需进一步研究。用体外膜肺疗法（ECMO）治疗 PPH 仅限于最危重的患儿。

七、预防与护理

MAS 预防的关键在于抢救新生儿窒息复苏时及早做气道和口、咽部清除胎粪液的工作。应在新生儿第一次呼吸前，即胎头娩出而肩部尚未娩出时，迅速用吸管将咽部胎粪液吸引干净为止。若声带水平发现有胎粪液者，应立即做气管插管吸引。呼吸道胎粪液尚未清除干净前，应忌用中枢兴奋药物。给予上述积极处理后新生儿胎粪吸入综合征的发病率明显降低。胎粪液的吸入能促进细菌继发感染，复苏后均用抗生素控制感染，并加强呼吸道管理。本组病例死亡率较低，与常规摄 X 线片较轻病例能够及时发现和及早使用抗生素控制感染等措施有关。本组资料还说明，凡足月小样儿、出生体重过低、先天免疫缺陷、伴有其他严重并发症、呼吸道病变表现 5d 内不消失者预后不良。

（芳　菲）

第六章

遗传性疾病

第一节　遗传概述

遗传性疾病是由于遗传物质结构或功能改变所导致的疾病，简称遗传病（genetic disease），在儿科学中占重要的地位。据统计，活产新生儿中，患不同遗传病者占 4% ~6%，其中单基因病占 1% 以上，多基因病占 2% ~3%，染色体病占 0.5%，其他占 0.5% ~1%。临床上尽管单一遗传病的发病率很低，但在总体上，遗传病在儿科疾病中所占的比例非常高。特别是随着科学和社会的进步，急性感染性疾病和营养不良性疾病得到了较有效的控制，儿童的疾病谱发生了很大的改变，遗传病所占的地位越来越重要。根据统计，在儿科专科医院住院患者中，25% ~39% 是因遗传原因导致发病，11% 的儿童期死亡患者与遗传因素有关。遗传病种类繁多，涉及全身各个系统，分散在临床各专业，导致畸形、代谢异常、神经和肌肉功能障碍，病死率和残疾率均较高。本章重点介绍染色体病和遗传代谢病。

一、染色体与基因

1. 染色体　正常人体细胞（somatic cell）内含 46 条或 23 对染色体，配子即精子或卵子所含的染色体数目为体细胞染色体的一半。体细胞染色体数目为双倍体（diploid），即 2n =46，配子的染色体数目为 23（n），称单倍体（haploid），染色体数目倍增（3n，4n⋯）称多倍体（polyploid），染色体数目比 2n 多或少一个至多个时称非整倍体（aneuploid），46 条染色体中 44 条男女都一样，称常染色体（autosomes）。另外两条染色体男女不同，男性为 XY，女性为 XX。X 与 Y 称性染色体。染色体的结构畸变包括染色体部分缺失、倒位、重复、易位及插入等。

2. 基因与基因组　基因是遗传的基本功能单位，是 DNA 双螺旋链上的一段负载一定的遗传信息，并在特定条件下表达，产生特定的生理功能的 DNA 片段。基因是编码蛋白质肽链和 RNA 所必需的核苷酸顺序，人类基因组学发现大约有 38 000 个基因。细胞的遗传信息几乎都储存在染色体的 DNA 分子长链上。人类细胞中的全部基因称为基因组（genome）。人类基因组由 31.6 亿个碱基对组成，共有 3 万 ~ 3.5 万个基因。

一条染色体是一个 DNA 分子，一个人单倍体细胞含有 23 个 DNA 分子，储存着人的全部信息。DNA 是由两条多核苷酸链组成的双螺旋结构，脱氧核苷酸上的碱基有 4 种，即腺嘌呤（A）、胸腺嘧啶（T）、鸟嘌呤（G）和胞嘧啶（C）。

染色体中的所有基因均具有一定的基本单元结构。典型的结构基因由外显子、内含子及调节顺序组成。人类绝大多数的结构基因都存在内含子。内含子是非编码基因序列，外显子才是基因的编码部分。在 RNA 转录中，内含子与外显子一起被转录，称为前体 RNA，然后除去内含子剪接为成熟 RNA。基因结构（图 6 - 1）。

在结构基因的两端是非翻译区，又称侧翼区，分别为 5′端（上游）侧翼区和 3′端（下游）侧翼区。其中 5′端侧翼区包含基因的启动子区和一些保守序列，涉及基因的转录启动和表达调控。在上游侧翼区的 -25 ~ -33 以及 -50 ~ -100 区域内存在 TATA 盒及 CCAAT 盒。这些 DNA 元件能与 RNA 聚合酶及一些转录调控因子相互结合，在转录起始中发挥作用。在 3′端侧翼区存在多聚腺苷酸加尾信号。

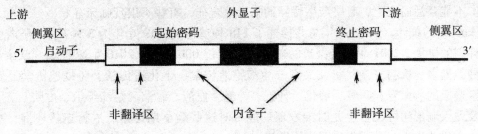

图 6 - 1 基因结构示意图

每个基因在染色体上都有自己精确的位置，称为基因位点，二倍体同一对染色体上同一位点的基因及其变异叫等位基因，等位基因中一个异常，一个正常，称为病态杂合子，两个异常者称为病态纯合子。

大部分的遗传物质都在细胞核内，但是胞浆中的线粒体含有自己特殊的遗传物质，包含了 16 000 个碱基片段。所有的线粒体都由母系遗传（因为精子通常不携带线粒体到受精卵内），细胞内的线粒体主要反映了母系的遗传。线粒体为细胞的运动、收缩、生物合成、主动运输以及信号传导等耗能的过程提供能源。线粒体作为细胞的供能装置，将细胞氧化还原产生的能量以高能磷酸键形式暂时储存起来，是糖、脂肪和蛋白质代谢的最终通路。线粒体基因组（mitochondrial genome，mtDNA）是独立于细胞核染色体外的基因组，具有自我复制、转录和编码功能。线粒体中所含的 DNA 为环状双链结构的 DNA 分子（mtDNA），编码多种与细胞氧化磷酸化有关的酶，是独立于细胞核染色体外的遗传物质，这些基因突变所导致的疾病称线粒体基因病。

人体基因除以上结构基因之外还存在有一定结构特征的其他序列。最为突出的是含有很多重复序列，例如微卫星 DNA，可作为基因组的一种多态性标记。另外，目前发现基因组的单核苷酸多态性（single nucleotide polymorphism，SNP）发布广泛，数量达数百万，在分子遗传学连锁分析、种群多样性研究、亲子鉴定以及功能研究等领域中具有重要意义。

3. 遗传信息的表达

（1）DNA 的复制：DNA 分子把遗传信息传给下一代是通过 DNA 的复制机制来实现的，复制是指双链 DNA 分子由一个分子变成与之相同的两个分子的过程，是在 DNA 聚合酶的催化下完成的。

（2）遗传信息的转录（transcription）：系 DNA 分子上的遗传信息传递到信使 RNA（mRNA）的过程。转录时，细胞核中 DNA 分子的双链脱开，以其中一条正义链作为 RNA 合成的"模板"，在酶的作用下，将不编码的内含子切去，然后将编码的外显子拼接起来，合成信使 mRNA，mRNA 与模板 DNA 之间按碱基互补的原则进行碱基配对。但 A 不是与 T 相配对，而是与 U（尿嘧啶）相配，因为 RNA 分子中不含胸腺嘧啶（T），而是含有尿嘧啶（U）。在 RNA 聚合酶的催化下，合成一条 mRNA 的单链，其中含有 DNA 的遗传信息。以后 mRNA 再与 DNA"模板"分开，通过核膜进入胞浆。

（3）遗传信息的翻译（translation）：mRNA 以遗传密码的方式控制着特定蛋白质的合成，称作翻译，这个过程是在细胞质的核糖体上进行的。

各种蛋白质基本上是由 20 种氨基酸以不同方式和数目组合而成。这些氨基酸连接成多肽链，最后形成具有空间结构的蛋白质。现在已知道，mRNA 分子中每三个相邻的碱基决定多肽链中的一个氨基酸，这三个相邻的碱基（即三联体）称为密码子（codon）。由于 RNA 分子中的碱基是 U、A、G、C 4 种，由于三个相邻的碱基（三联体）代表一个氨基酸的信息，那么就有 $4^3 = 64$ 种密码子。在 64 种密码子中，有 61 种属氨基酸的密码，其中 AUC 是代表起始密码，也是甲硫氨酸的密码。还有 3 种密码 UAA、UAG 及 UGA 不决定任何氨基酸，是"终止密码"，代表蛋白质合成终止的信号。

二、遗传病分类

基因组的内部结构及复杂的功能使其对损伤极为敏感，而导致疾病。遗传性疾病的程度根据基因突变的不同类型有很大的区别，可从丢失或多一条染色体到改变一个基因的碱基对，其后果亦表现多种多样，有些根本不能存活而流产，有些产生特异的临床综合征，有些不出现临床症状。

根据 Mckusick 的统计，到 1966 年总共描述了 148 种遗传病，1986 年为 3 907 种，随着分子克隆和人类基因组计划的进展，2001 年已经报道的遗传病达到 13 000 多种，2010 年达到 20 000 余种。儿科领域的遗传病种类繁多，机制复杂，研究又细分为细胞遗传学、生化遗传学、免疫遗传学及药物遗传学等。遗传因素造成的心血管、呼吸、消化、肾脏、神经、血液、骨骼、结缔组织、皮肤及五官等多系统器官遗传病及先天畸形均可在新生儿时期发现。能否对这些病早期诊断，进行遗传咨询，提出对策方法，避免下一个患儿出生，是对临床医学的挑战。

根据遗传物质的结构和功能改变的不同，可将遗传病分为五类：

1. 染色体病（chromosomal disorders） 指染色体数目异常，或者染色体结构异常，包括缺失、易位、倒位、环形染色体和等臂染色体等，造成许多基因物质的得失而引起疾病，已经明确的染色体畸变综合征有数百种。

2. 单基因遗传病（single gene diseases） 单基因病是指由单个基因突变所致的遗传病，每种单基因病均源自相关基因的突变，此类疾病目前报道已达数千余种，但每种疾病的发病率非常低。在一对基因中只要有一个致病基因存在就能表现性状的称显性基因，一对基因需 2 个基因同时存在病变时才能表现性状的称隐性基因。单基因遗传病按不同遗传模式分为以下 5 类遗传方式（表 6 - 1）。

表 6 - 1　常见单基因遗传病与基因缺陷关系表

疾病名称	酶或基因缺陷
苯丙酮尿症	苯丙氨酸羟化酶
白化病	酪氨酸酶
酪氨酸血症	对羟苯丙酮酸氧化酶
黑酸尿症	尿黑酸氧化酶
枫糖尿症	分支氨基酸脱羧酶
组氨酸血症	组氨酸酶
先天性高氨血症 I 型	氨甲酰磷酸合成酶
先天性高氨血症 II 型	鸟氨酸氨甲酰转移酶
瓜氨酸血症	精氨酸酰琥珀酸合成酶
精氨酸酰琥珀酸尿症	精氨酸代琥珀酸裂解酶
高赖氨酸血症	NAD 氧化还原酶
同型胱氨酸血症（尿症）	胱硫醚 β - 合成酶
胱硫醚尿症	胱硫醚酶
糖原累积病 I 型	肝葡萄糖 - 6 - 磷酸酶
糖原累积病 II 型	酸性 α - 1, 4 - 葡萄糖苷酶
糖原累积病 III 型	淀粉 - 1, 6 - 葡萄糖苷酶（脱支酶）
糖原累积病 IV 型	淀粉 - （1, 4 - 1, 6）转葡萄糖苷酸（分支酶）
半乳糖血症	半乳糖激酶或 1 - 磷酸半乳糖尿苷转移酶
果糖尿症	果糖激酶
果糖不能耐受症	1 - 磷酸果糖醛缩酶
戊糖尿症	核酮糖还原酶
黏多糖病 I 型 Hurler 综合征	α - L 艾杜糖醛酸酶
黏多糖病 II 型 Hunter 综合征	艾杜糖醛酸硫酸酯酶
黏多糖病 III 型 A Sanfilippo 综合征 A 型	乙酰肝素硫酸酯酶
黏多糖病 III 型 B Sanfilippo 综合征 B 型	N - 乙酰氨基葡糖苷酶

疾病名称	酶或基因缺陷
黏多糖病Ⅳ型 Morquio 综合征	半乳糖胺－6－硫酸硫酸酯酶
黏多糖病Ⅵ型 Maroteaux－Lamy 综合征	芳基硫酸酯酶 B
黏多糖病Ⅶ型综合征	β－葡萄糖醛酸酶
杜氏/贝氏进行性肌营养不良	抗肌萎缩蛋白
甲型血友病	凝血因子Ⅷ
乙型血友病	凝血因子Ⅸ
先天性非球形细胞性溶血性贫血，Ⅱ型	丙酮酸激酶
乳清酸尿症	乳清酸核苷焦磷酸化酶等
黄嘌呤尿症	黄嘌呤氧化酶
肾上腺性征综合征普通型或失盐型	21－羟化酶
肾上腺性征综合征伴高血压型	11－羟化酶
肾上腺性征综合征伴尿道下裂、隐睾、失盐型	3β－羟类固醇脱氢酶
Crigler－Najjar 综合征	葡萄糖醛酸转移酶
6－磷酸葡萄糖脱氢酶缺乏症	G－6－PD
戈谢病（Gaucher 病）	β－葡萄糖苷酶
尼曼皮克病 A/B 型	酸性鞘磷脂酶
糖原累积病Ⅱ型（Pornpe 病）	α－葡萄糖苷酶
先天性高铁血红蛋白血症	高铁血红蛋白还原酶
肝豆状核变性	P 型 ATP7B
Marfan 综合征	原纤蛋白基因
脆性 X 综合征	FMR 基因 5′（CGG）n 增多
Huntington 舞蹈病	IT15 基因 5′（CAG）n 增多

（1）常染色体显性遗传（autosomal dominant inheritance）：致病基因在常染色体上，亲代只要有一个显性致病基因传递给子代，子代就会表现性状。例如软骨发育不全及成骨不全。家系特点是患者为杂合子型，亲代中有 1 人患病；父母一方有病，子女有 50% 风险率；父母双方有病，子女有 75% 风险率；男女发病机会均等；父母的同胞或上代有病，父母无病，子女一般无病。但是，有时由于疾病外显率的不同，可表现为完全显性、不完全显性及延迟显性（杂合子 Aa 在生命早期显性基因并不表达，待一定年龄后才显达，如遗传性舞蹈病等）等。

（2）常染色体隐性遗传（autosomal recessive inheritance）：致病基因在常染色体上，为一对隐性基因。只带 1 个致病隐性基因的个体不发病，为致病基因携带者，只有致病纯合子才致病。多数遗传代谢病为常染色体隐性遗传，如苯丙酮尿症及白化病等。家系特点：父母均为健康者，患者为纯合子，同胞中 25% 发病，25% 正常，50% 为携带者。近亲婚配发病率增高。

（3）X 连锁隐性遗传（X－linked recessive inheritance）：定位于 X 染色体上的致病基因随 X 染色体而传递疾病。女性带有一个隐性致病基因，为表型正常的致病基因携带者。男性只有一条 X 染色体，即使是隐性基因，也会发病，如血友病及进行性肌营养不良等。家系特点是男性患者与正常女性婚配，男性都正常，女性都是携带者；女性携带者与正常男性婚配，男性 50% 是患者，女性 50% 为携带者。

（4）X 连锁显性遗传（X－linked dominant inheritance）：X 连锁显性遗传致病基因在 X 染色体上。家系特点是患者双亲之一是患者，男性患者后代中女性都是患者，男性都正常；女性患者所生子女，50% 为患者。女性患者病情较轻，如抗维生素 D 佝偻病。

（5）Y 连锁遗传（Y－linked inheritance）：Y 连锁遗传致病基因位于 Y 染色体上，只有男性出现症状，由父传子，例如性别决定基因（SRY 基因）突变所致的性反转等。

3. 多基因遗传病（multifactorial diseases） 疾病由多对异常基因及环境因素共同作用。每对基因作用微小，但有积累效应，致使超出阈值而发病。这些微效基因的总和加上环境因素的影响，就决定了个体的疾病性状。例如 2 型糖尿病、高血压、神经管缺陷及兔唇等都属多基因遗传病。

4. 线粒体病（mitochondrial diseases） 人类细胞中有一部分 DNA 存在于胞浆内，称为线粒体 DNA，按母系遗传。基因突变为一组较为独特的遗传病，目前已发现 60 余种疾病与线粒体基因突变或线粒体结构异常有关，例如脂肪酸氧化障碍、呼吸链酶缺陷及特殊类型的糖尿病等。

5. 基因组印记（genomic imprinting） 基因根据来源亲代的不同而有不同的表达，控制某一表型的一对等位基因因亲源不同而呈差异性表达，即两条等位基因如皆来自父源或母源则有不同的表现形式。例如，Prader – Willi 综合征和 Angelman 综合征都是 15q11 – 13 缺失，Prader – Willi 综合征是父源性 15q11 – 13 缺失（母源单亲二体），Angelman 综合征为母源性 15q11 – 13 缺失（父源单亲二体）。基因组印记还影响某些遗传病的表现度及外显率等。

三、遗传病的诊断

遗传病的诊断是开展遗传咨询和防治的基础。由于遗传病的病种多，发病率低，病情复杂，除病史、症状及体征外，常需多科会诊，如神经科、眼科、骨科、内分泌科及皮肤科等。实验室检查和辅助检查很重要，如 X 线、超声波以及各种生化检查等。除一般疾病的诊断方法外，还需要遗传学的特殊诊断手段。

不同遗传性疾病有时具有相近似的临床表现，称为异质性，是遗传学中一个很重要的概念。如有几十种遗传病都表现为短肢畸形。又如马方综合征（Marfan syndrome）患儿身材细长，蜘蛛趾指，晶体脱位，而同型脱氨酸尿症患儿也有相同表现。此外，如先天性听力障碍及视网膜色素变性的遗传方式可有常染色体隐性、常染色体显性及 X 连锁隐性型。环境因素也可导致与遗传性疾病酷似的临床表现，如妊娠早期巨细胞病毒感染可导致小头畸形、先天性心脏病及白内障等，即症状相似或相同的疾病由不同的病因，通过不同的遗传机制而形成，治疗和预后也不同。

遗传性疾病的诊断基于特殊的临床综合征和/或疾病特有的体征，或实验证据证实有与疾病有关的基因或基因产物的改变。遗传病的诊断要注意收集以下资料。

1. 病史

（1）对有先天畸形、生长发育障碍、智力发育落后、性发育异常或有遗传病家族史者应做全身检查，并且做详细的家系调查和家谱分析，了解其他成员健康情况，了解死产、流产和血缘关系。新生儿期出现黄疸不退、腹泻、持续呕吐、肝大、惊厥、低血糖、酸中毒、高氨血症、电解质异常以及尿中有持续臭味，应疑为遗传代谢病，并做进一步检查。

（2）记录母亲妊娠史，如胎儿发育情况、母亲有无糖尿病、羊水过多或过少等。糖尿病母亲婴儿畸形发生率高。羊水过多时胎儿常伴有畸形。

（3）应详细询问母亲孕期用药史及病史，风疹及巨细胞病毒能造成胎儿器官畸形，但有病史不一定与畸形有因果关系。虽然回顾性流行病学调查认为一些药物与畸形有关，但真正能证实的致畸因素为数很少。

2. 体格检查 头面部注意头围，有无小头畸形，小下颌畸形，耳的大小，耳位高低，眼距，眼裂，鼻翼发育，有无唇裂、腭裂和高腭弓，毛发稀疏和颜色异常。注意上部量与下部量比例，指距，手指长度，乳头距离，注意脊柱、胸廓异常，注意关节活动是否正常，注意皮肤和毛发色素，手纹，外生殖器等。注意黄疸、肝脾肿大和神经系统症状。嗅到一些不正常的汗味或尿味等，提示某些遗传代谢病的可能，主要见于氨基酸代谢病。

3. 实验室检查 根据临床表现，对遗传病疑似患者可选择以下检查。

（1）生化和酶学测定：适用于遗传代谢病检查，测定血、尿、红细胞、白细胞、皮肤成纤维细胞中酶和蛋白质或中间代谢产物，近年在国内开展的遗传代谢病串联质谱检测技术（MS/MS）以及气相色谱 – 质谱技术（GC/MS）已逐步成为遗传代谢病诊断的常规检测工具，特别是串联质谱技术可诊断多种氨基酸代谢病、有机酸代谢病、脂肪酸和肉碱代谢异常等疾病，在临床检验中发挥着重要作用。对溶酶体病需做特异性酶的活性测定进行诊断。

（2）DNA 分析：基因诊断是在 DNA 水平上对受检者的某一特定致病基因进行分析和检测，从而达到对疾病进行特异性分子诊断。DNA 一般来源于白细胞和其他的组织，包括羊水细胞和绒毛膜绒毛细胞（产前诊断），口腔黏膜细胞（咽拭子）和成纤维细胞（皮肤活检），从这些组织中能够得到足够的 DNA。DNA 扩增技术，如聚合酶链反应（PCR），能够从一个或很少量的细胞中扩增 DNA，然后进行 DNA 直接测序分析。基因诊断在临床诊断和产前诊断中占有重要地位，是一种快速、灵敏、特异、准确的检测手段。

（3）染色体核型分析：适用于怀疑有染色体畸变患者。将一个处于有丝分裂中期的细胞中全部染色体按大小及形态特征，有秩序地配对排列，观察有无染色体数目或结构异常。染色体异常是导致智能低下及先天异常的重要因素。在自发性流产和死胎中，染色体异常非常常见。由于遗传物质的不平衡使染色体畸变，从而导致表型异常。染色体异常包括染色体数目异常和染色体结构异常。

（4）FISH（荧光原位杂交）技术：FISH 是用特定的 DNA 作探针，来检测患者样本中的目的 DNA 序列。通过荧光显微镜，可以检测到标记的位点特异性或序列特异性的 DNA 探针，可得到目的 DNA 的序列。通过荧光显微镜对样品进行检测，可以明确荧光素标记的探针是否存在。得到的结果往往十分明确。但是 FISH 检查必须预先知道异常发生部位及有针对性地选择特异性探针，且只能对个别问题进行分析。

FISH 技术已被应用于染色体上的微小缺失，这些微缺失综合征用传统的染色体分析方法不能识别，包括 Prader - Willi 综合征、Angelman 综合征以及 Williams 综合征等。目前发展的多色荧光原位杂交（multicolor FISH，M - FISH）能够检测染色体平衡易位。一次杂交即能检测多个基因靶位，呈现多种色彩，能够分辨复杂的染色体重排、染色体微小易位和标记的染色体。

4. 遗传咨询　遗传咨询是由咨询医师和咨询者即遗传病患者本人或其家属，就某种遗传病在一个家庭中的发生、再发风险和防治上所面临的问题进行一系列的交谈和讨论，是家庭预防遗传病患儿出生的最有效方法，咨询医师需协助先证者明确遗传病的诊断和分类。主要咨询对象应包括：

（1）已确诊或怀疑为遗传病的患者及其亲属；

（2）连续发生不明原因疾病的家庭成员；

（3）疑与遗传有关的先天畸形及原发性智力低下者；

（4）易位染色体或致病基因携带者；

（5）不明原因的反复流产、死胎、死产及不孕（育）夫妇；

（6）性发育异常者；

（7）孕早期接触放射线、化学毒物、致畸药物或病原生物感染者；

（8）有遗传病家族史并拟结婚或生育者。

值得注意的是先天性疾病和家族性疾病不完全等同于遗传性疾病。所谓先天性疾病（congenital disease）常指个体生来即有异常表型，可为遗传病，但并非都是遗传病，如先天性梅毒及先天性肝炎等，均是由孕母在妊娠期间受到病原生物体感染所致。同样，遗传病亦并非多表现为先天性，某些遗传病出生时无异常表型，要至特定的年龄才发病，如亨廷顿舞蹈病以及脊髓性小脑共济失调等。在临床上，严格区分由遗传因素与非遗传因素所造成的先天畸形（congenital malformation）或出生缺陷（birth defects）是有一定的困难，但却是十分重要和必须的，这将有助于控制和减少遗传病和出生缺陷患儿的出生，有助予提高人口素质，尤其是出生人口素质。

四、遗传性疾病的预防

遗传病是一类严重危害人类身心健康的难治疾患，不仅为家庭及社会带来沉重负担，而且危及子孙后代，直接影响人口素质的提高。重视医学遗传学，防止和减少有遗传病的患儿出生是一项重要的工作。大部分遗传病目前无有效治疗方法，贯彻预防为主的方针，避免有遗传缺陷的患儿出生最为重要。

目前防治的重点主要贯彻预防为主的方针，做好三级预防，防止和减少有遗传病的患儿出生，避免有遗传病患儿出生后发病。

一级预防：防止遗传病的发生。近亲结婚所生子女患智力低下的比例比非近亲婚配的要高150倍，畸形率也要高3倍多，国家法律禁止直系血缘和三代以内的旁系血缘结婚。凡本人或家族成员有遗传病或先天畸形史、多次在家族中出现或生育过智力低下儿或反复自然流产者，应进行遗传咨询，找出病因，明确诊断。在人群或者高危家庭及时检出致病基因携带者，并在检出后积极进行婚育指导。

致病基因携带者一般是指具有隐性致病基因（杂合子）或平衡易位染色体，且能传递给后代的外表正常个体。携带者检出的现实意义在于：①在群体中每种隐性遗传病的发病率虽然很低，但致病基因携带者却相当多，例如苯丙酮尿症的发病率为1：11 000，但人群中的致病基因携带者达1：50～1：60。②双亲之一为染色体平衡易位，其后代异常胚胎的概率较高。③对显性遗传病携带者的检出则有助于预先控制该病发作的诱因。故检出携带者，并在检出后积极进行婚育指导或产前诊断，对预防和减轻遗传病患儿的出生具有现实意义。

二级预防：在遗传咨询的基础上，有目的地进行产前诊断，即通过直接或间接地对孕期胚胎或胎儿进行生长和生物标记物的检测，确定诊断，减少遗传病患儿出生。根据特定的遗传性疾病或者先天缺陷，可用不同的产前诊断方法进行诊断。例如通过观察胎儿表型的形态特征（超声及胎儿镜检查）、染色体检查（细胞遗传学技术）及基因分析或其表达产物测定（酶和生化测定）来诊断的。所用标本的采集可由羊膜腔穿刺术、绒毛膜绒毛吸取术、脐带穿刺术和从母血中分离胎儿细胞等方法来完成。

三级预防：遗传病出生后的治疗。新生儿疑有遗传病，出生后即尽可能利用血生化检查或染色体分析，作出早期诊断。新生儿疾病筛查是提高人口素质的重要措施之一，通过快速、敏感的检验方法，对一些先天性和遗传性疾病进行群体筛检，从而使患儿在临床上尚未出现疾病表现，而其体内生化、代谢或者功能已有变化时就做出早期诊断，并且结合有效治疗，避免患儿重要脏器出现不可逆性的损害，保障儿童正常的体格发育和智能发育。目前新生儿疾病筛查正在全国逐步推广，各地主要筛查先天性甲状腺功能减低症和苯丙酮尿症两种导致智能发育障碍的疾病，苯丙酮尿症发病率约为1：11 000，先天性甲状腺功能减低症发病率约为1：3 000，有的地区开展了葡萄糖－6－磷酸脱氢酶缺乏症以及先天性肾上腺皮质增生症筛查，个别城市已经开展了串联质谱新技术的遗传代谢病筛查，大大扩大了筛查的疾病谱。新生儿疾病筛查可在患儿出生2～4周内确诊疾病，通过积极治疗，降低遗传代谢病的危害性。

五、遗传性疾病的治疗

目前遗传病的治疗主要针对部分遗传代谢病，可以根据疾病作以下选择：

1. 饮食治疗　减少或除去有害物质，主要适用于一些遗传代谢病，如对苯丙酮尿症限制苯丙氨酸的摄入，半乳糖血症停奶及乳制品，但可以进食鱼和肉。

2. 药物治疗　主要补充体内代谢必须的维生素、激素、电解质以及对症治疗，如 BH_4 缺乏引起的非经典型苯丙酮尿症给予 L－多巴、5－羟色胺和 BH_4 治疗，先天性肾上腺皮质增生症采用肾上腺皮质激素治疗，同型胱氨酸尿给予大剂量维生素 B_6，枫糖尿病用维生素 B_1，对原因不明的代谢病，可给予大剂量多种维生素，有时可收到疗效。

3. 酶蛋白的替代治疗　通过分离出特定的基因，在体外进行 DNA 重组，然后转移至细胞或者细菌内表达，提纯酶蛋白，用来治疗遗传代谢缺陷病。通过此类方法制造出的胰岛素及生长激素等重组蛋白，为治疗遗传代谢病提示了新的方向。

4. 外科手术　如女性先天性肾上腺皮质增生症可做外科整形，有些疾病可做脏器移植。

5. 干细胞移植及骨髓移植　是将有功能的细胞或者组织转移到病人的体内，发挥功能，纠正遗传缺陷。干细胞移植技术飞速进展，更为安全有效，已成为治疗遗传性疾病的重要手段，治愈的病种还在不断的扩大。

6. 基因治疗与传统治疗的明显不同之处　是以特定的 DNA 构件导入病人体内。经改造的基因仿佛是一个微型制药厂，不断在体内表达，产生某种蛋白质以达到治疗目的。尽管近期只能取得有限结果，基因治疗临床试验面临许多困难，处在探索的初始阶段，但作为人类治疗疾病的一种探索，它从设想到实际试验，在短短的时间内取得了很大进展，为医学带来了划时代的进步。

六、医学伦理与遗传病

从遗传学的观点看，人类既有大量优质基因，也存在相当数量的有害基因，两者构成我们的基因库。遗传学不仅仅是对遗传规律的认识，由于分子生物学及细胞生物学的进展，在实验室中已能改造或改变动物的遗传性状，这对社会与医学伦理学产生了很大的冲击与震动。目前已可以对许多疾病做到产前诊断及症状前诊断，并可进行临床干预。但是，对于晚发的遗传病，是否要早期告诉病人，让他（她）在发病前的几十年中生活在阴影之中？"预测医学"固然为疾病的早期预防提供了便利，但同时也带来一系列伦理、法律和社会学问题。诸如：保险公司或人事部门是否有权力知道每个人所携带的致病基因（个人隐私权）？他们的就业和保险是否会受到影响？带有"癌症基因"或"糖尿病基因"者是否会在社会上受到"基因歧视"，人们常说"癌症基因"或"糖尿病基因"，但事实是基因只是决定病症的一部分原因。进一步明了基因功能将帮助人们准确判断环境因素的影响，并指导我们避免或者减轻致病基因的作用。

（付士银）

第二节 遗传性疾病的诊断基础

一、染色体检查

由于各种原因引起染色体的数目和结构发生改变，称染色体异常，又称之为染色体畸变综合征（chromosomal aberration syndrome），分为常染色体病和性染色体病两大类。正常染色体数目和染色体上的基因之间的一定排列顺序，决定着人体正常发育。染色体异常为人类遗传性疾病的重要组成部分，包括大部分的死胎、流产、先天性畸形、生长发育障碍和性发育障碍、行为异常和智力低下。染色体异常在恶性肿瘤的发病中起到重要作用。

由于染色体病的遗传物质改变较多，通常累及数个甚至上百个基因。因此，染色体疾病大多是影响多器官、多系统、表现复杂的临床综合征。将一个细胞的全部染色体按标准配对排列进行分析诊断，即是核型分析。

染色体病的发病率在新生儿约占 1/200。然而，它们仅占所有胎儿染色体异常中的一小部分，大部分的胎儿染色体异常是致死性的，在妊娠期就流产或未着床，或在围生期死亡。妊娠头 3 个月的流产胎儿中大 50% ~60% 有染色体异常。围生期死亡者有 6% 是染色体异常。孕妇年龄 >35 岁，且在妊娠中期进行羊膜穿刺检查的孕母中，大约 2% 的胎儿有染色体异常。在人群中有智力低下者，也有一定数量是由染色体异常引起，如果存在其他畸形，则比例更大。在表型正常的不育症夫妇中经常发现潜在染色体的异常。

（一）染色体和细胞分裂

人类染色体由脱氧核糖核酸和特异蛋白质组成，它们紧密包裹在未分裂细胞的细胞核中。除了配子以外，所有正常人类细胞核包含有 23 对（46 条）染色体，其中 22 对称常染色体，另一对称性染色体。这两条性染色体，女性为两条 X 染色体，男性为一条 X 和一条 Y 染色体。同一对染色体中的这两条染色体称同源染色体。同源染色体中，一条来源于母方，另一条来源于父方。

人体细胞的染色体数目是恒定的，称为二倍体（2n）。卵子和精子各含有二倍体数目的一半（即 23 条染色体），称为单倍体（n）。为保持这种规律，细胞的分裂有两种形式：一为有丝分裂，当机体组织生长和修复时发生的细胞分裂；二为减数分裂，系形成生殖细胞时细胞分裂的特殊形式。

有丝分裂的功能是维持每个机体细胞遗传物质的连续性，分裂后两个子细胞与母细胞具有相同遗传物质。在核分裂间期细胞分裂停止，染色体难以看到。当进入分裂前期时，染色体浓缩增厚，每条染色体纵向分裂成两个子染色体。在分裂中期，核膜消失，染色体在赤道板上朝向核中央排列，同时，形成纺锤体并移动染色体，在这个时期，染色体最好观察，每条染色体类似于字母"X"的形状。分裂末期，两组子染色体分开由核膜包裹，两个新细胞分开，它们的核又进入核分裂间期。

减数分裂仅发生在生殖细胞中，并且在一次生殖中只有一次。它是由两次细胞分裂组成，像有丝分裂一样，每个细胞有分裂前期、中期、后期及末期。减数分裂 I 是减少染色体数目分裂，即有 46 条染色体的母细胞分裂成两个带 23 条染色体的子细胞。减数分裂 II 与有丝分裂类似，产生另外的子细胞，每个核只含有单倍体数目的染色体，在减数分裂结束时，形成四个为单倍体数目染色体的子细胞。在男性，每个初级精母细胞产生四个精细胞，精细胞发展成为精子；而在女性，每个卵母细胞仅形成一个卵子，剩余的产物变成无功能的极体。

在减数分裂过程中，每一对染色体的分配是随机的，因此，每个生殖细胞接受到母系或父系染色体的不同组合，23 对染色体能够在每个配子中发生 2^{23} 种不同的染色体组合，加上人类基因的易变性，子代可能产生数目庞大的多样性。

（二）染色体数目异常

任何染色体的数目不同于正常者称为异倍体。如果为单倍体的染色体数目（n = 23）的整倍数称为整倍体；如果在减数分裂或有丝分裂中发生错误，而不是 23 的整倍数，称为非整倍体。在同一个体中具有两种或两种以上的核型称嵌合体。

（1）除了正常体细胞的染色体数目为 2 倍体外（2n = 46），还有比两种染色体多的整倍体，多倍体根据染色体的数目是 n（n = 23）的多少倍而定，如 69 为 3 倍体（3n），92 为 4 倍体（4n）等。三倍体综合征核型为 69XXX、69XXY 及 69XYY。胚胎或胎儿多自发流产。3 倍体的产生可能是由于两个精子（双精子）受精引起，通常也可能由于卵子或精子的成熟分裂障碍引起，形成双倍体配子。在 3 倍体中，如果多余的染色体为典型的父系染色体，则有胎盘异常和部分水泡状胎盘；如多余的染色体为母系染色体，则妊娠早期发生自发性流产。4 倍体通常是 n = 92，92XXXX 或 92XXYY，可能是由于合子在分裂早期完全未分裂所引起。

（2）如果某个体的染色体数目比单倍体的整倍数少或多几条染色体，称为非整倍体。非整倍体染色体数目不等于 2n，而是大于或小于 2n。由于在减数分裂中，个别染色体发生不分离。大多数非整倍体的病人为三体，或为单体（仅 1 条染色体取代了正常的一对染色体）。引起非整倍体常见的原因是染色体不分离或分裂后期迟滞。

常染色体三体极少存活至足月。仅有一小部分常染色体三体是活产。实际上，临床仅见 21 - 三体、18 - 三体和 13 - 三体综合征。除 21 - 三体之外，所有其他类型均严重影响患儿，患儿几乎在很小年龄就死亡。

性染色体三体（XXY，XYY，XXX）存活者有不同程度的表型异常，这是因为在有多余染色体的体细胞中，女性通过莱昂（Lyon）效应，其中一条 X 染色体失活，大多数在 X 染色体上的位点起半合子的作用；在男性，仅有 1 条 X 染色体，对 X 连锁基因是半合子。1 条多余的性染色体对于正常的男性或女性可引起表型效应。核型是 47，XXY（Klinefelter 综合征）和 47，XYY 的人均为男性；核型是 47，XXX 为女性。性染色体三体可导致患者出现性发育异常、生育异常和行为改变，一般来说，性染色体的数目愈多，智力落后的可能性愈大。

（3）嵌合体：由两种或两种以上染色体核型或细胞株构成的个体被称为嵌合体（mosaic），例如先天性卵巢发育不全综合征，该病患者的嵌合体核型为 45，X/46，XX。嵌合体是受精卵在卵裂期间染色体不分离或丢失所引起。嵌合体临床表现的轻重主要取决于正常核型和畸变核型之间的比例，临床上所见的嵌合体的表现一般较轻。有时在同一个体不同的组织器官，其嵌合体比例也有差别。

（三）染色体结构异常

染色体结构异常是由于各种原因造成染色体断裂所引起，断裂后断端富有黏着性，能与其他断端再结合，发生结构重排而导致缺失、倒位及易位等改变。

1. 缺失　是一部分染色体的丢失，可以发生在染色体末端或中间。末端的缺失由染色体臂断裂引起，产生的碎片没有着丝点，这染色体碎片在下次细胞分裂时丢失。末端缺失是染色体1次断裂，如猫叫综合征（5P综合征）是第5号染色体短臂末端缺失。中间缺失是发生2次或2次以上断裂，中间断片丢失，如视网膜母细胞瘤（13q⁻）为13号染色体长臂中间缺失。如果染色体两端断裂，带着丝点的部分，两断端黏合则形成环状染色体。

2. 重复　可由于不等交换或来自于易位或倒位携带者减数分裂的异常分离。通常重复比缺失的危害要小些。然而，由于在一个配子中的重复引起染色体的不平衡和染色体的断裂也可破坏基因，故重复常可导致某些表型异常。例如平衡易位携带者，在配子发生中，形成不平衡配子，其结果是一个节段重复，另一个节段缺失。以部分三体征发生率高。

3. 倒位　指断裂发生后断片倒转180°后再接合，改变了基因的原有顺序，从而导致异常。

4. 易位　一条染色体断裂后，其断片错接到另一条非同源染色体上。根据易位的方式不同，可分为3种，即单方易位、相互易位及罗伯逊易位（是指近着丝点部位断裂，两条长臂重接，两条短臂丢失，如13号与14号染色体易位）。

5. 等臂染色体　正常染色体一分为二时，着丝点进行纵裂。等臂染色体是由于染色体分裂时着丝粒不是纵向分裂而是横向分裂所致，结果导致两条姊妹短臂或姊妹长臂各自形成等臂染色体，如46，X，i（Xq）。

6. 环形染色体　当一条染色体的长、短臂同时各发生一次断裂后，含有着丝粒节段的长、短臂相接，形成环形染色体，不含有着丝粒的长、短臂片段将丢失。

在人类染色体之间也存在着较小的结构变化（多态性），这种变化不会影响表型，例如，在近端着丝点染色体上凸出的随体、大小不同的着丝点的异染色体和长短不一的Y染色体长臂。这些变化以显性方式传递。染色体结构的改变通常是由于染色体断裂后基因物质丢失或基因物质异常结合的方式重组而引起。造成染色体断裂可能的原因包括放射线、化学物品或病毒。应用高效的显带技术，能够看到相当大量的DNA（大约4百万碱基对），包含数千个基因。

与染色体数目异常一样，结构重组可发生在人类所有细胞中或在嵌合体形成中。如果染色体在结构重组时，所补充的基因信息为正常基因，这种结构重组为平衡重组或有效重组，通常没有表型效应，因为所有的基因信息都呈现出来。平衡重组的类型包括平衡相互易位、倒位及插入等。

如果重组时有另外的基因信息加入或失去基因信息，则为非平衡重组。在非平衡重组中，有缺失、重复或两者兼有之，表型很可能是异常的。染色体的部分重复类似于部分的三体综合征，缺失导致部分的染色体单体。妨碍功能性基因的正常平衡的任何改变，可能导致异常的发育。某些重组很稳定，可以通过细胞分裂而不改变，而另外的是有些则不稳定。

（四）染色体畸变的原因

现已知道，多种因素可造成染色体畸变，即大多数致突变的因素都可以引起染色体畸变。目前对于这些原因还只是一般的了解，有待于进一步研究。

1. 物理因素　在物理致畸因素中，电离辐射因导致染色体不分离而引人注目。有实验证明，将受照射小鼠处于分裂近中期的卵细胞和未受照射的同期卵细胞比较，发现染色体不分离在受照射组中明显增高，这一现象在年龄较大的小鼠中尤为明显。人的淋巴细胞受照射或在受照射的血清内生长，发现实验组的三体型频率较对照组高，引起易位、缺失等染色体畸变。也有报道，受电离辐射的母亲，生育21-三体病孩的风险明显增高。

2. 化学因素　许多种化学药物、毒物和抗代谢药均可引起染色体畸变，例如抗代谢药物、抗癫痫药物、农药以及毒物（如苯、甲苯和砷）等。

3. 生物因素　一些病毒感染，如风疹病毒、巨细胞包涵体病毒、麻疹病毒以及腮腺炎病毒的感染可引起染色体断裂。在实验中，以病毒处理培养细胞，也会引起各种类型的染色体畸变。

4. 孕妇年龄　孕妇年龄大是引起21-三体综合征和其他三体型的主要原因之一。母亲娩出21-三体综合征的风险因孕妇年龄增加而增加，这可能与生殖细胞的老化有关。

女婴在出生时，所有卵细胞已经形成，卵细胞的进一步发育是在青春期，在月经间期卵细胞将发育成熟，直到妇女进入绝经期。在妇女的生命中，一个卵细胞受精越迟，这细胞已经存在的时间越长。因此，一个 40 岁妇女的受精卵比一个 20 岁妇女的受精卵要大 20 年，暴露在可引起细胞损害的有害环境的风险率也越高。此外，越是接近绝经期，女性控制卵细胞成熟的激素效应也更差，容易影响卵细胞的发育和成熟。而在男性，其精子的产生从青春期开始贯穿生命过程，因此，一个 40 岁男性的精子，并不比一个 20 岁男性的精子老，这可解释父方年龄和染色体异常之间缺乏相关依据。

5. 遗传因素　染色体异常可表现有家族性倾向，这提示染色体畸变与遗传有关。人类可能有倾向不分离的基因存在，其他生物也有类似的基因。据报道，同一家系中，同时有相同的或不同种类的非整倍体患者存在。此外，染色体异常的父母可以不同方式传给下一代，最明显的例子是一些平衡易位的携带者，可引起染色体异常或正常的后代出现，其中又以涉及 D 组和 G 组染色体比较常见，因为它们是近端着丝粒染色体，在有丝分裂过程中形成随体联合，这可能是造成染色体不分离的原因之一。

（五）染色体的检查及应用

细胞遗传学检查是在细胞水平对细胞核中的遗传物质进行观察，间期细胞核中的染色质和有丝分裂期的染色体均可作为观察对象。随着人类外周血体外培养和染色体制片等技术的建立，染色体分析技术被迅速运用于临床。近年来分子生物学技术的发展使得产生了新的染色体分析技术，如荧光原位杂交技术以及比较基因组杂交技术等。

1. 染色体形态观察　染色体在正常情况下呈杆状，经秋水仙素处理后使原来已纵裂的染色体在着丝粒处不能分开，故此时的染色体呈"X"形，又称秋水仙素中期染色体，固定后经 Ciemsa 染色可直接在显微镜下观察。根据染色体的相对长度、臂比率、着丝粒指数和随体的有无，人类 22 对常染色体和 1 对性染色体分为 7 组，分别以字母 A~G 代表组别。

2. 显带染色体技术　中期染色体经固定后染色观察，只能发现染色体的数目畸变，无法检测染色体结构的畸变。用某些荧光染料可使染色体的不同区域呈强弱不等的荧光着色，显示明暗相闭的独特带型。不同的染料能够使染色体的不同部位着色，如 Q 带技术使 Y 染色体长臂末端呈特异的荧光区可用于鉴别性别，R 带技术有利于观察染色体末端区域的结构改变和测定每条染色体的长度，C 带技术尤其能反映 1、9、16 号染色体着丝粒区的多态性和 Y 染色体长臂末端的变化等。另外还有高分辨 G 带技术可使染色体显示出 550~850 条的高分辨条带，这一技术的应用使在染色体上能进行更精确的基因定位，并且还发现了染色体的一些微小结构畸变综合征。

3. 荧光原位杂交　荧光原位杂交技术（fluorescence in situ hybridization，FISH）是利用特异性的 DNA 探针经生物素或地高辛标记，在靶细胞染色体上作杂交后通过带有荧光素的亲和素显示信号进行定位。FISH 的主要优点具有敏感度高，能使用多种荧光同时显示多种探针的杂交信号，在染色体上进行多点定位。通过着丝粒探针、位点特异性探针、端粒探针、描绘探针及全基因组探针等与靶细胞染色体进行杂交，能检测染色体疾病或定位疾病基因。临床常用位点特异性探针进行特定的遗传病的诊断以及染色体微缺失综合征的诊断，如 Prader – Willi 综合征、Angelman 综合征和 DiGeorge 综合征等。24 种荧光标记的全基因组探针已能广泛用于遗传病和肿瘤的检测，但因费用高，图像分析系统复杂，敏感性和特异性等方面尚有不足而影响了它的广泛应用。

二、基因诊断

遗传性疾病是由于患者基因的缺陷或者变异，造成体内相应蛋白质合成的数量或者质量的异常，以致不能执行正常的生理功能而出现的疾病。基因诊断是在基因水平对疾病作出病因诊断。通过 DNA 或者 RNA 抽提、基因体外扩增（PCR）、分子杂交以及 DNA 测序等技术，检测特定基因是否有改变，从基因水平阐明病因，从而诊断患者是否有某种遗传病。对胎儿进行 DNA 检测，明确是否患有遗传病，从而指导孕妇作出是否继续妊娠的选择。

（一）基因突变

基因突变是指由于基因序列上 DNA 碱基对的置换、插入、缺失及重复等引起的基因结构的变化。

基因突变可发生在生殖细胞，也可发生在体细胞。基因突变在生物界中是普遍存在的，它是生物变异的主要原因，是生物进化的主要因素。但多数突变对生物体是有害的，影响氨基酸的组成，影响蛋白质功能，从而导致疾病，严重者影响胚胎发育而发生早期流产。绝大多数的人类遗传病，例如人的苯丙酮尿症、白化病及地中海贫血等遗传病，都是突变性状，是由基因突变造成的，这些病对人类健康构成了严重威胁。有的突变可能是中性的，丰富了人群的正常多态性。突变是生物变异与进化的源泉，它也能为生物体提供新的基因。

通常将基因序列上单个碱基或少数碱基改变称为点突变。突变有以下几种类型：

1. 碱基置换（base substitution）突变　由一个错误的碱基对替代一个正确的碱基对的突变称为碱基置换突变。例如在 DNA 分子中的 GC 碱基对由 CG 或 AT 或 TA 所代替，AT 碱基对由 TA 或 GC 或 CG 所代替。碱基替换过程只改变被替换碱基的那个密码子，也就是说每一次碱基替换只改变一个密码子，不会涉及其他的密码子。碱基置换所致的基因突变既可发生在基因编码区，又可见于基因调控区，是最常见的基因点突变。

2. 基因丢失（deletion）　指基因核苷酸序列中核苷酸的丢失，这种丢失少则一个碱基，多至全基因或至几十个 kb 片段大小。大片段 DNA 丢失可造成基因编码产物合成障碍，导致蛋白质完全或部分缺失，严重影响其功能。

3. 基因插入（insertion）　与缺失相反，为插入一段顺序，可插入一个碱基，甚至好几百个或者更多碱基对插入。

4. 基因融合　指两个不同的核苷酸序列相接，形成一个新的基因。如同源染色体之间的不等交换，或者染色体异位，例如染色体 9q 上癌基因 ABL 异位到 22qBCR，形成 BCR – ABL 融合蛋白，导致慢性粒细胞性白血病。

5. 动态突变（dynamic mutation）　是指 DNA 中的碱基重复序列拷贝数发生扩增而导致的突变。在人类基因中，当动态突变发生在转录序列内或附近时，就有可能对基因转录或其表达产物产生影响。通常重复序列的拷贝数有一个范围，超过这个范围，重复序列将变得不稳定，从而表现出疾病症状或在染色体上表现出脆性位点。至今已发现 10 余种遗传性疾病与动态突变有关，其中属于 CGG/CCG 重复的有脆性 X 综合征，以及 Fraxe 综合征；属于 CAG/CTG 重复的有重症肌无力（DM）、X 连锁的脊柱和延髓肌萎缩、脊髓与小脑运动失调 – 1 型（SCA1）、舞蹈症、亨廷顿病、齿状核与苍白球萎缩症，以及 Machado – Joseph disease（MJD）等。

根据基因结构的改变方式，基因突变可分为碱基置换突变和移码突变两种类型。

碱基置换除了可改变编码区的密码子外，若发生在外显子与内含子连接部位（基因内含子剪接供体和受体位点）附近的内含子部位，突变可导致 mRNA 剪切异常，使 mRNA 短缺，产生翻译异常的蛋白质。

此外，启动子区域的基因点突变可干扰基因的表达调控，干扰编码产物蛋白质的合成启动及合成速率，严重影响蛋白质的合成量。

移码突变（frameshift mutation）指基因中插入或者缺失一个或几个碱基对，使 DNA 的阅读框架（读码框）发生改变，导致插入或缺失部位之后的所有密码子都跟着发生变化，结果产生一种异常的多肽链。

根据遗传信息的改变方式，基因突变又可以分为同义突变、错义突变和无义突变三种类型。

1. 同义突变（synonymous mutation）　DNA 的一个碱基对的改变并不影响它所编码的蛋白质的氨基酸序列，这是因为改变后的密码子和改变前的密码子，它们编码同一种氨基酸。但目前发现个别原先认为是同义突变，可能会导致转录功能异常。

2. 错义突变（missense mutation）　由于一对或几对碱基对的改变而使决定某一氨基酸的密码子变为决定另一种氨基酸的密码子，引起氨基酸序列和空间构象改变，导致它所编码的蛋白质部分或完全失活，例如人血红蛋白 β 链的基因如果将决定第 6 位氨基酸（谷氨酸）的密码子由 CTT 变为 CAT，就会使它合成出的 β 链多肽的第 6 位氨基酸由谷氨酸变为缬氨酸，从而引起镰刀形红细胞贫血病。

3. 无义突变（nonsense mutation）　　如果某一碱基被另一碱基替代后，决定某一氨基酸的密码子变成一个终止密码子，使翻译过程提前终止，合成的肽链变短，此终止密码子称为无义突变。

（二）基因诊断常用方法

构成人体的细胞，无论来自何种器官或组织，它们的基因组是完全一致的，采用基因分析方法，在个体发育的任何阶段，以任何有核细胞为材料，都可能检测出这些基因的缺陷，正是这些优点，近20年来基因诊断技术得以飞速发展。

1. DNA 聚合酶链式反应（PCR）技术及其衍生技术 PCR　是一种模拟天然 DNA 复制过程的核酸体外扩增技术，是最常用的基因体外克隆方法，简便快速。其基本原理是利用 DNA 聚合酶在体外条件下催化一对特异性引物间的 DNA 片段合成的基因体外扩增技术，它包括三个基本过程：①DNA 变性，在高温条件下（92～95℃），模板 DNA 变性解链，形成单链 DNA，以提供 DNA 模板。②退火，在一定的温度条件下（42～65℃），试管中的引物与待扩增的 DNA 区域特异结合。③延伸，在 72℃条件下，耐高温的 DNA 聚合酶（Tad 酶）以单链 DNA 为模板，从引物的 5′端向 3′端延伸，合成新的 DNA 双链。以上三个过程为一个循环周期，此周期合成的产物又可作为下一周期的模板，如此循环往复，扩增产物以指数方式倍增，经过 25～30 个扩增周期，目的基因可增加一百万倍，大大方便了基因分析。扩增的 DNA 通过凝胶电泳，可观测到片段长度。

PCR 技术自 1985 年问世以来，在医学各学科都有重要的实际应用价值，推动了基因克隆及 DNA 序列分析，并且很快延伸出一系列与 PCR 有关的技术（表 6-2）。

表 6-2　与 PCR 有关的常用技术

名称	说明
反向转录-PCR（RT-PCR）	总 RNA 或 mRNA 经引物与反向转录酶作用合成 cDNA，然后再进行 PCR 反应，常用于转录水平的基因表达、基因检测与基因克隆。其特点是除了可直接检测基因的缺失/插入外，还可检测前体 mRNA 加工过程的异常
定量 PCR	在进行 RT-PCR 时测定目的基因转录水平的表达量，以加入一定拷贝模板数量的内参照方法最为准确
多重 PCR（multiple PCR）	在同一反应体系中加入多对引物扩增同一模板的几个区域。多重 PCR 的前提是：①所有引物退火温度必须相近。②引物之间不能相互作用形成引物寡聚体。③所有扩增片段所覆盖的区域不能重叠。常用于检测同一基因的多个外显子的缺失
高分辨率溶解曲线（HRM）	在一定的温度范围内将 PCR 扩增的产物进行变性，期间实时检测体系内荧光信号。荧光值随着温度变化，可绘制溶解曲线。每一段 DNA 都有其独特的序列，因而也就有了独特的溶解曲线形状，如同 DNA 指纹图谱一样，具有很高的特异性、稳定性和重复性。根据曲线准确区分野生型和突变型基因
PCR-限制性片段长度多态性分析（PCR-RFLP）	PCR 产物经限制性内切酶消化，凝胶电泳分离，检测限制性片段长度多态性，用于等位基因分型和突变点分析
等位基因特异性寡核苷酸探针杂交分析（PCR-ASO）	ASO 探针杂交是最早用于检测点突变的方法。将 PCR 产物点样于薄膜上，用等位基因特异性寡核苷酸探针进行杂交，分别针对正常和突变的等位基因，在严格的杂交洗脱温度下获得特异性杂交结果，可识别至少一个核苷酸的突变，以检测目的基因表达量、等位基因分型和突变基因
等位基因特异性扩增法（allele-specific amplification，ASA）	按照 PCR 引物扩增必须和靶序列严格配对原理，采用 DNA 序列特异性引物（正常或者突变序列）进行 PCRoASA 简便快速，只需一步 PCR 反应，不需标记技术，是进行等位基因分型和突变分析的常用方法
单链构象多态性分析（single strand conformation polymorphism，SSCP）	SSCP 是目前进行基因突变检测最常用的方法，其基本原理是双链 DNA 加热变性后形成单链，由于碱基序列的不同形成不同构象，在中性聚丙烯酰胺凝胶电泳时，造成泳动速度的差异。这种 DNA 构象的差异即使仅有一个碱基序列差异也可显现，已被临床广泛采用，是常用的检测基因突变的手段

名称	说明
变性梯度凝胶电泳分析（denaturing gradient gel electrophoresis，DGGE）	DGGE 技术是利用 DNA 固有的生物物理特性来检测突变基因，通过采用尿素及甲酰胺浓度梯度，在恒温水浴（60℃）中进行电泳分离不同的 DNA 片段。正常等位基因与突变基因的核苷酸组成不同，可出现不同的解链温度（即解离强度），在梯度电泳过程中 DNA 逐渐由低强度进入高强度，解离温度较低的 DNA 片段先达到其解离强度（变性梯度）而解离成局部单链，泳动减慢，由此达到分离不同核苷酸组成等位基因的目的。该技术检测基因突变阳性率相对较高。DGGE 理论上可检测任何碱基突变，具有快速、灵敏以及无需应用放射性同位素的优点

2. Southern 杂交　最经典的核酸杂交分析方法，其基本原理是将样品 DNA 先由限制性内切酶酶解，并在凝胶电泳中分离 DNA 片段，再经变性后转移至尼龙膜上固定，最后用标记探针与之杂交，并进行显影观察和计算被探针杂交的 DNA 片段的大小。该技术特异性高，重复性强，但操作繁琐，实验条件要求较高。应用该技术可进行基因缺失、插入、反转及限制性片段长度多态性（restriction fragment length polymorplism，RFLP）连锁分析。许多遗传性疾病的基因突变或缺失如镰刀状红细胞性贫血及地中海贫血等可以直接用此方法诊断，当有缺陷的基因内部无限制性内切酶可利用时，则可用与基因紧密联系的标记片段 RFLP 情况来诊断和检查家系中病变基因携带者。随着基因库资料的增加以及 PCR 技术及其衍生物技术的发展，这一技术已渐少用，但是它对大片段缺失及插入的分析仍非常有用。

3. DNA 测序　最常用的是 Sanger 双脱氧链末端终止法，利用一种 DNA 聚合酶来延伸结合在待定序列模板上的引物。直到掺入一种终止核苷酸为止。每一次序列测定由一套四个单独的反应构成，每个反应含有所有四种脱氧核苷酸三磷酸（dNTP），并混入限量的一种不同的双脱氧核苷三磷酸（ddNTP）。由于 ddNlP 缺乏延伸所需要的 3－OH 基团，使延长的寡聚核苷酸选择性地在 G、A、T 或 C 处终止。终止点由反应中相应的双脱氧而定。每一种 dNTPs 和 ddNTPs 的相对浓度可以调整，使反应得到一组长几百至几千碱基的链终止产物。它们具有共同的起始点，但终止在不同的核苷酸上，可通过高分辨率变性凝胶电泳分离大小不同的片段，凝胶处理后可用非同位素标记进行检测。

4. 串联重复序列拷贝数多态性与微卫星分析　人类基因组含有一些 DNA 重复序列家族，分散在基因组，但也有一些是一系列短的串联重复序列（STR），其中有些被称为微卫星，目前已发现了 5 000 多个 ca/ct 微卫星。还有一类串联重复的序列并不完全一样，被称为串联重复顺序变异数（VNTR）。串联重复序列拷贝数多态性与微卫星分析在基因作图、基因定位以及疾病的家系连锁分析方面起重要作用。

5. 单核苷酸多态性（SNP）　是指在基因组上单个核苷酸的变异，形成的遗传标记，其数量很多，包括置换、颠换、缺失和插入。每一个 SNP 位点都可以有 4 种不同的变异形式，但实际上发生的只有两种，即转换和颠换，二者之比为 2：1。SNP 在 CG 序列上出现最为频繁，而且多是 C 转换为 T，原因是 CG 中的 C 常为甲基化的，自发地脱氨后即成为胸腺嘧啶。一般而言，SNP 是指变异频率大于 1% 的单核苷酸变异。在人类基因组中大概每 1 000 个碱基就有一个 SNP，人类基因组上的 SNP 总量大概是 3×10^6 个。SNP 称为第三代遗传标志，人体许多表型差异、对药物或疾病的易感性等都可能与 SNP 有关。

6. 荧光原位杂交（FISH）　荧光原位杂交方法使用荧光素标记探针，检测探针和分裂中期的染色体或分裂间期的染
色质的杂交，使分子生物学方法与细胞遗传学结合，在染色体上进行定位分析，显示基因缺失或者插入等。FISH 具有安全、快速、灵敏度高、探针能长期保存以及能同时显示多种颜色等优点，不但能显示中期分裂象，还能显示于间期核。提高了诊断的可靠性。

7. 基因芯片技术　基因芯片是基于 Southern 杂交、生物样品在固相上排列与结合等技术基础上发展起来的技术，它将微电子芯片的制造、杂交和荧光检测技术融合在一起，将几十万个与人类疾病相关的基因或 DNA 探针高密度地排在只有指甲盖大小的玻片上，然后与患者标记的 DNA 标本杂交，用激光共聚焦显微镜及计算机扫描系统对芯片的荧光信号扫描，通过计算机进行综合处理，鉴别出待测标本有

核苷酸差异的探针位置，从而确定 DNA 序列的差异。基因芯片的诊断准确而灵敏，快速、高效、同时获取空前规模的生命信息。这一特性很有可能使基因芯片技术成为今后医学诊断中革命性的新方法。

（三）基因诊断的策略

基因诊断与细胞、病理、生化及免疫等诊断方法比较，其优点是：①在 DNA 水平了解疾病发生的原因，诊断特异性高。②在个体发育的任何阶段，任何有核细胞都可以进行诊断。③根据突变部位和类型可帮助预测表现型，预后判断。④可诊断致病基因携带者。⑤用于产前诊断。⑥进行准确的遗传咨询。⑦鉴别和分离新基因。

遗传病的基因诊断方法分为直接方法与间接方法两种。

1. 直接诊断　策略指直接检测基因的致病突变的方法。当致病基因已分离，DNA 序列已知时，应用 PCR - RFLP 及 DNA 测序等方法，直接显示基因缺失、插入以及突变，直接作出分子病理诊断。目前包括遗传、血液、消化、内分泌、泌尿及神经等系统数百种遗传病已通过这些方法得到确诊，并应用于产前诊断。基因诊断不仅能明确个体是否患病，而且还能揭示个体的基因状态，如是否是携带致病基因的杂合子，是否对某些疾病有易感性或抵抗性等，为遗传咨询和预防疾病提供可靠的依据。

2. 基因间接诊断策略　指主要用连锁分析方法，即利用与疾病相关基因连锁的遗传多态性标志来检测疾病。间接诊断仅仅提示致病的可能性，而非直接提示致病的原因，主要适用于对于致病基因还不清楚的遗传病诊断，或用直接策略也难以检测时所进行的基因分析。所谓连锁是指同一染色体上相互靠近的基因常在一起遗传，它们在遗传中结合在一起的频率大于按照独立分配率期望的频率。在基因诊断中，主要是通过分析与疾病有关的基因连锁的多态性遗传标志来检测疾病。在人类基因组中，人类存在三类多态性标志用于帮助疾病诊断。一类是 RFLP，第二类是串联重复顺序拷贝数不同形式的多态性，或称为微卫星（microsatellite），第三类是单核苷酸多态性（SNP）。

（四）生物信息学

随着人类基因组研究进展，大规模测序的自动化控制，测序结果的计算机分析处理，基因数据库的研究，基因图谱的绘制，数据的网络交换和研究产生了生物信息学这门新学科。特别是近年，生物医学经历了一场重要的变革。一些技术革新，如高通量测序技术已经容许人们在整个基因组水平上研究细胞、组织和完整生物个体的各种分子，也使得生物医学的资料倍增。

国际互联网络（internet）的发展，为研究人员提供了研究数据的分析、处理、采集和交换的服务。目前，大型数据库已走过了书本发行方式及光盘发行方式，过渡到单纯网络传播的方式。例如在 http://www. ncbi. nlm. nih. gov/sites/entrez 网站上可检索最新医学文献及基因库资料，2010 年在 http://www. ncbi. nlm. nih. gov/sites/entrez? db = omim 网站上可检索到 20 000 种以上遗传病的详细资料。GenBank 是美国国家卫生研究院位于 NCBI 中的遗传序列数据库（http://www. ncbi. nlm. nih. gov/Genbank/index. html），这一综合性的数据库包含超过 26 万种已鉴定的生物和已经公布的最终 DNA 序列数据。欧洲分子生物学实验室的核苷酸序列的数据库，也被称为 EMBL - 银行（http://www. ebi. ac. uk/embl），它包含欧洲的主要核苷酸序列资源。

在研究人员的大力合作下，生物信息学已经取得了相当大的进步，但是，开发特殊的计算机程序和分析这些生物学知识，使计算机与以实验为基础的方式、方法整合，对整个生物医学领域的发展仍是一项重大挑战。

三、遗传病的产前诊断

绝大多数遗传病和遗传代谢病无有效治疗方法，因此在今后很长一段时间内，预防显得更为重要。产前诊断（prenatal diagnosis）又称宫内诊断，通过直接或间接对胎儿性别及健康状况进行检测，以防止具有严重遗传病、智力障碍及先天畸形患儿的出生。产前诊断是近 20 年来由细胞遗传学、生化遗传学、分子遗传学等学科和临床医学实践紧密结合起来形成的一门边缘学科，有很强的实际应用价值，是近代医学的一项重大成就。

（一）产前诊断现状

目前已有 2 万多种不同的遗传病，包括单基因病、多基因病和染色体病。这些遗传病可在胎内造成流产，出生后也是造成新生儿死亡的原因之一。存活者成年后则通过人类繁衍，在人群中不断传播，造成恶性循环，给家庭带来了严重的灾难，给社会造成很大的负担。因此，人们希望找到一种早期诊断和治疗这些疾病的方法，产前诊断就是顺应这一要求而发展起来的。

自 20 世纪 60 年代开始经腹壁羊膜腔穿刺术用于产前诊断以来，产前诊断技术发展很快，1966 年羊水细胞培养成功后不久，第一例 21 - 三体综合征及半乳糖血症产前诊断成功，标志着宫内诊断的可行性。70 年代以后，这些技术已广泛应用于临床，随着绒毛、羊水细胞培养、高分辨显带染色体以及重组 DNA 等技术的广泛应用和不断完善，继之可经胎儿镜取胎儿血标本及经宫颈、经腹壁取绒毛做产前诊断。近年来正在发展一种非损伤性产前诊断技术，从孕妇外周血中富集、分离胎儿有核红细胞以及胎儿 DNA 片段，将来源于胎儿的 DNA 扩增后进行连锁分析或直接检测突变进行产前基因诊断。优生知识和遗传知识的普及使遗传病的产前诊断受到了社会的广泛重视，西欧、北美各国相继建立了产前诊断中心。我国有较多省市开展了染色体核型分析，开展了产前诊断。近年，随着分子生物学技术的发展，北京、上海及广州等地都开展了一些遗传代谢病的产前诊断。

（二）产前诊断的重要性

随着传染病和营养不良的患病率不断下降，先天畸形和遗传病的发病率和死亡率相对增高；加上环境污染，胎儿畸形的发生率也在上升。遗传病的危害不容忽视。

我国在 1986—1987 年对住院分娩的 124 万出生一周的围生儿调查，发现肉眼可见的出生缺陷发病率为 1.3%，其中 70% ~80% 为遗传因素所致。

在全部妊娠中约 7% 发生自然流产，其中 50% 是染色体异常造成。

在我国人群中，智能障碍（IQ<70）约占 2.2%，其中明确有遗传缺陷者占 37%，环境因素引起者占 20%，原因不明占 43%。每个人都可能带有一些隐性有害基因，可能向后代传递。

目前，我国人民生活水平已有显著提高，医疗卫生保健事业也已大大发展，上述问题也就变得更为突出。此外，随着人类文明程度提高，医学日趋发达，部分遗传病有了治疗的方法，如苯丙酮尿症患儿在新生儿期即可被检出，经治疗者可活到生育年龄。随着负选择作用放松，隐性致病基因获得了扩增的机会，使有害基因有可能传于后代。其结果是在自然状态下会被从人群中清除的有害基因积累起来了。这是我们对文明付出的代价。要准备好面临这样的后果，即我们不得不逐代处理更多的患者。因此遗传医学除了找出遗传病有效的治疗措施之外，在胎儿出生前特别是妊娠早期对胎儿进行诊断，即广泛开展产前诊断，并且采取相应措施，减少遗传病患儿的出生，已成为医学遗传学的重要课题。

（三）产前诊断对象

产前诊断适应对象主要有如下几种情况：

（1）夫妇之一有染色体异常（数目或结构），或生育过染色体病患儿的孕妇，特别是表型正常，而具有染色体异常的携带者。

（2）夫妇之一明确为某种单基因病患者，或曾生育过某一单基因病患儿的孕妇。

（3）夫妇之一有神经管畸形或生育过开放性神经管畸形儿的孕妇。

（4）不明原因的自然流产、畸胎史、死产或新生儿死亡史的孕妇。

（5）羊水过多的孕妇。

（6）夫妇之一有致畸因素接触史。

（7）大于 35 岁的高龄孕妇。

（8）具有染色体断裂综合征家系的孕妇。

（9）具有遗传病家族史又属于近亲婚配的孕妇。

（四）常用产前诊断技术

在目前的条件下，产前诊断方法基本上都是通过观察胎儿表型的形态特征、染色体检查、分析基因及其产物（蛋白和酶）或者代谢物来进行诊断的。大致可分为如下四类方法：

1. 影像学诊断　最常用的是几乎无创伤的超声波检查，B 超因图像清晰，分辨力强而应用广泛，可以发现胎儿体表畸形如无脑儿、脊柱裂、畸胎瘤以及多囊肾等内脏畸形。通过测定胎儿指标可判断有无生长迟缓，测量股骨长度判断与肢体畸形有关的遗传病。磁共振显像因图像清晰，应用在增加。

2. 细胞遗传学诊断　对多发畸形甚至微小畸形者，父母一方为平衡易位携带者或有多次流产史者，或家族中有染色体病者，应做染色体检查。怀疑胎儿染色体病可采用绒毛组织或细胞进行常规的染色体核型分析。染色体显带技术如 G 显带、C 显带及 Q 显带等处理后出现不同的横纹，称为染色体带，根据带纹可识别每一条染色体，使诊断更可靠。高分辨率显带技术研究染色体结构异常，可发现更多的染色体病。原位杂交技术是细胞遗传学和分子遗传学方法的结合产物，可提高诊断的分辨率和准确性。

3. 生化诊断　对于第一胎有异常的家庭，再次怀孕前明确第一胎的病因十分重要。在众多的遗传疾病中，有明显染色体异常的只是其中一小部分。测定血、尿、红细胞、白细胞、皮肤成纤维细胞中酶和蛋白质或中间代谢产物是确诊单基因病的主要方法，如血氨基酸分析可揭示多种遗传病，血红蛋白的测定可发现镰状红细胞贫血及地中海贫血，血生化检查还可测定血浆蛋白的异常，各种凝血因子、补体、纤维蛋白原、转铁蛋白及铜蓝蛋白的缺乏，无丙种球蛋白血症，G - 6 - PD 缺乏等。

遗传代谢病多数为酶缺陷所致。因此可用经培养的羊水细胞或绒毛，采用酶活性测定的方法做产前诊断。首先要将羊水细胞经培养后达 1×10^6 时收获再测酶活性，或直接测绒毛中酶活性。但有些酶不在羊水细胞或绒毛中表达，例如苯丙酮尿症的产前诊断无法测定胎儿肝脏的苯丙氨酸羟化酶，只能做 DNA 分析。溶酶体贮积症是用酶活性测定方法进行产前诊断最多的一组疾病。产前诊断时要有一份正常标本（羊水或绒毛）做对照；若能有过去保留的阳性标本做阳性对照则更好。有可能进行产前诊断的疾病（表 6 - 3）。如果生化诊断结合 DNA 诊断，其诊断结果将更为可靠。

表 6 - 3　部分可产前诊断的遗传代谢性疾病

疾病	酶缺陷	评注
黏多糖贮积症（MPS）		
IH 型（Hurler 综合征）	α - L - 艾杜糖苷酶	MPS Ⅰ、Ⅱ、Ⅲ型均可测
IS 型（Scheie 综合征）	α - L - 艾杜糖苷酶	羊水中黏多糖或羊水细胞进行酶学分析
Ⅱ型（Hunter 综合征）	艾杜糖硫酸酯酶	X 连锁
GM1 神经节苷脂贮积症	β - 半乳糖苷酶	
Tay - Sachs 病	β - N - 乙酰氨基己糖苷酶 A	可以检出携带者，并可对高危群体筛查
Sandhoff 病	β - N - 乙酰氨基己糖苷酶（A + B）	
Gaucher 病	葡萄脑苷脂酶	
Niemann - Pick 病	鞘磷脂酶	
异染性脑白质营养不良	芳基硫酸酯酶 A	
Krabbe 病	半乳糖脑苷脂酶	
Falbry 病	α - 半乳糖苷酶	X 连锁，女性有不同表现度
甘露糖苷贮积症	α - 甘露糖苷酶	
苯丙酮尿症	苯丙氨酸羟化酶	可治疗，仅能 DNA 分析
四氢生物蝶呤缺乏症	四氢生物蝶呤还原酶	严重，治疗困难
同型胱氨酸尿症	胱硫醚合成酶	
高氨血症	鸟氨酸氨甲基转移酶	X 连锁，女性有不同的表现，DNA 分析
枫糖尿症	α - 酮酸脱羧酶	
甲基丙二酸血症	甲基丙二酸单酰 CoA 变位酶	可在羊水中检出甲基丙二酸，可在宫内治疗
丙酸血症	丙酰 CoA 羧化酶	羊水可直接检测
戊二酸尿症	戊二酰辅酶 A 脱氢酶	

疾病	酶缺陷	评注
糖原贮积症 I 型（von Gierke）病	葡萄糖 6 - 磷酸酶	
糖原贮积症 II 型 Pompe 病	α - 1，4 - 葡糖苷酶	
半乳糖血症（经典型）	半乳糖 1 - 磷酸转尿苷酰酶	可治疗
半乳糖血症	半乳糖激酶	相对良性，可治疗
腺苷脱氨酶缺乏（联合免疫缺陷）	腺苷脱氨酶	
Lesch - Nyhan 综合征	次黄嘌呤鸟嘌呤转磷酸核糖基酶（HGPRT）	X 连锁隐性，存在轻度表型的部分缺失
肾上腺脑白质营养不良	长链脂肪酸缺陷	X 连锁，仅 DNA 分析
囊性纤维变性	CFTR 蛋白	突变检测或连锁的 DNA 标记
先天性肾上腺皮质增生症	21 - 羟化酶	羊水分析，HLA 连锁间接分析，可治疗
葡萄糖 -6 - 磷酸脱氢酶缺乏症	G - 6 - PD	X 连锁，常较轻，多种酶变异
β 地中海贫血	β 链合成缺陷	DNA 或胎儿血分析
血红蛋白 S	β 链取代	严重性不同，DNA 或胎儿血分析
血友病 A	第 VIII 因子	X 连锁，DNA 或胎儿血分析
血友病 B	第 IX 因子	X 连锁，DNA 或胎儿血分析
家族性高胆固醇血症	低密度脂蛋白受体	
磷酸酶过少症	碱性磷酸酶	只有严重婴儿型可检出
肝豆状核变性	ATP7B	
Menkes 病	ATP7A	X 连锁，铜摄取异常
急性间歇性卟啉症	胆色素原脱氨酶	常染色体显性，可治疗
先天性红细胞生成性卟啉病	尿卟啉原共合成酶	
着色性干皮病	DNA 修复酶	

注：除指明外，均为常染色体隐性遗传。

在生化指标中，值得一提的是甲胎蛋白，这是一种分子量为 6.4 万 ~7.0 万道尔顿的糖蛋白，由胎儿肝脏及卵黄合成，其产生在胎儿具有时间规律性，在母体外周血中也有相似的规律。一般怀孕 16 周就可从母血中检测到，32 周达到高峰，以后逐渐降低。在胚胎发育到 23 ~25d 时，神经管的前、后神经孔相继封闭，形成一个不与外周相通的神经管。如果此时未能正常闭合，则形成开放性神经管畸形，如无脑儿及脊柱裂等。当胎儿存在这类畸形时，脑脊液中的甲胎蛋白可直接进入羊水，造成羊水甲胎蛋白水平显著升高，同时母血中也可升高到正常的 2.5 倍左右，因此，可通过检测羊水中的甲胎蛋白水平作为诊断神经管发育畸形的指标，是胎儿疾病筛查的指标之一。

4. 基因诊断 构成人体基本单位的细胞，无论来自何种器官或组织，它们的基因组是完全一致的，采用基因分析方法，在个体发育的任何阶段，以任何有核细胞为材料，都可能检测出这些基因的缺陷，正是这些优点，近十年来 DNA 诊断技术得以飞速发展，大大推动了遗传病的诊断。基因诊断就是在 DNA 水平分析检测某一基因，并对特定的疾病进行诊断。理论上，所有单基因疾病都可进行基因诊断。基因诊断不仅能明确个体是否患病，而且还能揭示个体的基因状态，如是否携带致病基因的杂合子，是否对某些疾病有易感性或抵抗性等，为遗传咨询和产前诊断提供可靠的依据。

在开展基因诊断时应该特别注意以下几点：

（1）遗传病的基因分析是以临床诊断为基础的，没有准确的临床诊断，基因分析便无法进行。因为遗传病有遗传异质性，即不同的基因病变、不同的遗传方式可产生相同的临床表现。

（2）产前诊断的先决条件是对先证者作出准确的基因诊断，母亲再次妊娠时才可能有针对性地做某种基因检测。在进行产前诊断前，要进行家系成员预分析。基因突变有多样性，核苷酸的改变有缺失、插入、取代和动态突变等。要明确基因突变的类型和区域，确定产前诊断的方案，使少量的胎儿

DNA 样品分析有的放矢。

（3）取材的准确性至关重要，产前诊断的误差往往是由于材料的污染。血性羊水要通过羊水细胞培养，去除母亲血细胞方能分析。

（五）羊膜腔穿刺术和绒毛吸取术

1. 羊膜腔穿刺术　羊膜腔穿刺术是产前诊断的一个重要手段，可于妊娠中期第 17～20 周通过腹壁进行，此时羊水比较多，一次成功率高（98% 以上），且羊水中活细胞的比例较大（20%），相对安全，同时有利于细胞培养和染色体分析。羊膜腔穿刺术最早用于 Rh 血型不合的病例，以检测羊水内的胆红素，以后又用于测定血型及胎儿性别。羊水是一种比较直接地反映胎儿各项功能的介质。羊水细胞为胎儿脱落的上皮细胞，经培养后可做酶活性测定或基因分析，能为临床提供相当多的信息。

羊膜腔穿刺术应在 B 超监测下进行，穿刺过程中可能出现子宫收缩、腹部胀痛、阴道出血、感染或胎儿损伤等症状，一般不会引起早产、流产或畸形。羊水细胞培养时应考虑母体细胞污染、染色体变异及真假嵌合型问题。应该注意对于有出血倾向、盆腔或宫腔感染、先兆流产、孕周小于 14 周或大于 24 周者均为羊膜腔穿刺的禁忌证。此方法造成的胎儿丢失率为 0.5%。

2. 绒毛吸取术　绒毛来自胚胎滋养层，采取绒毛组织可于妊娠 8～12 周通过阴道吸取绒毛，这时绒毛细胞比较容易培养。操作时，一般在 B 超的指示下进行，吸取胚囊周围的绒毛。抽取绒毛以 10～30mg 为宜，抽取以后可直接或经培养后进行类似羊水细胞的各项测定，可用于酶活性测定或基因分析，为产前诊断提供依据。对有先兆流产、出血倾向、盆腔或宫腔感染以及怀孕 8 周以前的孕妇不宜做绒毛吸取术。绒毛吸取术优点是比羊膜腔穿刺提前了 2 个月，不必培养。若判断胎儿患病可较早干预。

（六）无创性产前诊断技术

20 世纪 70 年代初在孕妇外周血中发现核型为 46，XY 的细胞后，经过科研人员多年的努力，已确定孕妇外周血中存在胎儿细胞，这为利用胎儿细胞进行产前诊断开辟了一种无创伤性的诊断方法。该方法可在不干扰胎儿宫内生长的前提下获取胎儿细胞，从而可避免羊膜腔穿刺、绒毛活检以及胎儿宫内取血等方法对母儿的危害，具有取材方便，风险小，不受孕妇年龄限制等影响的优点。

众多研究表明，孕妇外周血中含有的胎儿细胞，包括滋养叶细胞、淋巴细胞和有核红细胞（NR-BC）。其中 NRBC 是产前诊断最理想的胎儿细胞。国内外的研究发现，从孕妇外周血分离胎儿 NRBC 的最佳时间为妊娠 14 周前后。胎儿 NRBC 与母体细胞之比在 $1：10^5$～$1：10^8$ 之间。20ml 母血一般可获得 10～15 个胎儿细胞。

要想使用如此稀少的胎儿 NRBC 进行产前诊断，就必须首先将其从母血中分离、纯化出来。目前富集、分离及纯化胎儿 NRBC 的方法主要有荧光激活细胞分离（FACS）和磁激活细胞分离（MACS）。磁激活细胞分离富集孕妇外周血胎儿有核红细胞较 FACS 方法具有简单、快速、价廉的特点。在确定单个胎儿细胞的基础上，用 PCR 方法进行基因诊断，或者进行染色体核型分析及荧光原位杂交（FISH）等。目前已可对胎儿性别、β 地中海贫血、HLA 多态连锁分析、21－三体、13－三体和 X、Y 染色体改变的染色体病进行诊断。目前，针对母血中存在的胎儿来源 DNA 的研究也在不断发展，虽然本方法仍处于实验阶段，还存在实验步骤繁多，实验设备较贵，实验操作专业技术性强等问题，但是无创性产前诊断技术代表了当前产前诊断的发展方向。

（七）产前诊断与降低出生缺陷

从遗传学的观点看，我们民族既有大量优质基因，也存在相当数量的有害基因，两者构成我们的基因库。重视遗传医学，防止和减少有遗传病和先天性疾病的患儿出生是一项重要的工作。产前诊断是其中的一个重要环节。

医学遗传方面的优生措施是优生内容的一部分，非遗传医学方面的优生措施如怀孕后孕妇营养不良、病毒感染、滥用药物、环境污染及接触有害物质，孕妇的并发症如分娩时引起新生儿窒息、颅内出血及产伤，新生儿期的护理、营养及疾病预防等也非常重要。

四、新生儿疾病筛查

新生儿疾病筛查（neonatal screening）是指医疗保健机构在新生儿群体中，用快速、简便、敏感的检验方法，对一些危及儿童生命、危害儿童生长发育、导致儿童智能障碍的一些先天性疾病和遗传性疾病进行群体筛检，从而使患儿在临床上未出现疾病表现，而其体内生化、激素水平已有明显变化时就做出早期诊断，结合有效治疗，避免患儿重要脏器出现不可逆的损害，保障儿童正常的体格发育和智能发育的系统服务。新生儿疾病筛查是预防医学的一项重要措施，目前已在世界范围内推广，成为人类卫生保健的重要内容之一。

经过 40 年的发展，新生儿疾病筛查的疾病病种逐步增多，由最初苯丙酮尿症一种增加到数十种，薪生儿疾病筛查的概念被普遍认可，新生儿疾病筛查逐步由发达国家向发展中国家普及。我国自 1981 年开始进行新生儿疾病筛查，目前正在由大城市向中小城市推广，由经济较发达的沿海地区向内地发展。1994 年 10 月颁布的《中华人民共和国母婴保健法》第二十四条提出要"逐步开展新生儿疾病筛查"，第一次以法律形式，确立了新生儿疾病筛查是一项提高人口素质的重要措施。

（一）国际新生儿疾病筛查的历史

自 1934 年挪威生化学家 Folling 首次报道了苯丙酮尿症（PKU）这种疾病以来，世界各国科学家对 PKU 进行了大量的研究。1953 年德国 Bickel 医生首创使用饮食疗法治疗苯丙酮尿症获得成功，并提出早期诊断及早期治疗的重要性，由此设想把患儿尽早从正常人群中筛选出来，新生儿疾病筛查的概念因而形成。但是在当时条件下，实验诊断 PKU 的手段只有三氯化铁试验，其准确性和实用性都不适合新生儿群体普查。1961 年美国 Guthrie 医生建立了细菌抑制法对血中苯丙氨酸进行半定量测定，尤其是创立了干血滤纸片血样采集法，血片采集简便，标本运送方便，为开展大规模人群筛查提供了基本条件，苯丙酮尿症的新生儿筛查开始得以实施。1962—1963 年，他应用此方法在美国进行了 40 万新生儿筛查，发现病人 20 多名，并且进行了早期治疗，证明新生儿疾病筛查具有良好的经济效益和社会效益。从此，新生儿疾病筛查逐步得到推广，成为预防医学的一项重要措施。在此基础上，其他疾病的新生儿筛查项目不断增加。

先天性甲状腺机能减低症（CH）的新生儿筛查首先从美国 Pittsburgh 用脐血测定促甲状腺激素（TSH）开始，1973 年 Dussault 等用干血滤纸片放射免疫方法测定出生 4 ~ 7d 的新生儿末梢血 T_4 进行 CH 筛查。1975 年 Irie 和 Naruse 在日本采用干血滤纸片法测定 TSH 的方法进行 CH 筛查。由于这一方法更为灵敏，简便，迅速在欧美等国普遍开展。1977 年日本在全国用行政手段实施，至 1983 年，全日本已经筛查出 CH400 多例。

随着新生儿疾病筛查技术的发展，可进行筛查的疾病也越来越多。1982 年在日本东京召开了第二届国际新生儿筛查大会，会上提出了适合大规模筛查的四种疾病：PKU、CH、半乳糖血症和先天性肾上腺皮质增生症。随着对遗传代谢病的深入了解和技术的发展，其他一些疾病也被列入了筛查范围，例如葡萄糖 - 6 - 磷酸脱氢酶（G - 6 - PD）缺乏症、生物素酶缺乏、酪氨酸血症、镰刀状红细胞贫血、组氨酸血症、枫糖尿病、同型胱氨酸尿症、囊性纤维变性、高胱氨酸尿症以及地中海贫血等数十种疾病。

目前的共识是在众多的出生缺陷疾病中开展新生儿疾病筛查，应该结合本国国情，筛查的疾病选择一般应符合以下几个标准：

（1）疾病危害严重，可导致残疾或致死，已构成公共卫生问题。

（2）有一定发病率，筛查的疾病在人群是相对常见或流行的疾病。

（3）疾病早期无特殊症状，但有实验室指标能显示阳性。

（4）有可靠的、适合于大规模进行的筛查方法，假阳性和假阴性率均较低，并易为家长所接受。

（5）筛查疾病可以治疗，特别是通过早期治疗，能逆转或减慢疾病发展，或者改善其预后。

（6）筛查费用相对低廉，筛查、诊断和治疗所需的费用应低于发病后的诊断、治疗的支出费用，即投入、产出比的经济效益良好。

新生儿疾病筛查需在众多人口中进行普查，规模大，费用高，往往在几千名新生儿中才能发现一名患儿，即通过几千名新生儿的普查才能挽救一名伤残儿，因此筛查在经济上的支出与诊治方面获益的权衡是判断筛查可行性的一个重要因素。根据40年来各国的经验，只要能够建立一个完整有效的筛查系统，对个人、家庭和社会都可收到极好的效果，有显著的经济效益。筛查预防了一些智力伤残的发生，减少了残疾儿童对家庭和社会的各种负担，最终取得的经济效益超过筛查的花费。以苯丙酮尿症为例，在国际上，日本人的PKU发病率最低，为1/80 500，其成本/效益比达1：2.5，根据计算，即使发病率为1/140 000，其成本/效益比仍达到1：1.7。我国的PKU发病率约为1：11 000，经济效益应该更为可观。1994年日本总结了开展筛查17年的费用，发现若不进行筛查，治疗和护理患儿的费用将是用于全民筛查费用的4.2倍。若从社会效益来看，新生儿疾病筛查的意义更为明显。

由于各国的经济、文化、科技水平、疾病的流行与发病情况不同，开展的项目也不同，其中PKU和CH发病率较高，治疗效果好，多数国家都首先从这两种疾病开始筛查，逐步增加项目。

日本的新生儿疾病筛查于1976年通过政府干预实施，其宗旨是在新生儿中对一些可以治疗的疾病进行筛查，在患儿的临床症状和体征还不明显的早期阶段查出疾病，并给予适当的治疗。新生儿疾病筛查覆盖率由1977年的29.2%上升至1986年的99.8%，至今筛查已超过3千万新生儿，筛查疾病包括苯丙酮尿症、枫糖尿病、同型胱氨酸尿症、半乳糖血症、先天性甲状腺功能减低症和先天性肾上腺皮质增生症等6种疾病。活产新生儿的筛查覆盖率近乎100%。筛查疾病的发病率（表6-4）。此外，日本还对婴儿进行了神经母细胞瘤筛查，调查发现发病率为1：8 000。目前全球每年有上千万新生儿进行疾病筛查，一些发达国家已将新生儿疾病筛查列入国家卫生法，或者采用行政手段实施，筛查覆盖率接近100%。美国每年有400万婴儿接受新生儿疾病筛查。发展中国家由于经济原因，新生儿疾病筛查开展较为滞后。

表6-4　日本开展筛查的新生儿疾病及其发病率

筛查疾病	发病率
苯丙氨酸羟化酶缺陷	1：80 000
四氢生物蝶呤缺乏	1：1 600 000
枫糖尿症	1：500 000
同型胱氨酸尿症	1：1 250 000
半乳糖血症（Ⅰ型）	1：800 000
先天性甲状腺功能减低症	1：5 000
先天性肾上腺皮质增生症	1：15 000

（二）我国新生儿疾病筛查历史

我国新生儿疾病筛查起步于20世纪80年代初。1981年上海市儿科医学研究所开始对新生儿筛查三种疾病（CH、PKU及半乳糖血症），1983年首次报告31 862例新生儿疾病筛查结果，PKU发病率为1：15 930；CH为1：6 309，未检出半乳糖血症。

1982—1985年，北京医科大学第一医院组织了全国11省市PKU筛查协作组，共筛查新生儿约20万，发现PKU发病率为1：16 500。

1986年上海市儿科医学研究所研制成功国产低苯丙氨酸奶粉，为PKU的治疗和大规模开展PKU筛查奠定了基础。20世纪90年代初北京医科大学研制了PKU治疗奶粉及其他治疗辅食，丰富了PKU病人的饮食。

1986年上海市儿科医学研究所改良Guthrie细菌抑制法，在PKU筛查试剂中添加青霉素酶，用于消除青霉素族引起的细菌抑制环干扰，提高了实验准确性和可靠性，在国内外得到普遍推广。1988年上海市儿科医学研究所在PKU病人中鉴别出首例四氢生物蝶呤（BH$_4$）缺乏引起的非经典型PKU，建立了HPLC方法进行尿蝶呤谱分析，开展了BH$_4$缺乏的筛查、诊断和治疗。

1992—1993年，卫生部与联合国世界卫生组织（WHO）合作，在七个城市（沈阳、天津、北京、济南、上海、成都和广州）推广新生儿疾病筛查项目，筛查新生儿 23 万。

1994 年 10 月颁布的《中华人民共和国母婴保健法》第 24 条规定："医疗保健机构对婴儿进行体格检查和预防接种，逐步开展新生儿疾病筛查，婴儿多发病和常见病防治等医疗保健服务"，第一次以法律形式确定了新生儿筛查在疾病预防方面的地位。

根据 1992—1997 年八大城市 110 万新生儿疾病筛查结果，CH 发病率为 1：5 469，PKU 为 1：14 767。PKU 发病率有一定地区差别，南方低于北方，广州发病率最低，为 1：37 036。

1997—1999 年中国、芬兰新生儿疾病筛查合作项目在五大省市（天津、上海、河南、湖南及江西）新生儿疾病筛查中心启动。1998 年卫生部组织专家从卫生经济学的角度对新生儿疾病筛查进行了成本/效益分析。研究结果表明，国家用于患儿诊治、护理及教育的费用是新生儿筛查投入费用的 3.7 倍，充分体现了开展新生儿疾病筛查具有良好的经济效益。

自 1998 年开始，卫生部临床检验中心对全国 16 省市 18 个筛查中心进行新生儿疾病筛查实验室能力对比检验（质量控制），提高了各筛查实验室的质量意识。随着新生儿疾病筛查的普及和规范，参加新生儿疾病筛查实验室能力对比检验的实验室在不断增加。

1999 年 9 月第一届全国新生儿疾病筛查学术交流会在贵州省贵阳市召开，会上成立了中华预防医学会儿童保健分会领导下的新生儿疾病筛查学组。从此，全国新生儿疾病筛查有了专业性的组织。

新生儿疾病筛查得到了政府的重视，2001 年国务院颁布了《中华人民共和国母婴保健法实施管理办法》，新生儿疾病筛查的推广和提高是其中的重要内容之一。2009 年卫生部颁布了《新生儿疾病筛查管理办法》，进一步推动和规范了新生儿疾病筛查工作。

（三）我国新生儿疾病筛查现状

据不完全统计，目前全国有近百家新生儿疾病筛查实验室，许多城市筛查工作组织较好，地方政府制定了新生儿疾病筛查管理办法，筛查网络较健全，制度较完善，实验室的年筛查量在 3 万~6 万例新生儿。上海于 1999 年 7 月在全国率先建立了新生儿疾病筛查标本专收、专投系统（绿色通道），使筛查标本能每天送至筛查实验室，为病儿的早期诊断和治疗提供了时间的保证，使筛查诊断的患儿在生后 20 天左右即得到治疗，大大改善了预后。

目前全国各地主要筛查 CH 和 PKU 两种导致智能发育障碍的疾病，广东及广西省根据当地疾病谱的特点增加了 G-6-PD 缺乏症筛查，上海地区除了筛查 CH 和 PKU 两种导致智能发育障碍的疾病外，2007 年起增加了先天性肾上腺皮质增生症和 C-6-PD 缺乏症，使新生儿疾病筛查病种增加到 4 种。

1999 年中华预防医学会儿童保健分会新生儿疾病筛查学组收集了各地新生儿筛查数据，根据不完全统计，15 年各地筛查 PKU 222 万例新生儿，发现患儿 199 例，发病率 1：11 188；筛查 CH194 万，发现 CH 病人 537 例，发病率 1：3 624。

根据近年国内大样本新生儿筛查资料的统计结果，全国高苯丙氨酸血症/苯丙酮尿症的患病率为 1：11 144，先天性甲状腺功能减低症的患病率为 1：3 009。先天性肾上腺皮质增生症的患病率约为 1：15 000。G-6-PD 缺乏症是一种红细胞酶的缺陷病，我国华南及西南各省（广东、广西、云南及四川）等地为高发区。广州市根据 143 256 例新生儿 G-6-PD 缺乏筛查统计，G-6-PD 缺乏发生率为 3.6%。广东湛江地区发病率为 4.66%。

（四）新生儿疾病筛查的组织与管理

经过 20 年的摸索，我国的新生儿疾病筛查经历了由自发开展到有序和系统规划的组织过程。新生儿疾病筛查的组织由卫生部统一规划，各省市卫生局（厅）妇幼处具体实施。对开展新生儿疾病筛查工作的机构和人员要根据《医师法》、《母婴保健法实施办法》和《医疗机构管理办法》的规定进行严格审批。我国的新生儿疾病筛查的组织形式和管理体系。

（五）提高认识，依法进行新生儿疾病筛查

新生儿疾病筛查在我国尚未全面普及，群众对这些疾病预防措施了解还不多。新生儿疾病筛查检出的患儿外表正常，常无临床表现，故不被人们所认识，有时患儿家属因为不了解新生儿疾病筛查而拒绝

进行复查、诊断，甚至拒绝治疗。为保证不遗漏一个病人，必须加强全社会的保健预防知识宣传，提高广大群众特别是孕产妇对新生儿疾病筛查重要性的认识，动员全社会关心和支持这项工作，积极配合筛查及追访，提高实验阳性标本的召回率及病人的治疗率。因此，新生儿疾病筛查是一项社会群体性工作，是多环节协作的系统工程。

根据多年新生儿疾病筛查经验，我们得出开展新生儿疾病筛查需具备下列几个条件：

（1）提高认识，依法进行新生儿疾病筛查。新生儿疾病筛查是提高人口素质的重大措施，必须在卫生部领导下，得到各级医疗单位重视。

（2）各妇幼保健院及各医院产科医务人员应按照筛查常规，准确采血，及时将标本送往筛查实验室。

（3）筛查实验室技术人员必须严格遵守筛查操作常规，准确报告结果，及时召回阳性病人。

（4）筛查实验室必须做好实验室质量控制。新生儿疾病筛查是在患儿未显现临床症状，必须通过实验检查明确诊断。因此，实验结果是发现患儿的唯一指征。一旦实验漏诊，患儿将失去治疗时机，造成残疾或者严重后果。

（5）筛查阳性病人一经确诊，应立即由专业医师治疗，进行遗传咨询。如果对病人只进行筛查而不治疗，便失去了新生儿疾病筛查的意义。

（6）为了使广大群众理解和支持新生儿疾病筛查，需经常通过传播媒介加以宣传，使每个孕妇及每个家庭认识筛查的必要性，配合医院完成筛查工作，同时，医疗保健机构在为新生儿作疾病筛查前，要尊重群众的知情选择权。

新生儿疾病筛查是对新生儿群体进行筛查，此时患者无任何临床症状，但体内生化已有改变。新生儿疾病筛查是在患儿临床未显示症状之前，通过实验检查把病人筛选出来，并且经过合理的治疗，避免或者大大减轻疾病对机体的伤害。因此，对疾病诊断的唯一依据就是实验结果，这与通常进行的临床检验项目意义显然不同。筛查结果显示阳性，就能把病人检查出。如果是假阴性，就是出现病人漏诊，经过几个月后或者一段时间后，病人必定出现症状。

新生儿疾病筛查的疾病是终生性疾病，不早期治疗将导致严重后果，疾病对智能发育和体格发育的影响往往不可逆转，后果无法挽回。因此，新生儿疾病筛查的实验室工作不同于临床检验，是无法弥补的一次性检验，来不得任何疏忽。实验的每一步骤，如试剂的配制、操作的精确性和熟练程度、严谨的科学态度和高度责任感等均与结果判断的准确性和可靠性密切相关。

为了对上述各方面进行监督，提高新生儿疾病筛查质量，筛查实验室质量控制和质量保证必不可缺。卫生部指定下属临床检验中心对各筛查单位进行实验室能力比对检验（质量控制）。实验室能力比对检验是新生儿疾病筛查实验室质量保证的一部分，只有通过保证筛查工作每一步骤的质量来保证新生儿疾病筛查工作质量，才能最大限度地降低差错发生，提高服务质量。

在提高质量意识，进行实验室质量控制的同时，我们也必须清醒地认识到，由于实验技术的局限性、生理指标的变化和个体的差异，新生儿疾病筛查会出现一定百分比的漏诊，有些轻型疾病不能被筛查出来。例如先天性甲状腺机能减低症的筛查采用放射免疫分析方法测定TSH，发病率约为$1 : 6\,000 \sim 1 : 8\,000$，而采用酶联免疫吸附分析法（ELISA）、荧光酶免疫分析法（FEIA）或者时间分辨荧光分析法（Delfia），由于方法的灵敏度提高了，先天性甲状腺机能减低症的发病率因此提高到$1 : 3\,000$左右。又比如采用TSH进行先天性甲状腺机能减低症筛查，仅能够对原发性先天性甲状腺机能减低症进行筛查，下丘脑、垂体原因引起的先天性甲状腺机能减低症必定会漏诊。极个别先天性甲状腺机能减低症可能表现为TSH升高延迟，表现为出生3天的血TSH标本在正常或者轻度增高水平，造成检测的假阴性。采用测定17-羟孕酮进行先天性肾上腺皮质增生症新生儿筛查，约20%的轻型病人不能被筛查出来。所以在严格筛查各环节质量的同时，对新生儿疾病筛查漏诊的原因需具体分析。

（六）新生儿疾病筛查的发展趋势

自1961年开展苯丙酮尿症筛查以来，随着医学技术的发展，符合进行新生儿疾病筛查标准的疾病也在不断增加，无论在新生儿疾病筛查的病种，还是在新生儿疾病筛查的技术方法上，都有了非常显著的进步。近年来，国际新生儿疾病筛查的发展趋势主要注重在以下几个方面：

（1）串联质谱技术（tandem mass spectrometry）用于新生儿遗传代谢病筛查：长期以来，新生儿疾病筛查主要采用细菌抑制法、放射免疫分析法、时间分辨荧光免疫法以及酶免疫分析法等，这些均是"一项实验检测一种疾病"的方法。随着临床对遗传代谢病的诊断和鉴别诊断要求在增加，可筛查疾病种类也随之增加，要同时开展众多项目的检验，不仅工作量大，成本亦高，还有假阴性及假阳性率较高等问题。

质谱主要是将被测物质分子电离成各种质荷比 m/s 不同的带电粒子，然后应用电磁学原理，使这些带电粒子按照质荷比大小在空间或时间上产生分离排列成的图谱，通过测定离子峰的强度，以此获得确定化合物的相对分子质量及分子式。串联质谱基本原理就是将两个质谱仪经一个碰撞室串联而成，既用质谱仪作混合物样品的分离器，又用质谱仪作为组分的鉴定器。当在直接进样系统中导入一个混合物样品并经离子源电离时，首先调节第 1 个质谱仪的磁场，经过质量分析器的质量分离，离子按质量数的不同而分开，然后选择需要分析鉴定的离子进入碰撞室，经碰撞活化后，使其进一步裂解，产生的子离子在进入第 2 个质量分析器分离，然后经过不同的扫描记录即可得到串联质谱图谱。利用超敏性、高特异性、高选择性和快速检验的串联质谱技术，能在 2~3min 内对一个标本进行几十种代谢产物分析，即同时检测几十种遗传代谢病，实现了"一项实验检测多种疾病"的要求。这是一项十分有潜力的技术。最近几年来，一些发达国家已常规应用该技术进行代谢病的临床诊断，串联质谱技术也已在新生儿疾病筛查领域得到推广和应用，使新生儿疾病筛查在内容和质量上都提高到一个新水平。发达国家用该技术进行新生儿代谢病的筛查，初步得出遗传代谢病筛查阳性率为 1：3 000~1：5 000。专家普遍认为该技术用于新生儿疾病筛查效率高，费用相对低廉。

上海新华医院自 2002 年引进串联质谱技术，开展了新生儿遗传代谢病筛查和临床遗传代谢病高危标本选择性筛查诊断。串联质谱技术是一种快速、准确、高效的氨基酸和酰基肉碱谱分析方法，能够检测 30 余种遗传代谢病，包括氨基酸代谢紊乱、有机酸代谢紊乱和脂肪酸代谢紊乱性疾病。初步结果显示我国的发病率与国外报道相似，但是疾病种类有差别。该技术的应用使国内遗传代谢病的诊治水平得到显著提高。可用串联质谱技术进行新生儿疾病筛查和诊断的遗传代谢性疾病疾病谱（表 6-5）。

表 6-5　串联质谱技术可检测的遗传代谢性疾病

一、氨基酸代谢病	3-羟-3-甲基戊二酰辅酶 A 裂解酶缺乏症
高苯丙氨酸血症	生物素酶缺乏症
枫糖尿病	全羧化酶合成酶缺乏症
氨甲酰磷酸合成酶缺乏症	β-酮硫解酶缺乏症
鸟氨酸氨甲酰转移酶缺乏症	丙二酸血症
瓜氨酸血症Ⅰ型、Ⅱ型	2-甲基丁酰辅酶 A 脱氢酶缺乏症
精氨琥珀酸尿症	异丁酰辅酶 A 脱氢酶缺乏症
精氨酸血症	三、脂肪酸氧化障碍疾病
高鸟氨血症、高氨血症、同型瓜氨酸尿症综合征	肉碱转运体缺陷
高鸟氨酸血症	肉碱/酰基肉碱移位酶缺乏症
同型半胱氨酸尿症	肉碱棕榈酰转移酶Ⅰ缺乏症
高甲硫氨酸血症	肉碱棕榈酰转移酶Ⅱ缺乏症
酪氨酸血症Ⅰ、Ⅱ型	短链酰基辅酶 A 脱氢酶缺乏症
非酮性高甘氨酸血症	中链酰基辅酶 A 脱氢酶缺乏症
二、有机酸血症	极长链酰基辅酶 A 脱氢酶缺乏症
甲基丙二酸血症	短链羟酰基辅酶 A 脱氢酶缺乏症
丙酸血症	长链羟酰基辅酶 A 脱氢酶缺乏症
异戊酸血症	多种酰基辅酶 A 脱氢酶缺乏症
戊二酸血症Ⅰ	2,4-二烯酰辅酶 A 脱氢酶缺乏症
3-甲基巴豆酰辅酶 A 羧化酶缺乏症	三功能蛋白缺乏症
3-甲基戊烯二酰辅酶 A 水解酶缺乏症	

新生儿疾病筛查病种的确定应该根据各国的社会发展、经济条件和疾病的危害程度进行选择。以往在美国，各州之间强制性新生儿筛查的疾病种类也存在很大差异，有些州只筛查 3 种疾病，有些州筛查 43 种疾病。针对这种情况，美国健康资源与服务管理部（Health Resources and Services Administration）和妇幼保健处（Maternal and Child Health Bureau），从 2002 年开始委托美国医学遗传学会（American College of Medical Genetics）对新生儿疾病筛查的效果进行分析，并对新生儿疾病筛查系统的各个重要环节进行分析。2006 年，美国医学遗传学会新生儿筛查专家组公布了一份名为《新生儿疾病筛查：朝着统一病种和统一系统努力》（Neonatal Screening：Toward a Uruform Screening Panel and System）的研究报告。该报告利用专家意见和文献评阅的方法，对 84 种新生儿先天性疾病的重要程度进行了评分，然后根据筛查技术、治疗及鉴别诊断等相关条件，将疾病分为三类，第一类为首要筛查疾病（core panel），包括 29 种，第二类为次要筛查目标，即疾病属于首要筛查疾病鉴别诊断的一部分，有 25 种，第三类为现阶段不宜筛查的疾病。在 29 种首要筛查疾病中，9 种属于有机酸代谢疾病，5 种属于脂肪酸代谢疾病，6 种属于氨基酸代谢疾病，3 种属于血红蛋白病，6 种为其他不同类型的疾病。这一报告为美国各州和世界各国的新生儿疾病筛查政策提供重要参考。目前美国各州都采用串联质谱技术和其他技术，筛查病种在 29 种以上。

（2）新生儿听力障碍的筛查：新生儿听力筛查是 20 世纪 90 年代首先在欧美国家开展的一项技术。正常的听力是进行语言学习的前提。听力障碍的婴儿由于缺乏语言刺激和语言环境，在语言发育关键的 2~3 岁内不能建立正常的语言学习，最终将导致聋哑，发生语言障碍、社会适应能力低下和某些心理行为问题。国外的研究表明，在正常新生儿中，双侧听力障碍的发生率在 0.1%~0.3%。听力障碍的发生率与遗传因素、药物毒性、缺氧、高胆红素血症或某些病毒感染有关。应用电生理测听方法检测新生儿外耳道、中耳道和外耳至脑干的传导通路的听觉能力，一旦发现异常，在出生后 3 个月内给予干预性治疗，能避免因听力缺陷导致的语言、社会活动和情感等方面的异常。我国卫生部已经把听力筛查作为新生儿疾病筛查的主要筛查病种之一，在全国大力推广。

（3）用 DNA 技术进行新生儿疾病筛查：DNA 技术是诊断遗传代谢病的特异方法，能明确疾病在基因上的病变，国际上一些实验室在开始用 DNA 技术进行 1 型糖尿病的遗传易感性和先天性囊性纤维变性筛查。但是，用 DNA 技术进行筛查有一定难度，不仅 DNA 提取成本高，诊断也有很大困难。例如，同一种遗传代谢病在基因水平有多种突变，以 PKU 为例，近年发现 PKU 的致病基因点突变已达 500 多种，检测成本很高，难以实现——检测。未来基因芯片技术有可能在此领域得到大发展。

（4）感染性疾病的筛查：感染性疾病引起出生缺陷逐渐引起重视，特别是人类免疫缺陷病病毒感染（human immuno - deficiency virus，HIV）以及先天性弓形虫感染的新生儿疾病筛查已经在部分国家和地区开展。

（5）重视筛查阳性患儿及家庭成员的心理研究，对于新生儿筛查阳性病例进行长期的神经、心理方面的随访。

（6）完善和不断改进新生儿疾病筛查的指导方针、管理体制、伦理、法规及质量控制等。

（李俊杰）

第三节　染色体疾病

一、21 - 三体综合征

（一）概述

21 - 三体综合征又称 Down 综合征（DS），亦称先天愚型，是人类最早被确定的染色体病，是人类最早发现、最为常见的染色体畸变，占小儿染色体病的 70%~80%。60% 患儿在胎内早期即夭折流产，存活者有明显的智能落后、特殊面容、生长发育障碍和多发畸形。

（二）流行病学

本病为小儿染色体病中最常见的一种，活产婴儿中发生率 1 ∶ 600 ~ 1 ∶ 1 000，发病率随孕妇年龄增高而增加，母亲怀孕年龄愈大，发病率愈高。

（三）病理生理和发病机制

21 - 三体综合征发生率与母亲怀孕年龄有相关，其发生机制系因亲代（多数为母方）的生殖细胞在减数分裂时染色体不分离所致。孕妇年龄越大，21 - 三体综合征发生的可能性越大（表 6 - 6）。除有染色体易位外，双亲外周血淋巴细胞核型大都正常。

表 6 - 6 孕妇年龄与 21 - 三体综合征发病率关系

孕妇年龄（岁）	出生 21 - 三体综合征胎儿风险
20	1 ∶ 1 530
25	1 ∶ 1 350
30	1 ∶ 910
35	1 ∶ 380
40	1 ∶ 110
45	1 ∶ 30

（四）临床表现

本病主要特征为智能落后、特殊面容和生长发育迟缓，并可伴有多种畸形。临床表现的严重程度随正常细胞核型所占百分比而定。21 - 三体综合征的主要特征（表 6 - 7）。

表 6 - 7 21 - 三体综合征的主要临床特征

发生部位	症状	出现频率
精神、神经	严重智力低下，IQ 最低 <25	100%
肌张力	肌张力低下，关节过度松弛	100%
头部	小头畸形，枕骨扁平	50% ~ 80%
眼部	眼距宽、外眼角上斜，内眦赘皮	50% ~ 80%
耳部	耳朵小（小于 3.5cm），低位或畸形	50%
鼻部	鼻梁发育差，鼻根低平	90%
口部	伸舌，有时流涎	100%
	上、下腭发育差，腭弓高、尖而窄	95%
心脏	各种先天性心脏病（室间隔缺损常见）	50%
手	手短而宽，小指向内弯曲、通贯手	70%

1. 特殊面容 出生时即有明显的特殊面容，表情呆滞。眼裂小，眼距宽，双眼外眦上斜，可有内眦赘皮，鼻梁低平，外耳小，硬腭窄小，常张口伸舌，流涎多，头小而圆，前囟大且关闭延迟，颈短而宽，常呈现嗜睡和喂养困难。

2. 智能落后 这是本病最突出、最严重的临床表现。绝大部分患儿都有不同程度的智能发育障碍，随年龄的增长日益明显。嵌合体型患儿若正常细胞比例较大则智能障碍较轻。其行为动作倾向于定型化，抽象思维能力受损最大。

3. 生长发育迟缓 患儿出生的身长和体重均较正常儿低，生后体格发育、动作发育均迟缓，身材矮小，骨龄落后于实际年龄，出牙迟且顺序异常；四肢短，韧带松弛，关节可过度弯曲；肌张力低下，腹膨隆，可伴有脐疝；手指粗短，小指尤短，中间指骨短宽，且向内弯曲。

4. 伴发畸形 部分男孩可有隐睾，成年后大多无生育能力。女孩无月经，仅少数可有生育能力。约 50% 患儿伴有先天性心脏病，其次是消化道畸形。先天性甲状腺功能减低症和急性淋巴细胞性白血病的发生率明显高于正常人群，免疫功能低下，易患感染性疾病。如存活至成人期，则常在 30 岁以后即出现老年性痴呆症状。

5. 皮纹特点　手掌出现猿线（俗称通关手）、轴三角的 atd 角度一般大于 45°，第 4、5 指桡箕增多。

（五）实验室检查

1. 外周血细胞染色体核型分析　按染色体核型分析可将 21 – 三体综合征患儿分为三型：

（1）标准型：患儿体细胞染色体为 47 条，有一个额外的 21 号染色体，核型为 47，XX（或 XY），+21，此型占全部病例的 95%。

（2）易位型：占 2.5% ~5%，患儿的染色体总数为 46 条，多为罗伯逊 β 易位（Robertsonian translocation），是指发生在近端着丝粒染色体的一种相互易位，多为 D/G 易位，D 组中以 14 号染色体为主，即核型为 46，XX（或 XY），–14，+ t（14q21q）；少数为 15 号染色体易位，这种易位型患儿约半数为遗传性，即亲代中有平衡易位染色体携带者。另一种为 G/G 易位，较少见，是由于 G 组中两个 21 号染色体发生着丝粒融合，形成等臂染色体 t（21q21q），或一个 21 号易位到一个 22 号染色体上。

（3）嵌合体型（mosaic）此型占 2% ~4%，患者体内具有两种以上细胞系，由于受精卵在早期分裂过程中发生了 21 号染色体不分离，患儿体内存在两种细胞系，一种为正常细胞，一种为 21 – 三体细胞，形成嵌合体，90% 其核型为 46，XY（或 XX）/47，XY（或 XX），+21。此型患儿临床表现的严重程度与正常细胞所占百分比有关。

细胞遗传学研究发现，在 21 号染色体长臂 21q22 区带为三体时，该个体具有完全类似 21 – 三体综合征的临床表现，相反，该区带为非三体的个体则无此典型症状。由此推论，21q22 区可能是 21 – 三体综合征的基因关键区带，又称为 Down 综合征区。

2. 羊水细胞染色体检查　羊水细胞染色体检查是 21 – 三体综合征产前诊断的一种有效方法，常见核型与外周血细胞染色体核型相同。

3. 荧光原位杂交　以 21 号染色体的相应部位序列作探针，与外周血中的淋巴细胞或羊水细胞进行杂交，可快速、准确进行诊断。在本病患者的细胞中呈现 3 个 21 号染色体的荧光信号。若选择 DS 关键决定区域的特异序列作探针进行 FISH 杂交分析，可以对第 21 号常染色体的异常部位进行精确定位，从而提高检测第 21 号染色体数目和结构异常的精确性。

4. 产前筛查血清标志物　目前可在所有孕妇中进行孕早期或者孕中期 21 – 三体综合征产前筛查，采用测定孕妇血清绒毛膜促性腺激素（βHCG）、甲胎蛋白（AFP）及游离雌三醇（FE3），根据孕妇检测此三项值的结果，并结合孕妇年龄，计算出本病的危险度，以决定是否进行产前诊断。采用这一方法可以检出 50% ~75% 的 21 – 三体综合征胎儿。近年发现的妊娠相关血浆蛋白 A（PAPP – A）的诊断价值日益受到重视。PAPP – A 为胎盘滋养层细胞产生，早期怀 21 – 三体综合征胎儿的孕妇血清水平明显降低，推测可能与滋养层细胞功能降低有关。这是一种怀孕早期筛查指标，适用于怀孕 8 ~14 周孕妇筛查。采用 PAPP – A、hCC 及 AFP 等指标筛查不仅可筛查出 21 – 三体综合征，还可检出 18 – 三体综合征、先天性神经管缺陷以及先天性腹壁缺损等其他先天异常。此外，通过 B 超测量胎儿颈项皮肤厚度也是诊断 21 – 三体综合征的重要指标。因此，对怀孕早、中期的孕妇开展 21 – 三体综合征筛查，及早采取积极预防措施，对保证妇幼健康水平有一定意义。

（六）诊断

该病的先天愚型面容、手的特点和智能低下虽然能为临床诊断提供重要线索，但是诊断的建立必须有赖于染色体核型分析，因此染色体核型分析和 FISH 技术是 21 – 三体综合征的主要实验室检查技术。这两项检查还对 21 – 三体综合征嵌合型的预后估计有积极意义，由于嵌合畸形患儿的表型差异悬殊，可从正常或接近正常到典型的临床表现，他们的预后主要取决于患儿体细胞中正常细胞株所占的百分比率。因此了解嵌合型患儿体细胞中正常核型细胞与 21 – 三体核型细胞的比例，可以根据其具体情况指导患儿的家庭及社会对其进行教育。

本病应与先天性甲状腺功能减低症鉴别，后者在出生后即可有嗜睡、哭声嘶哑、喂养困难、腹胀及便秘等症状，舌大而厚，但无本症的特殊面容。可检测血清 TSH、T4 和染色体核型分析进行鉴别。

（七）治疗

目前尚无有效治疗方法。对患儿宜注意预防感染，如伴有先天性心脏病、胃肠道或其他畸形，可考虑手术矫治。要采用综合措施，包括医疗和社会服务，对患者以进行长期耐心的教育和训练，对弱智儿进行预备教育以使其能过渡到普通学校上学，训练弱智儿掌握一定的工作技能。家长和学校应帮助孩子克服行为问题，社会应对残疾儿的父母给予道义上的支持。

（八）预防

1. 遗传咨询　母亲年龄愈大，风险率愈高。标准型 21 - 三体综合征的再发风险率为 1%。易位型患儿的双亲应进行核型分析，以便发现平衡易位携带者：如母方为 D/G 易位，则每一胎都有 10% 的风险率；如为父方 D/C 易位，则风险率为 4%。绝大多数 G/G 易位病例均为散发，父母亲核型大多正常，但亦有发现母亲 21q/21q 平衡易位携带者，其下一代 100% 罹患本病。

2. 产前诊断　是防止 21 - 三体综合征患儿出生的有效措施。已有该病生育史的夫妇再次生育时应作产前诊断，即染色体核型分析，所采用的材料包括孕中期羊膜腔穿刺作羊水细胞、孕中期胚胎绒毛细胞和孕中期脐带血淋巴细胞等分析。产前筛查血清标志物 HCG 及 AFP 测定有一定临床意义，因为它能够减少羊膜穿刺进行产前诊断的盲目性，提示高危孕妇群的存在，使这些孕妇得以作进一步的产前检查和咨询，最大限度地防止 21 - 三体综合征患儿的出生。

二、18 - 三体综合征

（一）概述

18 - 三体综合征是 1960 年由 Edwards 等人发现的，又称 Edwards 综合征，患者成活率极低，存活 2 年的病例罕见。患儿有突出的枕骨、低位畸形耳、小眼、先天性心脏病等外表和内脏畸形。

（二）流行病学

18 - 三体综合征是次于 21 - 三体综合征的第二种常见染色体三体综合征。在新生婴儿中的发生率为 1：3 500 ~ 1：8 000，父母亲年龄增高对发生率增加有一定影响，52% 超过 35 岁。女孩比男孩发生率高，为 3：1 ~ 4：1。

（三）病理生理和发病机制

18 - 三体综合征是由于染色体畸变所致的多发畸形综合征，三体型细胞内含有 3 条 18 号染色体，破坏了体内遗传物质的平衡，导致骨骼、泌尿生殖系统、心脏、皮肤皱褶、毛发、肺脏和肾脏等多脏器的畸形和异常。

（四）临床表现

1. 生长发育障碍　新生儿常为过期生产，母亲平均妊娠 42 周。患儿一般出生体重较低，胎盘常常很小，多为单侧脐动脉。患者精神和运动发育迟缓，体格小，哺乳困难，对声响反应微弱，骨骼和肌肉发育不良。

2. 多发畸形

（1）颅面部：头前后径长，头围小，枕骨突出。两眼及眉距增宽，两侧内眦赘皮，角膜混浊，眼睑外翻，小眼畸形常见。鼻梁细长及隆起，鼻孔常向上翻。嘴小，腭弓高且窄，下颌小。耳位低，耳廓平，上部较尖。此外，偶见脑膜膨出、唇裂、腭裂、后鼻孔闭锁及外耳道闭锁等畸形。

（2）胸部：颈短，蹼颈。胸骨短，乳头小，发育不良，两乳头距离远。95% 以上病例有心脏畸形，常见为室间隔缺损及动脉导管未闭，房间隔缺损则少见，亦可见主动脉或肺动脉二瓣化、主动脉缩窄、法洛四联症、主动脉骑跨、右位心、右位主动脉弓等。这些心血管畸形常是死亡原因。还可出现食管气管瘘。右肺异常分叶或缺如。

（3）腹部：腹肌缺陷多见脐疝及腹股沟疝。幽门狭窄和膈疝亦较多见。尚可见胰或脾异位、肠回转不良及胆囊发育不良等。肾脏畸形包括多囊肾、异位肾与马蹄肾、肾盂积水、巨输尿管及双输尿管等。骨盆狭窄比较常见。

（4）四肢：手的姿势是18-三体综合征的特征性表现：手指屈曲，拇指、中指及食指紧收，食指压在中指上，小指压在无名指上，手指不易伸直。指甲发育不良。食指、中指常有并指、多指。第五掌骨短。拇趾短且背屈。因肌张力增高，大腿外展受限。有先天性髋关节脱位。偶见短肢畸形。

（5）生殖器：男孩1/3有隐睾，女孩1/10有阴蒂和大阴唇发育不良，常可见到会阴异常和肛门闭锁。少见有卵巢发育不全、双角子宫及阴囊分裂。

（6）内分泌系统：可有甲状腺发育不良，胸腺及肾上腺发育不良。

（7）皮肤：皮肤多毳毛，皱褶多。指纹特征包括六个以上弓形纹，第五指只有一横纹，30%有通贯手（或称猿线）等。

（8）X线检查：拇指及第一掌骨短，第三、四、五指向尺侧偏斜，上、下颌骨发育不良，肋骨纤细削尖，胸骨发育不良，骨化中心减少，胸骨可有异常分节。

（五）实验室检查

1. 外周血淋巴细胞染色体核型分析　18号染色体染色很深。短臂一般为浅带，只有一个区。长臂近侧和远侧各有一条明显的深带。此臂分为两个区，两深带之间的浅带为2区1号带。正常人体细胞18号染色体为1对，该病第18号染色体比正常人多1条，即第18号染色体三体。该病80%为纯三体型，核型为47，XX（XY），+18；10%为嵌合型，核型为46，XX（XY）/47，XX（XY），+18；其余10%病例情况复杂，包括各种易位，主要是18号染色体与D组染色体易位。

2. 羊水细胞培养染色体检查　18-三体综合征病变广泛、严重，常常早期死亡。降低这类患儿的出生是优生优育的关键，取羊水细胞进行染色体检查是常用的产前诊断方法，核型分析类同外周血淋巴细胞染色体检查。

（六）诊断

18-三体综合征临床表现有很大的变异，而且没有一种畸形是18-三体综合征特有的，因此，不能仅根据临床畸形做出诊断，必须做细胞染色体检查，确诊根据核型分析结果。

（七）预后

该病临床主要表现为严重的生长迟缓，严重的智力落后，90%~95%患儿心脏畸形，常成为死亡原因。男孩平均生存期2~3个月，女孩10个月，少有存活至儿童期。

嵌合型的18-三体综合征患儿因有正常细胞系，生存期相对较长，临床表现差别很大，从接近正常到严重的18-三体综合征症状不一。

本征无特效治疗。

（八）预防

在患者父母再次生育的遗传咨询方面，标准型18-三体综合征的再发率虽无足够的资料，根据研究自然流产胎儿的染色体分析估计，再发率大概比21-三体综合征要小。对于染色体易位型患儿，则需检查其父母的染色体，以确定他们之一是否是平衡易位的携带者。这种携带者再生此综合征患儿的机会较大，需进行产前诊断。

三、13-三体综合征

（一）概述

13-三体综合征又称Patau综合征，1966年才被确认为13号染色体三体综合征，也是一种较常见的染色体畸变疾病。其临床特征主要表现为生长发育障碍和多发性畸形。13-三体综合征的病死率较高。

（二）流行病学

13－三体综合征发生频率在 1：4 000～1：10 000 之间。

（三）病理生理和发病机制

13－三体综合征的病因仍不清楚。通常发现孕母妊娠年龄分布存在 25 岁和 38 岁两个高峰，似乎后一个高峰与孕母的高龄密切相关。已知染色体数目异常可能是由于破坏了正常基因的平衡，出现不同程度的先天异常表现。三体可能与基因的剂量效应和（或）位置效应相关联。由于双亲之一的生殖细胞在减数分裂时染色体不分离，使其不能平均地分配到两个子细胞中去，出现了具有 2 条染色体的配子，这种配子与正常配子相结合时就产生了染色体数目异常子代，显带技术证明额外的染色体是 D 组 13 号染色体，即 13 号染色体三体综合征。

（四）临床表现

多发畸形比 18－三体综合征及 21－三体综合征均严重，出现生长发育障碍、喂养困难、常常窒息、生活力差、智能迟钝、肌张力低下，常有呼吸暂停及运动性惊厥发作，伴有脑电图高峰性节律不齐改变。

患儿头小，前额后缩，前囟大及骨缝宽，颅顶头皮有溃疡。睑裂呈水平线，可见不同程度的小眼至无眼，眼距宽，有白内障、虹膜缺损及视网膜发育异常。可见独眼畸形及小下颌。2/3 病例见唇裂，常伴有腭裂。耳位低，耳轮较平而界限不清，且有耳聋。面、前额或颈背可有一个或多个血管瘤。颈部皮肤松弛。第 12 肋骨发育不良或缺如。80% 病例有先天性心脏病，主要为室间隔缺损、动脉导管未闭及房间隔缺损等。消化道畸形可见结肠旋转不良、胰腺或脾组织异位等。常见六指（趾）畸形，指甲过度凸出。30%～60% 患儿有泌尿系畸形，可见多囊肾、肾盂积水、双肾及双输尿管。男性 80% 有隐睾，见阴囊畸形。女性可有双角子宫、阴蒂肥大及双阴道。

（五）实验室检查

1. 外周血淋巴细胞染色体核型分析　主要可见三种类型核型：

（1）13－三体型（标准型）：为 13 号染色体不分离而产生，约占 80%。

（2）易位型：约占 15%，主要由 D 组染色体易位，13 号染色体与 13～15 号染色体之间的易位，例如 t（13q；14q）。

（3）嵌合型：占 5% 左右，13－三体与正常染色体嵌合，染色体组核型为 47XX（或 XY）+13/46XX（或 XY）。

2. 羊水细胞染色体检查　羊水细胞染色体检查是 13－三体综合征产前诊断的一种有效方法，但终止妊娠必须在孕中期或者更早。核型分析类同外周血淋巴细胞染色体检查。

3. 荧光原位杂交　通过 13－三体综合征核心区特异性探针，可以检测 13 号染色体数目和结构异常。应用已定位的探针进行 FISH 杂交，结合 Q 显带方法检测 13 号染色体数目和结构异常，大大提高了准确性。

4. 胎儿血红蛋白检测　患儿常有胎儿型血红蛋白持续过久现象。血细胞形态检查可见中性多核粒细胞有无蒂或有蒂的突起，呈镰刀状。

（六）诊断

13－三体综合征的诊断主要依据细胞遗传学检查及临床特征的表现。

（七）预后

45% 患者死于 1 个月内，70% 患者死于 6 个月内，95% 患者 3 岁内死亡，易位型和嵌合型的存活率高于三体型患儿。本病无特殊治疗，由于预后不良，病死率很高，应力求产前诊断，及早终止妊娠。

四、猫叫综合征

（一）概述

猫叫综合征（Cri du Chat 综合征）是由于第 5 号染色体短臂缺失（5p 缺失）所引起的染色体缺失综合征，又称 5 号染色体短臂缺失综合征，为最典型的染色体缺失综合征之一。临床主要表现为出生时的猫叫样哭声，头面部典型的畸形特征，小头圆脸、宽眼距、小下颌、斜视、宽平鼻梁及低位小耳等，生长落后及严重智力低下。

（二）流行病学

据估计，该综合征的发病频率在活产婴儿中为 1∶5 000～1∶100 000。自 1963 年首次报道以来，至今国内外已陆续报道了数百例患者。

（三）病理生理和发病机制

细胞遗传学研究证实，多数第 5 号染色体短臂缺失是由于细胞有丝分裂时染色体的两次断裂所致，如果断裂发生在短臂，就是一种中间缺失，如果断裂分别发生在短臂和长臂上，则形成环状的染色体。还有些患儿的第 5 号染色体易位到 C、D 或 G 组染色体上，形成嵌合体或臂间倒位等。

临床表现程度与 5p 缺失所处的部位有关，而与缺失长度无明显相关性，因而有人提出根据患儿的临床表现（猫叫样哭声及典型面部特征）来确定关键区域。据此，人们将猫叫综合征的关键区域定位于 5P15.2，位于 DNA 标记 D5S713 和 D5S18 两个遗传标记之间，该区域约占 5p 总长度的 10%，含 400～600kb DNA，为研究该病提供了遗传学资料。

（四）临床表现

病儿出生时体重低，平均体重小于 2 500g，身长低于正常儿，平均头围 31cm。生长障碍，最显著的特征为婴儿期有微弱的、悲哀的、咪咪似猫叫的哭声，此种哭声在呼气时发生，吸气时不出现，其产生机制不明，有人认为可能是会厌软骨软弱或喉软化导致呼气时喉部漏气所致，也有人认为与脑损害有关。典型哭声常在幼儿早期逐渐消失，但有些年龄较大儿童及成人患者仍有独特的哭声。

患儿颅面部发育不良，头小而圆，满月脸。两眼距离过宽及小下颌均很明显，睑裂轻度斜向外下，有内眦赘皮，斜视，白内障。鼻梁宽而平。小耳，稍低位，有时耳道窄。随年龄变化，小头持续存在，但脸变长，下颌骨发育不良更为明显。龋齿，腭弓高。1/3 病例可有先天性心血管畸形。肾及各种骨骼畸形（如脊柱侧弯，并指、趾和肋骨畸形等）亦可见。四肢肌张力低，随年龄增长肌张力增高，反射增强。发育明显落后，2 岁时才会坐，4 岁时才会走，出现一种痉挛性步态。有些病儿似婴儿样卧床不起，不会说话或只能简单说几个字，智能低下，智商多 <20。

（五）实验室检查

1. 外周血细胞染色体核型分析　该病患儿第 5 对染色体中的一条发生短臂缺失，但缺失区域大小不等。起始部位为 5_p14～5_p15，造成第 5 号染色体短臂为单体核型：46，XX（XY），5_{p-}。该综合征患儿的缺失类型包括简单的末端缺失、中间缺失、易位型缺失以及其他类型的缺失。偶有嵌合体或环状染色体核型发生。

2. 羊水细胞染色体检查　在孕妇妊娠中期抽取羊水，经细胞培养后作胎儿染色体核型分析，一旦发现异常核型便可及时终止妊娠。

3. 荧光原位杂交　根据猫叫综合征的关键区域特异序列选择探针，并经生物素或地高辛标记后与被检查淋巴细胞或羊水细胞进行杂交，通过带有荧光素的亲和素显示信号进行定位，能有效地发现有无 5p 缺失及缺失断裂部位。正常人细胞中可见探针杂交部位显示特异的荧光信号。若无荧光信号，说明该部位缺失，是诊断该综合征的可靠依据。

（六）诊断

5P 短臂缺失综合征的诊断除了依据临床表型以外，细胞遗传学的检验亦是主要依据。普通染色体核型分析可作出初步诊断，但由于难以精确定位，往往对染色体易位型缺失或其他特殊类型缺失不易作出明确诊断，此时应采用 FISH 技术作进一步的精确定位，以明确缺失的起始部位。

（七）预防

由于猫叫综合征的 12% 源自双亲之一的染色体平衡易位，因此对患儿的双亲进行染色体检查也很重要，以预测再发风险的可能，减少或者杜绝患儿出生。

（八）预后

死亡率低，多数病儿可活到成人，但体重及身高均低常。

五、先天性卵巢发育不全综合征

（一）概述

本病由 Tumer 于 1938 年首先报道，故称为 Tumer 综合征（TS）。1959 年证实该病因为性染色体 X 呈单体性所致。Turner 综合征的表型是女性，其发生率低是因为 X 单体的胚胎不易存活，99% 的病例发生流产。该病也是人类唯一能生存的单体综合征。TS 的主要临床特征是身材明显矮小、青春期不发育、原发性闭经、颈蹼及肘外翻等，其性腺呈纤维条索状。

（二）流行病学

在活产女婴中的发生率为 1 ： 5 000 ~ 1 ： 10 000。

（三）病理生理和发病机制

Turner 综合征是由于细胞内 X 染色体缺失或结构发生改变所致。有关 X 单体染色体的遗传基础还不清楚，目前已排除遗传印迹的可能性，认为可能的机制为：①亲代生殖细胞的减数分裂发生不分离。②合子卵裂中姐妹染色单体不分离。③在有丝分裂过程中 X 染色体的部分丢失。

由于在胚胎发育早期，女性两条 X 染色体之一就已失活而不转录，因此仅有一条 X 染色体在人体的发育中起积极作用。由此看来，Tumer 综合征表型并非由 X 单体所致，可能涉及某些至今尚未明确的 Turner 综合征相关基因的缺陷。这种推测的理论依据有：①早期表达学说。在胚胎发育早期及 X 染色体失活之前，涉及人体细胞发育的 X 连锁基因可能即已表达，并呈双倍剂量的基因表达。②不完全失活学说。失活 X 染色体上的 X 连锁基因似乎并未完全失活，可能存在不完全失活区域，由于该区域的基因表达是造成 Turner 综合征临床表型的关键因素，因此提示 Turner 综合征相关基因很可能位于该区域内。有关 Y 染色体的研究结果表明，由于部分 Turner 综合征患者伴有 Y 染色体着丝粒衍生物，因此人们认为性别决定基因和 Turner 综合征相关基因在遗传学上是两个完全独立的基因控制位点。研究还发现，部分患者中存在涉及 Tumer 综合征相关的 Y 染色体基因（RPS4Y）与 X 染色体基因（RPS4X）连锁，并能编码一种 40S 的蛋白异构体，提示该连锁基因可能是 Tumer 综合征的候选基因。

目前有关 TS 表型特征的相关分子遗传学研究显示，身材矮小相关基因（SHOX）和 FOXC2 基因分别与 Turner 骨骼异常及淋巴管膨胀及淋巴水肿有关。SHOX 基因定位于 Xp22 的伪长染色体区 1（pseud-oautosomal region 1，PAR1），包含 7 个外显子，分别编码 292 和 225 个氨基酸残基组成的两种转录蛋白（SHOXa 和 SHOXb），目前推测 SHOX 基因缺陷所致相关蛋白单倍剂量表达不足是与 TS 患者矮身材及骨骼畸形有关，但对 TS 的其他表型无重要作用。FOXC2 基因定位于 16 号染色体长臂（16q），仅 1 个外显子，mRNA 1.5kb，相关转录蛋白涉足胎儿相关发育旁路途径。该基因缺陷可致患者淋巴管发育不全、淋巴阻塞和继发性淋巴水肿。总之，目前 Tumer 综合征致病机制正在向分子遗传学方向深入。

（四）临床表现

典型的 Turner 综合征患者在出生时就有身高和体重发育落后，在新生儿时期可见颈后皮肤过度折叠以及手、足背发生水肿等特殊症状。

患者为女性表型，生长缓慢，成年期身高 135 ~ 140cm。除生殖器、乳腺不发育、原发性闭经及缺乏第二性征之外，尚有呆板面容、智力正常或稍低，约有 18% 的患者有智能落后。颈短，50% 有颈蹼，后发际低，两乳头距离增宽，随年龄增长而乳头色素变深。还有肘外翻及皮肤多痣等症状。约35%。患儿伴有心脏畸形，以主动脉缩窄为多见。最近有报道，用超声心动图检查 Turner 综合征患者，查出有34%病例并发主动脉瓣二叶型，但无狭窄。患者还可并发肾脏畸形。手的第四、五掌骨较短。

患者多因生长迟缓、青春期无性征发育以及原发性闭经等而就诊，其血清 FSH 及 LH 在婴儿期即已升高，而雌二醇水平很低。

（五）实验室检查

1. 染色体核型分析　临床确诊 TS 的关键检测手段，用外周血淋巴细胞培养技术进行核型分析，先天性卵巢发育不全综合征的异常核型有以下类型：

（1）单体型，45，X 是最多见的一种，约占60%。这种核型的个体绝大部分在妊娠早期自然流产，其余存活的个体具有典型的临床症状。

（2）嵌合型，核型为45，X/46，XX，约占该病的25%。细胞类型以46，XX 为主的个体临床症状较轻，约20%的患者可有月经来潮，部分有生育能力。若患者以45，X 细胞为主，其表型与单体型相似。

（3）X 染色体结构异常，46，Xdel（Xq）或者46，Xdel（Xp），即1条 X 染色体长臂或短臂缺失，同时伴有 X 染色体易位；46，Xi（Xq），即一条 X 染色体的短臂缺失而形成了等长臂 X 染色体。

2. 内分泌激素检查　垂体促性腺激素黄体生成激素（LH）及促卵泡生长激素（FSH）明显升高，E2 降低，提示卵巢功能衰竭。部分患者血清生长激素（GH）激发峰值常可小于10ng/ml，血清胰岛素样生长因子1（IGF-1）分泌低下。

3. B 超检查　显示子宫及卵巢发育不良，严重者呈纤维条索状。

（六）诊断及鉴别诊断

如发现女孩身材矮小，肘外翻，颈蹼，青春期无第二性征，又伴有某些先天畸形时应怀疑此病。确诊需进行细胞遗传学检查。

在鉴别诊断时应考虑下列疾病：

1. 垂体性侏儒症　患者多无畸形，其生长激素分泌不足，部分病人还出现促甲状腺激素及促肾上腺皮质激素不足。

2. 青春期发育延迟　虽青春期较正常儿延迟数年，但最后可达到发育正常水平，其内分泌功能亦正常，无血 TSH 及 LH 升高。

3. 出生低体重儿　以足月出生，但体重明显低于正常儿以及体格发育始终低于正常为其特征。其生长激素及骨龄接近正常。有时伴有一些先天畸形，构成各种综合征，但无颈短、后发际低及肘外翻等 Turner 综合征的表现。

4. Noonan 综合征　临床表现与 Turner 综合征相似，智能发育迟缓者较多，部分病人合并心血管畸形，其中以肺动脉狭窄及房间隔缺损最常见，其核型为正常男性或者女性。

（七）治疗

本病的治疗以改善其成人期最终身高、促进性征发育、辅助生殖技术、社会心理治疗及相关疾病防治为目标。

1. 矮身材治疗　治疗目的在于提高患者生长速率，改善成年身高。重组人生长激素对 TS 患儿身高改善有一定作用，明确诊断后每晚临睡前皮下注射0.15U/kg。影响 GH 疗效因素包括开始治疗年龄及骨龄、GH 用药剂量及疗程、遗传靶身高以及雌激素替代治疗的时间等。

2. 雌性激素替代治疗　在青春期可用雌激素进行替代疗法，一般从12~14岁开始，先用小剂量结合雌激素治疗6~12个月，逐步增加到成年人替代治疗剂量，以促使乳房及外阴发育。2年后可进行周期性的雌激素-孕激素疗法（人工周期治疗），有助于患者的第二性征发育及提高生活质量。由于性激素具有促进骨骺愈合，限制骨骼生长的作用，故在青春期前忌用，12岁后方可考虑使用。诱导患者性发育须遵循个体化原则。极少数嵌合型患者可能有生育能力，但其流产或者死胎率极高，30%后代患有染色体畸变。

六、先天性睾丸发育不全综合征

（一）概述

先天性睾丸发育不全综合征又称 Klinefelter 综合征，是一种发病率较高的性染色体疾病，在染色体鉴定之前，1942 年 Klinefelter 首先报道了此症，1956 年 Bradbury 等表明患者体细胞内呈女性 X 染色质，1959 年 Jacobs 和 Strong 首先发现该病患者的染色体核型为 47，XXY。由于性染色体异常导致睾丸发育不全、不育及智能低下等。

（二）流行病学

发生率在新生儿男性活产儿中约占 1 ： 1 000 ~ 1 ： 2 000。47，XXY 核型在自然流产儿中很少发现。在智能障碍的患儿中，其发生率估计为 1 ： 100。在男性无生育力或性腺发育不良患者中高达 30%。

（三）病理生理和发病机制

先天性睾丸发育不全综合征是一种先天性睾丸生精发育不全或不发育的疾病，患者常因不育或体检外生殖器不发育而就诊，然后经染色体检查确诊。

该病不同类型的共同特征是性染色体比正常的 XY 多一个或一个以上的 X 染色体。多余的 X 染色体对睾丸及体征均有不良影响，尤其对体征影响更甚。X 染色体越多，睾丸发育不良程度越明显，症状越严重，智能发育越差，其他畸形也往往愈多。由于 Y 染色体有睾丸决定基因（TDF），该病患者均有 Y 染色体，因此患者表型为男性，但超过正常的 X 染色体导致不同程度的女性化。

先天性睾丸发育不全综合征的染色体核型较多，1987 年在国内王德芬等报道的 62 例中，47，XXY 占 71.0%，47，XXY/46，XY 嵌合体占 24.2%，48，XXXY 及 48，XXYY 各约 3.2% 和 1.6%。这些核型的形成是由于细胞成熟分裂，或受精卵在卵裂中发生的性染色体或性染色单体不分离的结果。染色体基因标记研究提示，卵子细胞的不分离多于精子的 2 倍。性染色体畸变，以高龄孕妇妊娠中机会为多，可因卵细胞的衰老、着丝点纵裂动力减弱或纺锤丝迷向的缘故，导致亲代在生殖细胞形成过程中发生了性染色体不分离。有分析表明，60% 的患者是由于母体染色体不分离，40% 是由于父体染色体不分离所致。成熟分裂过程中染色体不分离约有 83% 的可能发生在第一次减数分裂，17% 的可能发生在第二次减数分裂。

由于 X 染色体的增多，致使睾丸未发育，阴茎短小，血浆睾酮降低，FSH 及 LH 升高；雄性激素分泌不足，FSH 升高可能是因为支持细胞损伤，分泌抑制素减少之故。睾酮水平偏低，说明该病患者睾丸间质细胞分泌睾酮功能降低，这就必然使 LH 代偿性升高。通过电镜观察，患者睾丸的间质细胞内有异常线粒体和内质网，这可能是干扰睾酮生物合成障碍、的物质基础。

（四）临床表现

患者表型男性，体格较瘦长，身材较高，指间距大于身高。乳房往往增大，乳房女性化约占 40%。在 47，XYY 及 48，XXYY 核型，具有两个 Y 染色体患者高体型表现更为明显。青春期发育常延缓，由于无精子，一般不能生育（偶有例外）。

体格检查发现男性第二性征不明显，无胡须，无喉结，皮肤白皙，睾丸小，阴茎亦小，可有隐睾或尿道下裂，阴毛发育差。

患者可有性格孤僻、腼腆、不活跃、胆小、缺乏男孩性格。在标准 47，XXY 核型中，约有 25% 显示中等度智能发育落后，表现为语言和学习障碍。此征在青春期前缺乏明显症状，不易认识。若对智能落后或行为异常的儿童作常规的染色体核型分析，可进行早期诊断。

（五）实验室检查

1. 染色体核型分析

（1）外周血淋巴细胞染色体核型分析：正常男性体细胞中的性染色体为 XY，该病性染色体标准型为 XXY，为性染色体三体型。该病 80% 核型为标准型 47，XXY 或者标准型核型变型，例如 48，XXXY；48，XXYY；49，XXXXY；49，XXXYY。15% 为嵌合体型，嵌合体有 47，XXY/46，XY；47，XXY/46，XX；47，XXY/46，XY/45，X；47，XXY/46，XY/46，XX 等。

（2）羊水细胞染色体核型分析：为了防止先天性性染色体疾病患儿的出生，在妊娠中期第 16～20 周行羊膜腔穿刺，抽取羊水细胞，经培养后进行胎儿染色体核型分析，发现异常核型及时终止妊娠，可降低出生缺陷。

2. 荧光原位杂交 妊娠中期对胎儿染色体核型分析，无论是外周血淋巴细胞还是羊水细胞均需作细胞培养后才能进行核型分析，因此很费时间，而荧光原位杂交检测不需细胞培养，可直接对间期细胞进行杂交检测，缩短了诊断时间。用于产前诊断则该方法更显出其优势，可直接和绒毛细胞、羊水细胞杂交，1 天即可得出结论。

3. 生化检验及其他检验 患者血清中睾酮降低，对下丘脑垂体反馈抑制减弱，垂体促性腺激素黄体生成激素（LH）及促卵泡生长激素（FSH）水平升高，血清睾酮水平较正常为低；促性腺激素释放激素（LHRH）兴奋试验显示 FSH 反应增高，LH 反应正常；人绒毛膜促性腺激素（HCG）刺激试验睾酮呈低反应。

患者精液中无精子生成，睾丸活体组织病理检查见曲细精管变性，间质细胞增生。

（六）诊断

Klinefelter 综合征在儿童期可因隐睾或者小睾丸来诊，但多数因症状不严重，缺乏特征性或体格检查疏忽不易被重视。一般在青春发育期，由于睾丸不发育，男性化不全，部分患者有女性乳腺发育或不育而来诊。

根据临床特征怀疑为先天性睾丸发育不全综合征的患者可先予生化检查。若血清 FSH 及 LH 增高，睾酮水平较正常为低，可对患者作外周血淋巴细胞染色体核型分析。确定 X 染色体数目，是诊断先天性睾丸发育不全的主要依据。FISH 技术是快速诊断方法。

本症要与青春期发育延迟作鉴别诊断。Klinefelter 综合征青春期血促性腺激素明显升高，睾酮水平较低，而青春期发育延迟者处于未发育水平，无促性腺激素升高。如对本症患者在青春期后作睾丸活体组织检查，可见曲细精管玻璃样变，其睾丸间质细胞（Legdig 细胞）虽有增加，但内分泌活力不足。

（七）治疗

患者自 11～12 岁开始应进行雄激素疗法。一般应用环戊丙酸酯（cyclopentylproplonate ester），开始每次肌注 50mg，每 3 周 1 次，每隔 6～9 个月增加剂量 50mg，直至达到成人剂量（每 3 周 250mg）。对较年长的病人，开始剂量和递增用量均可加大，以便收效较快。国内目前较常用的是十一酸睾酮（testosterone undecanoate）也称安雄（andriol），为睾酮的衍生物，有较强的雄激素作用和蛋白同化作用。油剂针剂每支 250mg，每个月注射 1 次，连续 4 个月。注射后通过淋巴系统缓慢吸收，血药浓度峰值时间为 2d，药效可维持 1 个月。口服剂型每粒 40mg，易被胃肠道吸收，2.5～5h 达高峰，10h 后恢复原先水平。口服起始量为 120～160mg/d，分 3 次服用，连续 2～3 周，然后改为维持量每 d 40～120mg。由于十一酸睾酮通过淋巴系统吸收，不经过肝脏，故对肝功能无影响。

自青少年期起辅以雄激素治疗，常可见其学习技能水平提高，与正常儿差距缩小，变得开朗，自信力增强，但停止治疗后有的又复后退。

（八）预后

Klinefelter 综合征患者根据其染色体核型可初步判断其预后，核型中 X 染色体越多，预后越差，其次早期诊断，尽早治疗对患儿症状的改善也很有关系。

七、脆性 X 综合征

（一）概述

脆性 X 综合征（fragile X 综合征，FX）是一种不完全外显的 X 染色体连锁显性遗传性疾病，因患者 X 染色体的短臂 Xq27.3 带有一脆性断裂点而得名。FX 是一种家族性智力障碍疾病，临床以智力低下、特殊面容、巨睾症、大耳、语言和行为异常为其典型表现。本病是第一个被鉴定的人类动态突变性遗传病，已成为动态突变遗传病研究的范例。

（二）流行病学

FX 发病率仅次于 21 – 三体综合征。据报道该病在普通男性群体中的患病率为 1∶4 000，在普通女性群体中的发病率为 1∶6 000。也有报道认为 FX 在男孩中的发病率为 1∶1 500，在女孩中为 1∶2 500。FX 在弱智者中占 6.0%～10.4%，在学习困难儿童中占 2.6%。河南医科大学对 130 例先天性智力低下儿童进行了细胞遗传学研究，检出 5 例脆性 X 综合征，检出率为 3.77%。

（三）病理生理和发病机制

FX 病人 Xq27.3 区带存在脆性位点（FRAXA）是其典型的细胞遗传学特征。1993 年 FX 病编码基因 cDNA 被克隆，发现（CGG）n 结构中 n 拷贝数由正常 6～52 扩增至大于或等于 230 时是脆性 X 综合征患者发病的分子基础，异常扩增的（CGG）n 结构位于 FMR – 1 基因翻译区外显子 1。至今已知 FMR – 1 基因的错义突变和缺失突变携带者也表现出 FMR – 1 基因动态突变相同的临床症状，从而显示出脆性 X 综合征临床症候的患者具有高度的遗传异质性，进而使这些患者及其家庭成员的基因诊断进一步复杂化。

1. 细胞遗传学　X 染色体长臂 27.3 带上一个叶酸敏感的部位与 FX 有关，该部位经特殊处理后可显示脆性断裂，因而被称为脆性部位。具有脆性部位的染色体被称为脆性染色体。迄今已有 26 个染色体的脆性部位被发现，其中仅 X 染色体 X27 – X28 区域的脆性部位（FRAXA）与遗传性疾病有关，而其他与疾病无关的脆性部位称为普通脆性部位。

X 脆性部位产生的机制尚不完全清楚，目前认为与 DNA 的合成代谢过程有关。已发现在缺乏叶酸或用较大剂量的 5 – 氟尿嘧啶（5 – FU）等条件下处理，可致使胸腺核苷合成部分受到抑制，染色体结构就可能在某些特定的部位上产生裂隙或断裂。

2. FMR – 1 基因的结构、转录和翻译　FX 的基因称为脆性 X 智能落后 1 基因（fragile X mental retardation – 1，FMR – 1），定位于 Xq27.3 区带，在基因组中跨越 38kb，由 17 个外显子和 16 个内含子组成。FMR – 1 基因的 mRNA 为 4.4kb，编码一个分子量为 69～70kD，由 596 个氨基酸组成的脆性智能落后蛋白（FMRP），这是一种 RNA 结合蛋白，在体内多种组织中都表达。

FMR – 1 基因的各外显子较小（51～196bp），但内含子较大，平均大小为 2.2kb，其中内含子 1 约为 9.9kb。基因中存在多种累及 FMR – 1 基因 3′端外显子 10、12、14、15 和 17 的多种转录拼接形式，其中涉及外显子 12 和 14 通常导致整个外显子的丢失。但累及外显子 10、15 和 17 的则只丢失这 3 个外显子 5′端的部分序列，这是因为这 3 个外显子的 5′一端序列上分别存在一个拼接保守信号，转录后拼接如发生在这个位置上，则导致这 3 个外显子 5′端的部分序列丢失。

3. FMR – 1 基因的动态突变　FMR – 1 基因的 5′端有一个 CGG 三核苷酸重复区域，在正常个体中 CGG 结构的重复次数具有多态性，介于 6～52 次之间，平均为 30 次，中国人群中以（CGG）28 最多见。在 FX 患者中，CGG 拷贝数一般 >200 次，多则可达 1 000 次以上。脆性 X 综合征发生的根本原因是 FMR – 1 基因的突变所致。动态突变是指 FMR – 1 基因在传递过程中 CGG 拷贝数不稳定，会发生扩增，这是 95% 以上的 FX 患者发病的分子遗传学基础。动态突变包括 3 种类型：

（1）FMR – 1 基因的前突变（premutation）：FMR – 1 基因（CGG）n 结构中 n 拷贝数扩增至 53～230 时，携带者虽然表型正常，但在传代过程中易发生进一步的扩增，使后代的 CGG 重复数大为增加，并有异常表型出现。FMR – 1 基因的这种突变称为前突变，男性或者女性 FMR – 1 前突变基因携带者智力水平与正常人并没有区别。

根据统计，男性或者女性携带前突变 FMR - 1 基因（CGG）n 结构中，n 拷贝数没有区别，但随着女性携有的前突变 FMR - 1 基因（CGG）n 结构中 n 拷贝数的逐渐增大，在传代过程中扩增至前突变概率也逐渐增加。而 38% 前突变型 FMR - 1 基因经父源性传递至女儿时其（CGG）结构中 n 拷贝数发生了缩减，但这现象仅见于 2% 母源性前突变型 FMR - 1 基因传递至女儿时，从而提示前突变型 FMR - 1 基因在母女传递的过程中其（CGG）n 结构中 n 拷贝数具有扩增的倾向，但父女传递时则存在缩减的趋势。

（2）FMR - 1 基因的全突变（full mutation）：FMR - 1 基因由前突变状态（CGG）53~230 扩增至 > 230 次时，100% 男性携带者表现为典型的脆性 X 综合征，53% 的女性携带者表现出轻重程度不等的智力低下，此时称为全突变。全突变与智力低下临床表现的出现直接相关。经研究发现，当 CGG 结构的重复数达 230 次以上时，FMR - 1 基因 5′端的 CpG 岛开始非正常地甲基化，这种甲基化延伸至启动子区，致使转录不能启动，mRNA 不能转录，基因编码的蛋白产物也因之缺乏，导致临床症状产生。

值得指出的是极少数男性全突变型 FMR - Ⅰ 基因携带者缺乏应有的 FRAXA 位点脆性现象，其分子遗传学的基础有待于进一步加以研究。就智力低下临床表现而言，几乎 100% 男性 FMR - Ⅰ 全突变基因携带者存在智力低下，其中约 89%（245/274）为中度智力低下，但仅 21%（36/170）女性 FMR - Ⅰ 全突变携带者表现出中度智力低下，而且高达 59%（100/170），女性 FMR - 1 全突变型携带者并不出现智力低下。

（3）FMR - 1 基因的回复突变：处于前突变或全突变状态的 FMR - 1 基因的 CGG 结构在传代过程中其拷贝数目会发生一定范围的缩减，称为 FMR - 1 基因的回复突变（reverse mutation）。根据突变前后 FMR - 1 基因所处的状态，回复突变可分为 3 种类型：全突变型→前突变型；全突变型→全突变或前突变嵌合型；嵌合型或前突变型→正常 FMR - 1 基因。这些现象可发生于父源性传递过程，也可发生于母源性传递过程中，虽然较少见，却增加了预测 FMR - 1 基因动态突变规律的困难，导致家族内遗传咨询及产前基因诊断进一步复杂化。

4. 性别因素对 FMR - 1 基因动态突变的影响　目前认为 FMR - 1 基因（CGG）n 结构的扩增是一个多途径多步骤递次扩增的过程，FX 的遗传模式常有特殊的规律，即具表型正常的男性携带者可将脆性部位传递给其女儿，后者一般无智力低下或其他临床症状，但她可将受累染色体传递给后代，使家系中的第三代出现 FX 患者。此时第三代男孩具有较明显的智力低下，而女孩往往无明显智力异常，也即由母亲传递给子女所造成的危害较由父亲传递为大，且男孩受累程度较女孩为重，此现象称 Sheman 现象。此外，还发现男性全突变型 FMR - 1 基因携带者精子标本中只存在前突变型 FMR - 1 基因。因此，现认为 FMR - 1 基因的全突变并未累及男性全突变携带者的生殖细胞，但目前尚缺乏足够的证据表明女性卵细胞也未发生 FMR - 1 基因的全突变。

此外，女性 FMR - 1 基因动态突变携带者在传代过程中，其（CGG）n 结构的扩增和大小尚依后代的性别而发生变化，即传至男性后代时则具有进一步扩增的趋势，但传至女性后代时则扩增程度较小，且尚可见到（CGG）n 结构发生缩减的现象，可能女性所携有的另外 1 条 FMR - 1 基因正常的 X 染色体抑制了女性胚胎早期阶段全突变型 FMR - 1 基因（CGG）n 结构的进一步扩增。总之，全突变型 FMR - 1 基因（CGG）n 结构的变化趋势（是扩增，还是缩减）以及变化适度的大小尚受亲代和子代性别的双重影响。因此，在 FMR - 1 基因动态突变家族的遗传咨询时必须考虑 FMR - 1 基因的这种突变特征。

5. FMR - 1 基因的非动态突变　FMR - 1 基因除了动态突变外，少数病人还会发生碱基置换和缺失等非动态突变，目前已发现一种错义突变和 8 种缺失型突变。这些突变所导致的临床症状和动态突变相同，但缺乏 FRAXA 脆性位点这一特征。目前的报道未显示这种突变有热点区。

（四）临床表现男性患者典型临床症状包括：

1. 智力低下　IQ 常低于 50，并呈进行性加重。

2. 特殊面容　面部瘦长，前额突出。头围增大、眶上饱满、虹膜颜色变淡、耳大外翻、高腭弓、大嘴、厚唇以及下颌大而突出等。

3. 大睾丸　多在青春期后期出现，少见于年幼患者，常伴大阴茎。

4. 语言发育障碍　较为常见，表现为会话和言语表达能力的发育严重迟缓，存在构音障碍、病理性模仿和重复言语以及语法和词汇缺乏等。

5. 人格行为异常　包括好动、精力不集中、性情孤僻、焦虑及自残等。

6. 神经系统症状　多较轻微，常见为四肢运动障碍。不随意运动迟缓、关节过度强直及全身反射亢进等。

7. 生殖系统　性功能低下，成年患者阴毛呈女性分布和乳房女性化，但可生育后代。

（五）实验室检查

1. 细胞学检测

（1）脆性 X 染色体检查：脆性 X 染色体的检查对于了解脆性部位的表达频率以及脆性部位处染色体的结构非常重要，是确认最初先证者的基本手段。但本方法的检出率较低，一般只有 50% 左右。由于在 X 染色体上还存在别的与智力低下无关的脆性部位（如 FRQXD 等），所以即使检出脆性 X 位点的存在也不能确诊为 FX 患者或携带者。因此，该检查只能作为初筛试验，不能用作确诊的工具。

（2）荧光原位杂交技术检查：对于疑为 FMR-1 基因大片段缺失的患者可作 FISH 检测。以荧光标记的探针，对经过秋水仙素等处理，处于中期分裂象的细胞染色体进行原位杂交，正常染色体有荧光显示，而相应部位有缺失的染色体则无荧光显示。

2. 基因检测

（1）DNA 印迹技术（Southerm blotting）：动态突变和大片段的缺失突变会造成 FMR-1 基因片段长度的显著改变，因此可用 Southern 印迹技术进行检测。针对 FMR-1 基因不同的突变类型可以选用不同的限制性内切酶和探针。EcoR I 或 Hind Ⅲ 限制性内切酶加 pE5.1（或 afaxal）探针，可检测出全突变或大片段的前突变，因此适用于检测具有智力异常的先证者。Bcl I 内切酶加 StB12.3 等探针可检测出含 CGG 在内的弥散区带，能较好地检出并初步确定前突变的大小。Pst I 内切酶加 OXO 0.55 探针可检测 CGG 重复数较小的前突变。如果使用一些对甲基化敏感的限制性内切酶，如 Eag I、BssH I 及 Sac I 等，则能检测出 CpG 岛的甲基化，可较好地检测出全突变、前突变及嵌合型。Southern 印迹技术敏感、准确，是经典的检测方法，但技术繁杂，不适用于普通群体或高危群体的筛选，也无法精确测定 CGG 的重复数。

（2）聚合酶链反应（PCR）技术：选用合适的引物，对患者的 FMR-1 基因片段进行 PCR 扩增，扩增产物经变性聚丙烯酰胺凝胶电泳分离后直接观察结果，可准确判断 CGG 的重复数。此法用于发现重复数小的前突变以及观察普通群体中的（CGG）n 分布，由此确定正常和前突变之间 CGG 重复数的分界。该方法简便，适于普查，缺点是 CGG 重复次数多的全突变顺序中含有大量 GC 碱基，PCR 反应有一定难度。PCR 技术无法检出甲基化，故也不能检出嵌合型。

3. 蛋白质检测　由于 FMRP 在正常人几乎每种组织和细胞中均有表达，而在 FX 的患者中却不表达或异常表达，因此用抗 FMRP 单克隆抗体作免疫组化或免疫荧光技术可以检测该蛋白质的存在。早期人们仅对可疑者的血涂片采用此法作检测，近来采用羊水中的胎儿脱落细胞观察是否存在 FMRP 作为 FX 产前诊断的指标。

（六）诊断

脆性 X 综合征的临床表现多种多样，性格、心理及精神方面的改变也不完全相同，况且有的患者其临床症状并不十分典型，单靠临床表现很难作出诊断。实验室检查不仅为及早明确诊断提供了可靠的依据，还可以进行携带者的诊断和产前诊断，以及家系调查和群体普查。

以细胞学技术检测 X 脆性位点是一种形态学的检测方法，但准确性和敏感性不是很高。基因检测虽然是诊断 FX 的主要手段，但是基因检测不能完全替代染色体检测，因为随着研究的深入，发现脆性 X 综合征不仅只是与脆性部位 FRAXA 有关，而且与原来认为是普通脆性部位的 FRAXE 也相关，近来又发现 FRAXF 部位似乎也与 FX 有关，而目前只能检测与 FRAXA 相关的 FMR-1 基因的突变，所以只进行基因检测容易漏诊。

DNA 印迹技术可以检测出前突变、嵌合体、全突变以及大片段的缺失，但对较小片段的前突变和缺失则效果较差，PCR 则适合于检测重复数小的前突变，但不能检测甲基化。

治疗本病为 X 连锁显性遗传病，无有效治疗方法。

（吴 勇）

第七章

各年龄期儿童保健要点

一、胎儿期特点与保健要点

（一）胎儿期特点

胎儿在母体内从生长开始到 8 周时身体的组织器官迅速生长，功能也逐渐成熟。在胎儿期最初的 3~4 个月内，容易受外来病毒感染，造成胎儿畸形。如在此期间受到"风疹病毒"的感染，胎儿就有发生心脏，眼睛及其他器官畸形的可能。所以，孕妇在怀孕 3~4 个月内，应尽量避免感冒与发热等疾病发生，以预防胎儿出现畸形。

（二）胎儿期保健要点

1. 预防先天性发育不全及遗传性疾病

（1）预防孕母感染：在妊娠早期预防各种病毒性感染甚为重要。在胚胎期和胎儿各器官形成期，如果孕母患病毒性感染（如风疹、巨细胞病毒感染、肠道病毒感染）以及弓形体病等，可将病原传递给胎儿，阻滞胎儿的生长发育，引起流产和多种畸形。这些畸形包括先天性心脏病、白内障、小头、聋哑、智力低下等。妊娠早期感染致畸率可高达 50%，而后致畸率逐渐下降至 10% 左右。其他病毒性感染如流行性感冒、流行性腮腺炎等，也可影响胎儿生长发育，孕母即使得轻症病毒感染也可引起胎儿先天性畸形。所以孕母应尽量避免与患病者接触，人多空气混浊的场所尽量不占。国际上已较多地采用风疹疫苗、流行性腮腺炎疫苗接种女童或育龄前少女，使其具有较高免疫水平，以免在孕期发生这些感染。

（2）避免化学物质的环境污染：铅、镉、汞、苯及有机磷农药与居室装修油漆含苯、铅等化学毒物污染环境，可引起孕妇急、慢性中毒，导致胎儿生长发育障碍或（和）发生先天畸形。

（3）避免放射线照射：胎儿对放射线十分敏感，尤其在胎龄 16 周之前，可引起神经系统、眼部及骨骼系统等畸形，甚至导致死亡。故妇女一旦怀孕，应尽量避免接触各种放射线，以免损伤胎儿，尤其在妊娠早期禁止 X 线照射。

（4）孕母慎用药物：不少药物可通过胎盘进入胎儿体内，由于胎儿排泄功能差，解毒能力弱，故容易引起中毒而妨碍生长发育。孕早期服用四环素可影响胎儿牙齿、骨骼和脑部的发育，出生后婴儿牙齿呈棕黄色，甚至还可发生白内障。链霉素则损害胎儿第Ⅷ对脑神经，卡那霉素也可导致听觉障碍。孕早期大量应用可的松类激素可导致胎儿腭裂、无脑等畸形。性激素则可引起胎儿外生殖器异常。抗甲状腺药物可致婴儿先天性甲状腺功能减退（克汀病）。抗癫痫药物可导致唇裂、腭裂、先天性心脏病，尤以苯妥英钠引起者为多。该药还可造成体内叶酸缺乏而致畸，如孕妇患癫痫必须服药者应补充叶酸。妊娠后服长效磺胺可使胎儿血游离胆红素增高引起胆红素脑病（核黄疸）。抗代谢药物或免疫抑制剂也可导致各类畸形。

（5）预防遗传性疾病：应避免近亲结婚，有遗传性疾病家族史者怀孕后可通过遗传咨询，预测风险率和产前诊断，以决定胎儿是否要保留。

（6）保障孕母健康、及时治疗急慢性疾病：母亲健康对胎儿影响极大。母亲患慢性疾病如糖尿病、甲状腺功能减低及心、肾、肝病者，都应尽量在怀孕前积极治疗，因这些病常可影响胎儿健康。糖尿病孕母因血糖过高常产生巨大儿，容易造成难产，又可引起各种器官异常。孕母甲状腺功能减低除可能引起子代克汀病外，也可能导致牙齿、骨骼异常和隐睾等畸形。

2. 预防早产　早产儿因为生理功能尚未成熟，生活能力差，出生以后易发生窒息、颅内出血、呼吸窘迫综合征、感染等而死亡。早产儿死亡率约占围生儿死亡率的50%，所以在胎儿保健服务中认真预防早产十分重要。早产的原因复杂，常与下列疾病有关。孕母生殖器官疾病：子宫肌瘤、子宫畸形、胎盘功能不良等；妊娠并发症：妊娠高血压综合征、前置胎盘；母亲患急慢性疾病：心、肾、肝病，急性感染、高热、外伤等；孕母过度疲劳、精神紧张、营养不足等。另外，胎儿畸形、羊膜早破、多胎等也易发生早产，胎盘和子宫血流减少引起胎儿宫内缺氧，往往诱发早产。故预防早产必须重视孕妇保健，使之生活有规律、心情愉快、休息充足、营养丰富，避免意外损伤。在孕前应积极治疗慢性病及生殖系统畸形，孕期预防急性感染及妊娠并发症。定期产前检查十分重要，发现高危因素即应加强监护、积极处理，防止给胎儿造成危害、引起早产。

3. 加强孕母营养　胎儿期最后3个月以内生长发育速度加快，故孕后期母亲应重视饮食的质和量，以保证胎儿生长发育必需营养素的供应量和孕妇自身分娩后授乳所需热量的储备。

孕母补充钙营养十分重要，这是因为胎儿后期骨骼发育加快，牙齿中后期开始骨化。足月儿骨骼的钙盐，80%是在孕期后3个月内从母体获得的。足月胎儿体内含钙28~30g。但在我国北部地区气候寒冷，由于职业、生活习惯或居住环境的原因，孕妇常不能接受足够的日光照射，紫外线照射量多不足，同时还有居民女性钙缺乏的流行链潜在，因而孕后期缺钙比较多见，有导致新生儿（胎儿性）佝偻病以及低血钙的可能。孕后期可考虑利用保健药物补充铁和钙，例如补硫酸亚铁和维生素C，维生素和碳酸钙。部分孕母消化系统难以接受者，可改用乳酸亚铁、L-乳酸钙等新型保健药品和酸奶等。

二、新生儿期特点及保健要点

胎儿娩出后从结扎脐带开始至生后28日，称为新生儿期。新生儿为了适应子宫外新的环境，自身要经历解剖生理上的巨大变化，身体各系统的功能从初建立转到成熟是这个年龄期的特点。

（一）新生儿期特点

新生儿娩出后，从子宫内生活转到外界生活，环境发生了巨大变化，但新生儿身体各器官的功能发育尚不成熟，对外界环境变化的适应性差，抗感染的能力弱，易患各种疾病，而且病情变化快，死亡率高。新生儿早期是由宫内过渡到外界生活的适应期，也是生命的最脆弱时期。因此，新生儿是儿童保健的重点时期，尤其是生后第1周最为重要。

（二）保健要点

1. 保暖　胎儿在母亲体内如同生活在温水浴中，其体温比母亲体温略高0.5℃，无需自身调节体温。娩出后第1min，由于蒸发失热，体表温度会下降3~4℃。生后最初几个小时内，体温仍有下降趋势，而且受环境温度影响很大。若体温（直肠温度）降至32℃以下，则可能发生寒冷损害，严重者甚至发展成为硬肿症。瑞典Yunell主张用"适宜环境温度"代替"中性环境温度"，前者指的是在这种温度下失热和产热平衡，直肠温度在36.5℃，无寒冷损害迹象，手足温暖，体重增加正常。

保暖措施：新生儿居室的温度宜保持在18~24℃，湿度保持在50%~60%。冬季环境温度过低可使新生儿体温不升，体温过低可影响代谢和血液循环，故强调保暖。夏季环境温度若过高，衣被过厚及包裹过紧，又易引起发热。因此，要随着气温的高低，随时调节环境温度和衣被包裹。保持室内卫生，空气新鲜，每日应至少开窗通风2次，每次20~30min。

2. 喂养　指导母亲按需哺乳，喂奶的时间和次数以婴儿需要为准，一昼夜不应少于8次。观察母亲哺乳的全过程，注意哺喂时母婴姿势、吸吮部位，指导并纠正其错误和不适宜的行为。根据婴儿体重增长和小便次数帮助母亲客观地判断其哺乳量是否充足。若具备以下两点，则表示哺乳充足：①体重每周增长150g及以上，或每月增长600g及以上。②每d排尿6~8次以上，尿液呈无色或淡黄色，且无味。当母亲感到奶水不足时，应耐心讲授促进乳汁分泌的方法，即让婴儿有力地吸吮，吸空乳房，保证婴儿吸到富含脂肪的后奶，以利于体重增长。帮助母亲分析母乳不足的原因，不要轻易让母亲添加其他奶类。告诉母亲不要给婴儿吸吮橡皮奶头。及时发现母亲乳头异常（乳头凹陷、平坦、皲裂、胀痛等），并给予妥善处理。指导母亲哺乳期的营养、睡眠，以保证乳汁分泌充足。

3. 护理

（1）衣服：用柔软的棉布制作，要宽松不妨碍肢体活动，易穿易脱，干燥清洁，冬衣要能保暖。尿布用柔软吸水性好的棉布做成，勤换勤洗，以防红臀。婴儿包裹不宜过紧，更不宜用带子捆绑，最好使两腿自由伸屈。

（2）脐带：剪断后残端用碘酊处理，要防止沾水或污染。近年来采用脐带夹，具有一定的优越性。

（3）皮肤：注意保持新生儿皮肤清洁，大便后用温水洗臀部，要常洗澡。脐带未脱落时，洗澡不要弄湿脐带，可用75%的乙醇擦拭其根部，预防脐部感染。尿布、衣服最好选用纯棉制品，湿后要及时更换。如发现红臀或颈部、腋下、腹股沟部皮肤潮红时，指导家长用鞣酸软膏或消毒的植物油等涂抹。

（4）体位：最好经常变换体位，不要长时间仰卧。俯卧位对呼吸功能有益，但俯卧位时要用平板床，不要用枕头。

4. 预防感染　新生儿期尽量减少亲友探望，避免交叉感染。凡患有皮肤病、呼吸道和消化道感染及其他传染病者，不能接触新生儿。患上呼吸道感染的母亲或家人，接触新生儿时要先戴口罩和洗手，不要对着新生儿咳嗽。必要时，母亲可用吸乳器将乳汁吸出，消毒后喂婴儿。新生儿的一切用具要经常煮沸消毒。洗脸与洗臀部的毛巾要分开。宣传不给新生儿挤奶头，不擦口腔，不擦马牙，以防乳腺炎和口腔感染。提醒家长不要随便自行给新生儿用药，有病应在医师的指导下治疗。此外，出生后24小时以内要为新生儿接种卡介苗和乙肝疫苗。

5. 感知觉刺激　新生儿生后即有看和听的能力，味觉和嗅觉发育已经比较好，皮肤感觉在额头、眼周、手和脚心相对比较敏感。因此，出生后就应该对新生儿进行感知觉刺激，例如对他说话、唱歌、微笑，吸引他的目光追随，抚摩他全身的皮肤。

6. 筛查先天性代谢缺陷病　某些先天性代谢缺陷病在新生儿出生时无典型的临床表现而易被漏诊。因此，需要在新生儿期进行筛查。筛查的目的是要达到早发现、早诊断、早治疗的目标。

三、婴儿期特点及保健要点

生后至不满1周岁为婴儿期。目前，我国婴儿的健康状况和建国初期相比有了很大的改善。我国2002年生命监测统计资料表明，婴儿死亡率已由建国前的200‰降至2002年的292‰，城市婴儿死亡率已降至12.2%，但是在农村婴儿死亡率仍高达331‰。婴儿死亡率不仅是婴儿生活质量的统计数字，也是一个国家经济发展和妇幼卫生工作质量指标之一，所以受到普遍重视。

（一）婴儿期特点

婴儿期的特点是：①生长发育比生后任何时期都快，1岁时体重为出生时的3倍，身长增长50%，头围由平均34cm增长至46cm。神经精神发育也很迅速。②由于生长发育快，对能量和蛋白质的需求特别高。若能量和蛋白质供给不足，就易发生营养不良和发育落后。③虽然热量和蛋白质需求高、进食多，但由于消化和吸收功能都未发育完善，所以易发生消化不良和营养紊乱。④从母体得到的免疫力逐渐消失，而自身后天获得的免疫力很弱，因此易患感染性疾病。

（二）保健要点

1. 合理喂养　从出生至6个月进行纯母乳喂养，满6个月起开始添加辅食，同时可继续母乳喂养至2岁或更久。婴儿在6个月时进食单一的泥糊状和半固体食物，随着月龄的增长，食物的内容和品种增加，24个月时大多数小儿能够和家人吃同样的食物。

在指导合理喂养过程中，提醒家长注意观察婴儿的粪便，特别是在婴儿开始逐步增添辅助食品后，帮助家长及时判断某种辅助食品的增加是否过量，婴儿的肠胃对该食品是否适应。若喂食过量或食品成分不适宜婴儿消化功能，都很容易引起婴儿消化功能紊乱或腹泻。婴儿机体营养储备本来就不足，腹泻时间一长，就会引起营养缺乏症，甚至贫血。因此，每当增添一种新的辅助食品时，就应注意观察婴儿的消化功能。

2. 促进感知觉发展　感知觉是种简单的基本认知过程，它是人类对客观事物认识的第一步，一切高级的心理活动（如思维等）都是在感知觉的基础上产生的。因此，积极促进婴儿的感知觉发展，对他们的心理发展是极为重要的。

初生婴儿的视觉、听觉器官在结构上与成人基本相同。近年来的研究表明，婴儿期是感知觉发展的快速时期。婴儿感知觉发展的大体趋势是：大约在生后第 1 个月末开始出现视线集中在某个物体上，4 个月左右视线可追随物体移动 180°。接着是听觉定位，以及视觉、听觉分辨能力的提高等。

婴儿的感知觉是在生活实践中通过成人的教育发展起来的。因此，要结合婴儿的特点，结合一日生活的实践，教育训练他们由近及远认识生活环境，促进感知觉发展，培养他们的观察力。

3. 体格锻炼　体格锻炼能增强人体各系统的功能，增强身体对周围环境的适应能力，提高婴儿身体素质。

4. 预防接种　预防接种是预防传染病的有效手段之一，对疫苗可以预防的传染病来说，预防接种不仅有降低人群易感性的作用，还有减少和消除传染源的作用。婴儿时期对各种传染病都有较高的易感性，为保护婴儿身体健康，必须切实地按照我国卫生部制定的全国计划免疫工作条例规定的免疫程序，为 1 岁以内婴儿完成预防接种的基础免疫。

5. 预防常见病　呼吸道感染、腹泻等感染性疾病，以及贫血、佝偻病等营养性疾病常发生于婴儿期，严重地威胁婴儿健康，必须积极预防。

四、幼儿期特点及保健要点

（一）幼儿期特点

生后第 2 和第 3 年为幼儿期。幼儿的体格生长速度较婴儿缓慢，神经精神发育较迅速，语音和动作能力明显发展，自己会跑、能跳，独立性增强。语言发育也进入一个新的阶段，从学说一个字，到会说几个字组成的句子。幼儿正处在断乳之后，如果不注意膳食质量，供给充足的营养，则容易发生体重增长缓慢，甚至出现营养不良。此期与成年人接触增多，在正确教育下可以开始养成良好的生活习惯和卫生习惯。由于活动范围扩大，又没有安全感，易发生意外事故；又由于接触感染的机会较以前多，必须注意预防传染病。

（二）保健要点

1. 合理安排膳食　幼儿的膳食必须要能供给足够的热量和各种营养素，以满足体格生长、神经精神发育和活动增多的需要，但幼儿在 2 岁半以前，乳牙尚未出齐，咀嚼和胃肠消化力较弱，因而食物宜细、软、烂，要为他们安排平衡膳食。还要注意培养良好的进食习惯。

平衡膳食是由多种食物组成，它不仅能提供足够数量的热量和各种营养素，以满足机体正常的生理需要，还能保持各种营养素之间的数量平衡，以利于它们的吸收和利用，达到合理营养的目的。因此，制备平衡膳食时必须达到下列要求：

（1）质优：膳食中有营养价值较高的各类食品。

（2）量足：能满足机体生长发育需要量的足够进食量和达到供给量标准80%以上的营养素摄入量。

（3）各种营养素之间的比例适当、合理：三种产热营养素之间的正确比例是：蛋白质供给热量应占总热量的 12% ~15%，脂肪占 20% ~30%，碳水化合物占 50% ~60%。幼儿膳食每日以 4 次进餐较好，全天热量在 4 餐中合理分配有利于幼儿生长发育。

2. 培养良好的生活习惯　1 ~3 岁前是儿童各种习惯形成的重要时期。恰当的喂养行为不仅可以为婴幼儿生长发育提供充足的营养，还可以为儿童期甚至一生的饮食习惯起到重要的作用。良好睡眠、排泄习惯的培养和形成对儿童的健康也很重要。同时要进行卫生习惯的培养，例如饭后漱口或刷牙、饭前洗手等。

3. 促进动作和语言发展　幼儿1~1岁半学会走路，2岁以后能够并且喜欢跑、跳、爬高。与此同时，手的精细动作也发展起来，初步学会用玩具做游戏。为了发展小儿的跑、跳、攀登等动作，要经常带小儿到室外去玩小滑梯、平衡木、攀登架等，并积极引导和帮助，逐步鼓励他们独自活动。1岁半至2岁，小儿逐渐学会拿各种玩具的动作，他不再只是敲敲打打，会拿小匙把食物送到嘴里，端起杯子喝水，能用积木搭"高塔"。2岁半以后，能拿笔"画画"，学会用小毛巾洗脸。当小儿学习拿玩具和使用物品的各种动作时，要正确引导和鼓励。

1~3岁是小儿语言发展的关键时期，及时教会小儿说话是这个时期的重要任务。1岁以后，小儿理解语言的能力发展很快，如果成人用同样的词来反复说明一个物体或某个动作，经过若干次训练，他虽然说不出来但能理解。因此，要经常结合日常生活中接触的事物多和小儿说话，借机会教他说话，鼓励他模仿着说话。2岁左右小儿，能用2~5个词组成一句话，说话的积极性很高，但常常用词不当，发音也往往不正确。成人应正面示范予以纠正。2~3岁是小儿掌握基本语言的阶段。随着生活经验的积累，在成人教育下掌握的词汇增多很快，3岁时能开始说一些复合句。小儿学会说话以后，理解水平就有所提高，如开始能懂一些道理，学习回答简单问题等。靠语言的帮助，记忆力也提高了。成人要积极地与小儿多交流，爱护小儿的好奇心和求知欲。

4. 预防接种加强免疫　1岁以内预防接种的基础免疫已基本完成，但每种菌苗或疫苗接种后所产生的免疫力只能持续一定的年限，故要根据每种菌苗或疫苗接种后的免疫持续时间，按期进行，加强免疫。

5. 传染病的防治　急性传染病在小儿疾病中占重要位置，威胁着儿童身体健康。但只要按照预防为主的卫生方针，采取综合措施，做到防治结合，就可以控制传染病流行。很多传染病在发病早期传染性最强，因而愈早管理传染源，就愈能防止传染病蔓延。一旦发现病儿就要早期报告疫情，医护人员对报告的疫情要及时进行家庭访视，要详细询问病史，积极进行治疗。同时指导家比对病儿的各种排泄物随时进行消毒，迅速消灭从病儿机体中排出的病原体。对与传染病密切接触者要进行登记，积极采取预防措施，并进行医学观察，必要时进行检疫。对家庭中的带菌者或慢性病儿要进行登记管理，督促治疗，至痊愈为止。阻断传播途径。

6. 预防意外事故　在全球范围内，14岁以下儿童死亡中有一半死于意外伤害，已超过小儿肺炎、恶性肿瘤、先天性畸形以及心脏病等疾病的死亡总和。因此，儿童期意外伤害已被国际学术界确认为21世纪儿童期重要健康问题。随着人们生活质量和医疗保健水平的提高，我国儿童感染性疾病的死亡得到了有效的控制，而意外伤害的发生率也逐年上升，目前已成为我国1~4岁儿童的第一位死因。幼儿是意外伤害的高危人群之一，其发生原因与儿童天生好奇好动和家长安全意识淡薄有关。幼儿判断能力差，缺乏识别危险能力、安全意识和生活经验，无自我保护能力，因此积极的预防措施非常重要。

五、学龄前期特点及保健要点

（一）学龄前期特点

此期小儿的体格仍持续生长，体重每年平均增加2kg，身高每年平均增长5cm；神经精神发育迅速，精细动作、共济运动发育接近协调；语言、思维、想象力日渐成熟，能用语言和简单的文字表达自己的思想。与外界环境接触日益增多，模仿性强。由于活动和锻炼增多，体质渐强，感染性疾病发病减少，而免疫性疾病如肾炎、肾病等有增多趋势。5~6岁时，乳牙开始松动脱落，恒牙依次萌出，若不重视口腔卫生，易发生龋齿。

（二）保健要点

1. 平衡膳食　为满足此期小儿生长发育的需要，必须为他们安排平衡膳食。制备平衡膳食必须达到要求。还要培养小儿有良好的饮食习惯。

2. 促进思维发展　小儿思维的真正形成是在 2 岁左右。幼儿思维的主要特点是具体形象性。2 岁左右小儿的思维方法是依靠展开的实际行动,思维的每一步都和实际行动分不开,而且常常是从行动中的"顿悟"解决问题,例如 2 岁左右的小儿把装小丸的瓶子倒翻了,他就蹲在地上捡小丸,每捡 1 粒,就站起来,放在桌上的瓶子里,如此几次之后,他呆一会儿,把瓶子拿到地上,一粒一粒地将小丸捡到瓶子里。

3 岁以后,小儿思维所依靠的行动逐渐概括化,解决问题过程中的某些具体行动往往压缩或省略。例如在游戏中,小儿端起碗来比划一下就算是吃饭了。5 岁以后,出现了抽象逻辑思维的萌芽,表现在分析、综合、比较、概括等思维基本过程的发展,以及理解能力的发展等方面。

为了促进此期小儿思维的发展,成人要有计划地组织他们玩各种游戏。小儿在游戏中模仿成人的各种活动,假想自己是某一个社会中的角色,体验着人际间各种社会关系,从而在心理上得到一定的满足。这种心理活动及其行为表现,促进了小儿思维的发展。

此期小儿的游戏有多种,如活动性游戏、建筑性游戏和角色性游戏。活动性游戏有利于小儿的身体发育,可以锻炼他们的勇敢、机智和刚毅等性格。建筑性游戏有利于培养小儿的劳动习惯,可以发展他们的感知、记忆和综合思维能力。角色性游戏有利于丰富小儿的想象力,可以提高他们的创造性思维能力,加强他们对社会生活的理解。有规则的集体游戏,把发展小儿的个性同培养他们的集体主义精神结合起来,也具有重要意义。

3. 入学前准备　从学龄前儿童到小学生是人生中的一个重要转折。这个转折使儿童的生活在许多方面发生了变化。

学龄前儿童每日生活游戏占了大部分时间,学习时间仅 1 ~ 1.5h。成为小学生后,学习成为他们的主要活动,每日学习时间 5 ~ 6h,而且小学生的学习与幼儿园的游戏有了质的区别。入学前,儿童在幼儿园虽然也有分班活动,但一般没有形成从事集体活动的习惯。入小学后,班集体建立了,不久又建立少先队集体,这就使小学生开始真正参加集体生活,要学习遵守纪律,处理好同学间的关系等。入学前,儿童的生活由家长或幼儿园老师照料,他们依赖性强、独立性差。入小学后,他们要自己上学、回家,独自完成作业,开始,独立生活。入学前,儿童只学习和使用口头语言;入学后,开始学习和使用书面语言,并由具体形象思维向抽象逻辑思维过渡。

为了帮助儿童尽快适应小学生活,家长和幼儿园老师要对儿童进行入学前教育,做好各种入学前准备:

(1) 培养儿童生活自理能力和良好的生活习惯:如洗脸、刷牙、穿脱衣服鞋袜和饭前便后洗手等。还要培养他们认识去学校的路,要学习遵守交通规则,学会遵守学校和班集体的纪律,上课时专心听老师讲课。

(2) 学习能力的准备:要培养儿童专心听成人讲话,并记住要点,培养他们听老师讲课的能力。还要培养他们用语言表达自己思想的能力。例如,儿童听完故事后要锻炼他们复述。复述时,不重复、不结巴,不带口头语,语言流畅清楚。这样就给入学后的学习打好基础,创造条件。

(3) 学习用具的准备:各种文具要适用,不要过于艳丽新奇,以免上课时分散注意力。铅笔盒不要过大,橡皮不要过硬。书包要双背带的,有利于双肩平衡发展。书本要用素纸包皮,免得儿童上课或作业时分散注意力,而不专心学习。

(4) 教育儿童注意保护视力:3 岁以后小儿喜欢拿笔画画,看儿童读物,看近东西的负担日益加重。这时家长必须经常教育儿童保护视力,经常向儿童讲清楚近视眼的危害,使他们自觉地养成良好的阅读习惯,在画画看书时,眼睛离桌面上的纸或书的距离要保持 30cm 左右,坐的姿势要端正,桌椅的高度要适宜,光线应从左前方射来。要求儿童不要歪着头趴在桌面上或躺在床上看书,不要在暗淡的光线下看书等。还要每 6 个月带小儿到医院检查视力,以便尽早发现视力障碍,及时矫治。

4. 定期检查儿童的视力、听力和牙齿　每次做定期健康检查时,必须检查儿童的视力、听力和牙齿,以便早期发现弱视、听力障碍、龋齿,及时予以矫治。

(1) 视力检查:用儿童视力表或标准对数视力表检查。3 ~ 4 岁可用字母匹配法筛查。一般每 6 个月检查 1 次。发现斜视或注视姿势异常者，要及时进一步检查与治疗。发现双眼视力差≥2 行或者单眼或双眼视力低于正常时，应及时转眼科进一步检查与治疗。

（2）听力检查：儿童的正常听力一般为 0～20dB。若听力在 21～35dB 为轻度听力障碍，36～55dB 为中度听力障碍，56～70dB 为重度听力障碍，71～90dB 为严重听力障碍，91dB 以上为极重度听力障碍。如果发现听力障碍的儿童，要尽早佩戴助听器，充分发展残余听力，培养儿童使用助听器的习惯，早期进行听力语言康复训练。

（3）牙齿检查：应每年检查 1～2 次，以便尽早发现龋齿，及时治疗。还要指导儿童保护牙齿，培养早晚刷牙、饭后漱口的良好口腔卫生习惯。

5. 预防意外事故　学龄前儿童活泼淘气，要加强教育，预防发生意外事故，如车祸、溺水、电击等。要引起家长、保教和医护人员的足够重视，加强这方面的宣传教育。

六、学龄期、青春期特点与保健要点

（一）学龄期、青春期特点

1. 体格生长　青春期前学龄儿童体格生长稳定增长。青春期以性发育为标志，部分青少年在学龄期的后期进入青春期。青春期发育的年龄个体差异大。

此期骨骼处在成长发育阶段，长期学习、走路的姿势不对，可造成胸廓、脊柱发育畸形。

2. 心理发育成熟　逻辑思维发育成熟，求知欲强。青春期青少年出现第二个违拗期。

（二）学龄期保健要点

此期儿童的主要活动是学习，学习的成功或失误、被成人的肯定与批评，成为儿童获得自信、勤奋或自卑、懒惰的重要影响因素。此期不同的教育与教养环境将培养不同性格的儿童。

1. 提供适宜的学习条件　培养良好学习兴趣、习惯，正面积极教育为主，加强素质教育；开展体育锻炼，增强体质同时也培养了儿童毅力和奋斗精神。

2. 平衡膳食　课间加餐，有益儿童学习注意力集中。加强营养，每日摄入优质蛋白质占总蛋白的 1/2，满足第二个生长高峰的需要；多食富含钙的食物，如牛乳、豆制品，加强运动，使骨量发育达最佳状态，减少成年期后骨质疏松、骨折的发生。预防缺铁性贫血、营养不足等常见病；当体块指数（BMI）接近或超过上限时，应调整食谱，改善进食行为，加强体格锻炼，避免肥胖症。

3. 体格检查　至少每年体格检查一次，监测生长发育，及时发现体格生长偏离及异常并及早干预。保证充足睡眠时间。

4. 眼、口腔保健　每年作眼、口腔检查一次，预防屈光不正、龋齿的发生。

5. 进行法制教育　增加儿童法律知识，认识家庭与自己遵纪守法的重要性。

6. 性知识教育　按不同年龄进行教育，包括对自身的保护，正确认识性发育对青少年心理生理的影响，学习有关性病、艾滋病危险因素科普知识。

7. 预防感染与事故　学习交通安全规则和事故的防范知识，减少伤残发生。

8. 疾病筛查

（1）骨骼畸形：注意检查脊柱，除外脊柱侧弯、后突畸形。

（2）性发育异常：性早熟，女孩 <8 岁，男孩 <9 岁青春期提前出现；性发育延迟，女孩 >14 岁，男孩 >16 岁无第二性征出现。

（3）单纯肥胖症：让儿童学会计算自己体块指数（BMI），当超过上限应到专科检查。

（4）学习困难：学业失败可能因多动、情绪和行为问题、特殊发育障碍（学习障碍）所引起，转专科诊治。

（三）青春期保健要点

青春期青少年是儿童到成人的过渡期。体格发育出现第二个生长高峰，性功能发育，知识增加，而心理和社会适应能力发展相对滞后，形成青春期复杂的心理卫生问题，使青春期青少年常常产生感情困惑和心理冲突。青春期青少年的行为和生理使青少年有发生性传播疾病的危险因素。

1. 心理教育　在集体活动与体育锻炼中培养意志，学习与人相处，礼貌待人，遵守规则；家庭与教师注意培养青少年有承受压力与失败的良好心理状态；帮助青少年正确认识社会的不良现象，提高识别是非能力，把握自己的行为，远离烟、酒、毒品、偷窃、斗殴、说谎等恶习。

2. 性教育　应进行正确的性教育以使其在生理和心理上有正确健康认识。

3. 疾病筛查

（1）矮小：女孩性发育落后，或男孩睾丸小伴矮小应到专科检查，除外卵巢发育异常（XO），睾丸发育不良（XXY）。

（2）月经不调：女孩如果出现月经周期紊乱、量多少不一、腹痛等内分泌不稳定现象，需专科诊疗。

（3）心理行为障碍：多数青少年在青春期发育阶段可出现暂时的情绪或行为问题，如焦虑、抑郁、紧张、易怒等，为心理社会发展失调；如持续时间长，症状变得复杂、严重，发展为心理行为障碍，需专科诊断治疗。

（李　丰）

参 考 文 献

[1] 夏慧敏. 小儿外科疾病诊疗流程 [M]. 北京：人民军医出版社，2013.

[2] 王卫平. 儿科学. 第 8 版 [M]. 北京：人民卫生出版社，2016.

[3] 陈忠英. 儿科疾病防治 [M]. 北京：第四军医大学出版社，2015.

[4] 蔡维艳. 儿科疾病临床诊疗学 [M]. 广州：世界图书出版公司，2013.

[5] 张金哲. 张金哲小儿外科学 [M]. 北京：人民卫生出版社，2013.

[6] 苏林雁. 儿童神经医学 [M]. 长沙：湖南科技出版社，2014.

[7] 孙宁，郑珊. 小儿外科学 [M]. 北京：人民卫生出版社，2015.

[8] 沈晓明，桂永浩. 临床儿科学 [M]. 第 2 版. 北京：人民卫生出版社，2013.

[9] 江载芳，申昆玲，沈颖. 诸福棠实用儿科学 [M]. 北京：人民卫生出版社，2015.

[10] 罗小平，刘铜林. 儿科疾病诊疗指南 [M]. 北京：科学出版社，2016.

[11] 申昆玲，黄国英. 儿科学 [M]. 北京：人民卫生出版社，2016.

[12] 郑珊. 实用新生儿外科学 [M]. 北京：人民卫生出版社，2013.

[13] 魏明发. 小儿急诊外科学 [M]. 北京：中国医药科技出版社，2011.

[14] 易著文，何庆南. 小儿临床肾脏病学 [M]. 北京：人民卫生出版社，2016.

[15] 朱玲玲，吴震. 儿科学 [M]. 北京：科学出版社，2015.

[16] 中华医学会儿科学分会. 儿科血液系统疾病诊疗规范 [M]. 北京：人民卫生出版社，2014.

[17] 李桂梅. 实用儿科内分泌与遗传代谢病 [M]. 济南：山东科学技术出版社，2015.

[18] 李占忠. 临床儿科多发病诊断与治疗 [M]. 西安：西安交通大学出版社，2014.

[19] 吕学明，张子文，谢立信. 小外科学 [M]. 第 3 版. 北京：人民卫生出版社，2013.

[20] 陈树宝. 小儿心脏病学前沿：新技术与新理论 [M]. 北京：科学出版社，2015.

[21] 薛辛东. 儿科学 [M]. 第 2 版. 北京：人民卫生出版社，2013.

[22] 刘磊，夏慧敏. 新生儿外科学 [M]. 北京：人民军医出版社，2011.